康复护理常规与技术

主　编　谢家兴

副主编　龚放华　李小金　刘承梅

编　者　(以姓氏笔画为序)

卜宏伟 (北京博爱医院)　　　　　　　张　弘 (北京博爱医院)

王希悦 (北京博爱医院)　　　　　　　张　璐 (北京博爱医院)

王春蕾 (北京博爱医院)　　　　　　　张红云 (北京博爱医院)

王微平 (北京博爱医院)　　　　　　　张晓光 (北京博爱医院)

邓雪琼 (中山大学附属第一医院东院)　陈晓丹 (中山大学附属第一医院东院)

白晓丽 (北京博爱医院)　　　　　　　明珍华 (湖南省人民医院)

刘承梅 (河南中医药大学第一附属医院)　周秀娟 (北京博爱医院)

孙　薇 (北京博爱医院)　　　　　　　赵克聪 (北京博爱医院)

孙凤梅 (北京博爱医院)　　　　　　　贾彦梅 (北京博爱医院)

李小金 (中山大学附属第一医院)　　　高丽娟 (北京博爱医院)

李秀华 (北京博爱医院)　　　　　　　龚放华 (湖南省人民医院)

李淑会 (北京博爱医院)　　　　　　　韩向华 (北京博爱医院)

李慧芬 (北京博爱医院)　　　　　　　谢家兴 (北京博爱医院)

汪林依 (北京博爱医院)　　　　　　　魏丽巍 (北京博爱医院)

人民卫生出版社

·北　京·

图书在版编目（CIP）数据

康复护理常规与技术 / 谢家兴主编 . —北京：人
民卫生出版社，2022.11 （2024.2重印）
ISBN 978-7-117-33984-1

Ⅰ.①康…　Ⅱ.①谢…　Ⅲ.①康复医学－护理学
Ⅳ.①R47

中国版本图书馆 CIP 数据核字（2022）第 208560 号

人卫智网　www.ipmph.com	医学教育、学术、考试、健康，购书智慧智能综合服务平台	
人卫官网　www.pmph.com	人卫官方资讯发布平台	

康复护理常规与技术
Kangfu Huli Changgui yu Jishu

主　　编：谢家兴
出版发行：人民卫生出版社（中继线 010-59780011）
地　　址：北京市朝阳区潘家园南里 19 号
邮　　编：100021
E - mail：pmph @ pmph.com
购书热线：010-59787592　010-59787584　010-65264830
印　　刷：中煤（北京）印务有限公司
经　　销：新华书店
开　　本：787×1092　1/16　　印张：20
字　　数：487 千字
版　　次：2022 年 11 月第 1 版
印　　次：2024 年 2 月第 2 次印刷
标准书号：ISBN 978-7-117-33984-1
定　　价：69.00 元

打击盗版举报电话：010-59787491　　E-mail：WQ @ pmph.com
质量问题联系电话：010-59787234　　E-mail：zhiliang @ pmph.com
数字融合服务电话：4001118166　　E-mail：zengzhi @ pmph.com

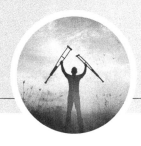

前　言

随着人类的健康观以及医学模式发生转变，社会对康复的需求日益凸显，康复护理作为康复医疗的重要组成部分，在临床工作中占有重要的地位。有别于一般临床护理，康复护理的核心是将"替代护理"过渡到"自我护理"，提高患者日常生活自理能力，帮助患者回归家庭和社会，提升其生活质量。本书的编写和出版旨在提升康复护理工作的规范性、科学性。

本书分为三部分，第一部分康复护理常规，第二部分康复护理技术操作规程及评分标准，第三部分康复护理相关评估量表，内容涉及脑损伤、脊髓损伤、骨与关节损伤、儿童疾病、老年疾病、其他疾病及中医的康复护理常规等。本书在编写中将康复护理理论与实践相结合，突出康复护理学科特色，具有内容丰富、使用便捷、流程清晰、重点突出的特点，可为临床康复护理工作和质量标准的评定提供重要的依据。

参与编写的专家们具有丰富的护理、教学及科研经验，发挥了康复护理人的智慧与宝贵的临床实践经验，从基础理论知识与基本技能出发，经过广泛参与和认真讨论，保证了权威性、系统性、规范性、准确性及先进性，具有很强的实用性和可操作性。该书的出版必将对加强我国康复护理队伍建设、提高康复护理服务质量起到重要作用。

由于康复护理发展迅速，不足之处在所难免，恳请广大康复护理同仁及读者惠予指正。

谢家兴

2022 年 6 月

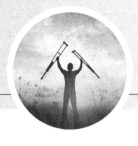

目　录

第一部分　康复护理常规

第一章　脑损伤康复护理常规⋯⋯⋯⋯⋯⋯⋯⋯⋯⋯⋯⋯⋯⋯⋯⋯⋯2

第一节　脑损伤后一般康复护理⋯⋯⋯⋯⋯⋯⋯⋯⋯⋯⋯⋯⋯⋯⋯2

第二节　肩部并发症康复护理⋯⋯⋯⋯⋯⋯⋯⋯⋯⋯⋯⋯⋯⋯⋯⋯3

一、肩关节半脱位⋯⋯⋯⋯⋯⋯⋯⋯⋯⋯⋯⋯⋯⋯⋯⋯⋯⋯⋯3

二、肩手综合征⋯⋯⋯⋯⋯⋯⋯⋯⋯⋯⋯⋯⋯⋯⋯⋯⋯⋯⋯4

三、肩痛⋯⋯⋯⋯⋯⋯⋯⋯⋯⋯⋯⋯⋯⋯⋯⋯⋯⋯⋯⋯⋯4

第三节　吞咽障碍康复护理⋯⋯⋯⋯⋯⋯⋯⋯⋯⋯⋯⋯⋯⋯⋯⋯5

第四节　日常生活活动能力康复护理⋯⋯⋯⋯⋯⋯⋯⋯⋯⋯⋯⋯8

第五节　感觉障碍康复护理⋯⋯⋯⋯⋯⋯⋯⋯⋯⋯⋯⋯⋯⋯⋯⋯9

第六节　认知障碍康复护理⋯⋯⋯⋯⋯⋯⋯⋯⋯⋯⋯⋯⋯⋯⋯10

第七节　精神心理障碍康复护理⋯⋯⋯⋯⋯⋯⋯⋯⋯⋯⋯⋯⋯12

第八节　言语障碍康复护理⋯⋯⋯⋯⋯⋯⋯⋯⋯⋯⋯⋯⋯⋯⋯12

第九节　单侧忽略康复护理⋯⋯⋯⋯⋯⋯⋯⋯⋯⋯⋯⋯⋯⋯⋯13

第二章　脊髓损伤康复护理常规⋯⋯⋯⋯⋯⋯⋯⋯⋯⋯⋯⋯⋯⋯⋯⋯15

第一节　脊髓损伤一般康复护理⋯⋯⋯⋯⋯⋯⋯⋯⋯⋯⋯⋯⋯15

第二节　呼吸功能障碍康复护理⋯⋯⋯⋯⋯⋯⋯⋯⋯⋯⋯⋯⋯16

一、呼吸肌无力的康复护理⋯⋯⋯⋯⋯⋯⋯⋯⋯⋯⋯⋯⋯16

二、肺部感染的护理⋯⋯⋯⋯⋯⋯⋯⋯⋯⋯⋯⋯⋯⋯⋯⋯16

第三节　自主神经反射亢进康复护理⋯⋯⋯⋯⋯⋯⋯⋯⋯⋯⋯17

第四节　痉挛康复护理⋯⋯⋯⋯⋯⋯⋯⋯⋯⋯⋯⋯⋯⋯⋯⋯⋯18

第五节　截瘫神经痛康复护理⋯⋯⋯⋯⋯⋯⋯⋯⋯⋯⋯⋯⋯⋯18

第六节　体温调节功能障碍康复护理⋯⋯⋯⋯⋯⋯⋯⋯⋯⋯⋯19

第七节　异位骨化康复护理⋯⋯⋯⋯⋯⋯⋯⋯⋯⋯⋯⋯⋯⋯⋯19

第八节　体位性低血压康复护理⋯⋯⋯⋯⋯⋯⋯⋯⋯⋯⋯⋯⋯20

第九节 深静脉血栓康复护理 ······21
第十节 电解质紊乱康复护理 ······22
第十一节 皮肤压力性损伤康复护理 ······23
第十二节 骨质疏松康复护理 ······24
第十三节 盆底功能障碍康复护理 ······25
第十四节 神经源性膀胱康复护理 ······25
第十五节 神经源性肠道功能障碍康复护理 ······28
第十六节 脊髓损伤儿童骨骼并发症康复护理 ······28

第三章 骨与关节损伤康复护理常规 ······30
第一节 围手术期康复护理 ······30
第二节 人工髋关节置换术康复护理 ······31
第三节 人工膝关节置换术康复护理 ······33
第四节 截肢术康复护理 ······34
第五节 四肢骨折康复护理 ······35
第六节 石膏固定后康复护理 ······38
第七节 下肢骨牵引康复护理 ······39
第八节 骨盆骨折康复护理 ······40

第四章 儿童疾病康复护理常规 ······43
第一节 脑瘫康复护理 ······43
第二节 发育迟滞康复护理 ······44
第三节 弛缓性瘫痪康复护理 ······45
第四节 小儿癫痫康复护理 ······46
第五节 精神发育迟滞康复护理 ······47
第六节 孤独症谱系障碍康复护理 ······48

第五章 老年疾病康复护理常规 ······50
第一节 呼吸功能障碍康复护理 ······50
第二节 便秘与大便失禁康复护理 ······51
　一、便秘 ······51
　二、大便失禁 ······52
第三节 尿潴留与尿失禁康复护理 ······53
　一、尿潴留 ······53
　二、尿失禁 ······54
第四节 轻度认知损害（MCI）康复护理 ······55
第五节 谵妄康复护理 ······56
第六节 睡眠障碍康复护理 ······56
第七节 衰弱与肌少症康复护理 ······57

第八节　骨质疏松康复护理 ……………………………………………………… 58
第九节　老年综合征康复护理 …………………………………………………… 59
第十节　失能患者康复护理 ……………………………………………………… 61
第十一节　老年人心理与情感障碍康复护理 …………………………………… 62

第六章　其他疾病康复护理常规 ……………………………………………………… 63
第一节　神经系统重症康复护理 ………………………………………………… 63
第二节　乳腺癌术后淋巴水肿康复护理 ………………………………………… 64
第三节　糖尿病足康复护理 ……………………………………………………… 65
第四节　慢性心力衰竭活动无耐力康复护理 …………………………………… 67
第五节　冠心病胸痛康复护理 …………………………………………………… 69
第六节　烧伤康复护理 …………………………………………………………… 71
第七节　肿瘤康复护理 …………………………………………………………… 72

第七章　中医康复护理常规 …………………………………………………………… 74
第一节　中风康复护理 …………………………………………………………… 74
第二节　腰痛康复护理 …………………………………………………………… 75
第三节　眩晕康复护理 …………………………………………………………… 78
第四节　不寐康复护理 …………………………………………………………… 79
第五节　麻木康复护理 …………………………………………………………… 80
第六节　面瘫康复护理 …………………………………………………………… 80

第二部分　康复护理技术操作规程及评分标准

第一章　脑损伤康复护理技术操作规程及评分标准 ………………………………… 84
第一节　良肢位(抗痉挛体位)技术 ……………………………………………… 84
第二节　桥式运动技术 …………………………………………………………… 87
第三节　摆动式翻身技术 ………………………………………………………… 88
第四节　轮椅移乘技术 …………………………………………………………… 90
第五节　日常生活能力指导技术 ………………………………………………… 93
第六节　平衡功能训练技术 ……………………………………………………… 95
第七节　间歇经口管饲技术(IOE) ……………………………………………… 98

第二章　脊髓损伤康复护理技术操作规程及评分标准 ……………………………… 101
第一节　截瘫患者功能位技术 …………………………………………………… 101
第二节　截瘫患者轮椅转移技术 ………………………………………………… 103
第三节　四肢瘫患者功能位技术 ………………………………………………… 105
第四节　四肢瘫患者轮椅转移技术 ……………………………………………… 108
第五节　轴线翻身技术(二人法) ………………………………………………… 110

第六节 轴线翻身技术(三人法) ···112
第七节 修饰技术 ···114
第八节 进食技术 ···116
第九节 更衣技术 ···118
第十节 平车转移技术 ···121
第十一节 轮椅使用技术 ···122
第十二节 轮椅减压技术 ···125
第十三节 排痰技术 ···127
第十四节 呼吸功能训练技术 ···130
第十五节 神经源性肠道训练技术 ···133

第三章 骨与关节损伤康复护理技术操作规程及评分标准 ···············136
第一节 辅助器具应用指导技术 ···136
第二节 下肢截肢患者弹性绷带应用指导技术 ·································138
第三节 颈围使用技术 ···141
第四节 腰围使用技术 ···143
第五节 胸腰背支具使用技术 ···144
第六节 膝关节活动支具应用指导技术 ·······································146
第七节 手肘固定带应用技术 ···149
第八节 可调式肘关节支撑器应用指导技术 ···································151
第九节 肌腱损伤手部支具应用技术 ···153
第十节 关节活动训练 ···156

第四章 心血管系统常见疾病康复护理技术操作规程及评分标准 ·······159
第一节 6分钟步行试验技术 ···159
第二节 心功能评定 ···163
第三节 体位性低血压的测量技术 ···164
第四节 疼痛护理技术 ···166

第五章 儿童康复护理技术操作规程及评分标准 ·····················169
第一节 脑瘫患儿卧姿技术 ···169
第二节 脑瘫患儿抱姿技术 ···171

第六章 其他康复护理技术操作规程及评分标准 ·····················173
第一节 膀胱容量测定仪使用技术 ···173
第二节 间歇性无菌导尿技术 ···175
　一、间歇性无菌导尿技术(男) ···175
　二、间歇性无菌导尿技术(女) ···177
第三节 第三方清洁间歇导尿技术 ···181

一、第三方清洁间歇导尿技术（男） ··181
二、第三方清洁间歇导尿技术（女） ··183
第四节　自家清洁间歇导尿技术 ··185
一、自家清洁间歇导尿技术（男） ··185
二、自家清洁间歇导尿技术（女） ··187
第五节　膀胱冲洗技术 ··189
第六节　乳腺癌术后训练技术 ··191
第七节　卧位呼吸康复操技术 ··193
第八节　坐位呼吸康复操技术 ··195
第九节　立位呼吸康复操技术 ··198
第十节　胰岛素泵植入技术 ··200
第十一节　动态血糖监测植入技术 ··202
第十二节　软组织贴扎技术 ··204

第七章　中医康复护理技术操作规程及评分标准 ··207
第一节　耳穴贴压技术 ··207
第二节　穴位贴敷技术 ··209
第三节　刮痧技术 ··211
第四节　拔罐技术 ··213
第五节　穴位按摩技术 ··216
第六节　艾灸治疗技术 ··218
第七节　中药熏药治疗技术 ··220

第三部分　康复护理相关评估量表

第一章　运动功能评估 ··224
一、Brunnstrom 6 阶段评估法 ··224
二、Fugl-Meyer 运动功能评定量表 ··224
三、徒手肌力评定 ··226
四、改良 Ashworth 评定法 ··226
五、偏瘫手功能分级与评定 ··226
六、平衡与协调评估 ··227
七、关节活动度 ··230
八、步态评估量表 ··232

第二章　吞咽功能评估 ··233
一、标准吞咽功能评估 ··233
二、洼田饮水试验 ··233
三、容积黏度吞咽测试 ··234

四、进食评估问卷调查工具 -10 234

第三章　认知功能评估 236
一、简易精神状态量表 236
二、单侧忽略成套测验 237
三、改良长谷川痴呆量表 240
四、蒙特利尔认知评估量表 240

第四章　失语症评定 242
一、西方失语成套检测 242
二、汉语标准失语症检查表(中康法) 251

第五章　精神心理状态的评估 266
一、综合医院焦虑 / 抑郁(HAD)情绪测定表 266
二、汉密尔顿焦虑 / 抑郁量表 267
三、PHQ-9 抑郁筛查表 270
四、康奈尔老年痴呆抑郁量表 271
五、自尊量表(SES) 271
六、孤独量表纽芬兰纪念大学幸福度量表 272

第六章　日常生活活动能力评估 274
一、改良 Barthel 指数评定量表 274
二、工具性日常生活活动能力量表 274
三、功能独立性评定(FIM)量表 276
四、失能患者日常生活活动能力评估 276
五、生活质量评价量表 SF-36 278

第七章　风险评估 280
一、Braden 压力性损伤风险评估量表 280
二、Morse 跌倒评估量表 280
三、疼痛评估量表 281
四、深静脉血栓危险因素评估量表(Autar 评分表) 282
五、营养风险筛查表 NRS-2002 评估表 283

第八章　心脏康复评估量表 284
一、自感劳累分级法(RPE) 284
二、冠心病心脏康复运动危险分层 284
三、高血压病患者心血管疾病危险分层方法 285
四、成年人饮食行为评价量表 285

第九章　呼吸康复评估量表⋯⋯⋯⋯⋯⋯⋯⋯⋯⋯⋯⋯⋯⋯⋯⋯⋯⋯⋯⋯⋯⋯⋯292
　　一、SGRQ 生活质量问卷⋯⋯⋯⋯⋯⋯⋯⋯⋯⋯⋯⋯⋯⋯⋯⋯⋯⋯⋯⋯⋯⋯292
　　二、改良英国医学研究学会呼吸困难指数（mMRC）⋯⋯⋯⋯⋯⋯⋯⋯⋯⋯⋯295
　　三、慢性阻塞性肺疾病评估测试⋯⋯⋯⋯⋯⋯⋯⋯⋯⋯⋯⋯⋯⋯⋯⋯⋯⋯⋯295
　　四、慢性阻塞性肺疾病（COPD）综合评估⋯⋯⋯⋯⋯⋯⋯⋯⋯⋯⋯⋯⋯⋯⋯295

第十章　其他评估⋯⋯⋯⋯⋯⋯⋯⋯⋯⋯⋯⋯⋯⋯⋯⋯⋯⋯⋯⋯⋯⋯⋯⋯⋯⋯297
　　一、ASIA 残损分级（改良 Frankel 分级）⋯⋯⋯⋯⋯⋯⋯⋯⋯⋯⋯⋯⋯⋯⋯297
　　二、脊髓损伤独立性评估（第三版）⋯⋯⋯⋯⋯⋯⋯⋯⋯⋯⋯⋯⋯⋯⋯⋯⋯297
　　三、儿童康复综合功能评定表⋯⋯⋯⋯⋯⋯⋯⋯⋯⋯⋯⋯⋯⋯⋯⋯⋯⋯⋯⋯301
　　四、间质性膀胱炎症状评分⋯⋯⋯⋯⋯⋯⋯⋯⋯⋯⋯⋯⋯⋯⋯⋯⋯⋯⋯⋯⋯302
　　五、膀胱过度活动症评分（OABSS）问卷表⋯⋯⋯⋯⋯⋯⋯⋯⋯⋯⋯⋯⋯⋯303

参考文献⋯⋯⋯⋯⋯⋯⋯⋯⋯⋯⋯⋯⋯⋯⋯⋯⋯⋯⋯⋯⋯⋯⋯⋯⋯⋯⋯⋯⋯⋯305

第一部分
康复护理常规

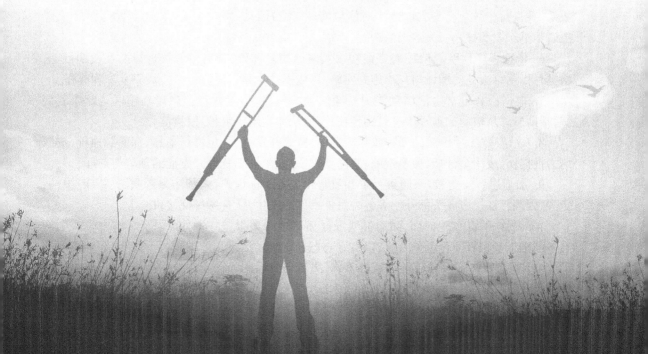

第一章 脑损伤康复护理常规

第一节 脑损伤后一般康复护理

【护理评估】

1. 一般评估 生命体征、意识状况、精神心理状态、皮肤、患者配合程度、既往史等。

2. 专科评估 言语及吞咽功能、感觉、认知水平、日常生活活动能力、肢体运动功能等。

【护理措施】

1. 患者入院当日，护士对患者一般情况、皮肤、大小便、睡眠、心理、日常生活活动能力、跌倒、坠床、压力性损伤等情况进行评估，并实施相应的护理措施。

2. 入院第一时间/进食饮水前完成患者吞咽障碍饮水筛查。

3. 入院 48 小时内完成患者营养风险评估。

4. 及时了解多学科团队对患者的全面评估，掌握患者言语、感觉、认知、运动障碍的程度，做好专科护理。

5. 责任护士全面掌握患者病情、身体功能、参与活动受到疾病的影响与程度，康复训练效果，并进行个体化指导，如 24 小时体位管理、关节活动、桥式运动、主动辅助运动等，鼓励患者尽早床上翻身、坐起，下床活动等。

6. 依据患者住院周期按时完成初、中、末期康复评价，制订康复护理短期及长期目标，根据目标制订康复护理计划与措施并实施，再依据评价结果进行下一阶段康复护理流程。

7. 根据患者日常生活活动能力及康复训练项目，指导并督促患者在病区延续康复训练，帮助患者从被动护理逐步过渡到自我护理，从而实现康复护理目标。

8. 做好并发症预防与护理，如肺部感染、肩部并发症、体位性低血压、深静脉血栓、皮肤压力性损伤、废用综合征、关节挛缩、肌肉萎缩、神经源性膀胱等并发症的预防与护理。

9. 加强患者安全教育，佩戴腕带并放置相关警示标识，有效预防患者跌倒、坠床、烫伤、走失、因颅骨缺损造成头部外伤等各种意外事件的发生，认真做好交接班。

10. 做好患者心理护理，耐心倾听及了解患者心理状态，发现问题及时与主管医生沟通。鼓励患者积极配合医务人员，以良好心态进行康复治疗和护理。

11. 将康复护理服务延伸至家庭，做好患者出院后的随访及康复护理指导，认真做好随访记录。

12. 合理使用辅助用具预防并发症及提高日常生活动作能力,如上肢肌张力低的患者患侧肢体可以短时间使用肩托或肩吊带,预防肩关节脱位。进食时加粗餐具手柄完成自我进食动作等。

【健康指导】

1. 告知患者与照护者参与康复训练的重要性和必要性,督促教育落实到位。

2. 教会患者自我管理方法,预防疾病复发和并发症等。

3. 告知患者与照护者出院定期随访的意义,了解患者康复护理效果、存在的问题,及时给予干预措施。

4. 将康复护理延伸至社区、家庭,鼓励患者主动参与康复训练,并持之以恒。

第二节　肩部并发症康复护理

一、肩关节半脱位

【护理评估】

1. 一般评估　意识、认知、言语、配合程度、精神心理、日常生活能力、既往史。

2. 专科评估

(1) 指诊检查:患者坐位或立位,检查者用右手示指对患者的患侧肩关节进行触诊:正常为0度,脱位间距离小于1/2横指为Ⅰ度,大于1/2横指而小于1横指为Ⅱ度,大于1横指为Ⅲ度。

(2) 患侧肢体:患侧上肢皮肤色泽、温湿度、肌力、肌张力、感觉、活动等。

【护理措施】

1. 体位管理　入院24小时内进行患者肩关节半脱位评估。保持肩关节正确位置,软瘫期患者患侧上肢可以短时间使用肩吊带加以保护;痉挛期患者不主张使用肩吊带,避免屈肌痉挛进一步加重。

(1) 仰卧位时,患侧肩胛骨下方垫上软垫,双侧肩关节平行,患侧上肢伸直,掌心向下,呈伸展状。

(2) 健侧卧位时,患侧肩关节前屈90°,患侧上肢软枕支撑,肘关节伸展,腕关节中立位,轻度背伸,手指自然伸展,掌心向下。

(3) 患侧卧位时,患侧肩关节前屈不超过90°,肘关节伸展,前臂旋后,腕关节背伸,手指伸展。

(4) 坐位时,双上肢对称放于餐板上,保持中立位及腕关节背伸。当患者坐轮椅活动时应放置轮椅板,如无轮椅板可在膝上放置大于前臂长度的枕头代替。

2. 主动辅助运动　指导患者Bobath握手,进行双手上举练习,动作要缓慢、准确,在卧位、坐位或站立时均可进行,活动范围以不引起肩关节疼痛为宜,3次/d,10~15组/次,根据患者耐受情况,循序渐进,以不引起劳累为宜。指导患者双肩主动耸肩运动20次/d。

3. 患侧上肢负重训练　患者取坐位,头转向患侧,健手协助控制,使患侧肘关节伸展,腕关节背伸,患手放在坐位臀部水平略外侧,使躯体向患侧倾斜,使患肢负重,保持5~10min/次。

4. 功能性电刺激　表面电极于患侧三角肌及冈上肌运动处刺激,刺激强度以患者能耐受为限,1次/d,20min/次。

【健康指导】

1. 向患者及照护者讲解导致肩关节半脱位的原因、临床表现以及对患者日常生活自理能力的影响,康复护理的重点及意义。

2. 做好个体化心理护理。焦虑、抑郁情绪会影响康复依从性及效果,调动患者的社会支持系统,指导家属、同事、朋友参与患者的日常生活和康复治疗,医护人员与患者和照护者共同制订康复计划。

3. 依据评估制订合理适宜的康复目标,充分发挥患者主动性,增加康复的自信心及成就感。

4. 注意保护患侧肢体,防止拖、拉、拽等粗鲁动作,避免在患侧肢体进行静脉穿刺等治疗。

二、肩手综合征

【护理评估】

1. 疼痛评定　采用视觉模拟评分法(Visual Analogue Scale,VA)进行疼痛评估,分数值为 0~10 分,0 分表示无疼痛感,10 分为疼痛剧烈,分数越高,患者的疼痛感越强烈。

2. 主观评估　观察患侧肢体肿胀程度,皮肤湿温度、颜色,肢体活动等情况,建议与健侧肢体进行对比。

【护理措施】

1. 体位管理　保持腕关节背伸,手指伸直并外展,避免长时间手下垂及腕部屈曲,减轻及消除患者手部的肿胀,其间注意腕关节被动和主动活动。如果患手肿胀明显,可采用上翘夹板使腕关节保持背伸,以利于静脉回流,患侧上肢良肢位摆放参照肩关节半脱位护理。

2. 压迫性向心缠绕　对肿胀的手指采用向心性压迫缠绕法,用直径 1~2mm 的毛线,由远端指尖处向近心端依次快速缠绕手指,缠绕至手指根部不能缠绕为止,缠完后护士立即从指端绳环处迅速拉开缠绕的线绳。从拇指开始,依次缠绕每个手指,最后缠绕手掌。

3. 冷热水交替浸泡法　准备 50℃的温水及 10℃左右的冷水各一盆,先将双手同时放在温水里浸泡 10~15 分钟,然后放在冷水里浸泡 10 分钟,每天早晚各一次。

4. 被动及主动运动疗法　肩关节被动活动与按摩;扩大腕关节活动度开始,患侧上肢上举,促进静脉回流;手指关节在无痛情况下小范围活动;用健侧手带动患侧手做上肢上举动作,来回左右摆动,刺激肘伸肌的活动性,起到泵的作用,但患侧负重训练是禁忌的,这是发生肩手综合征的因素之一。

【健康指导】

1. 参照肩关节半脱位健康指导。

2. 鼓励患者早期康复训练,持之以恒,树立战胜疾病的信心,增强自我照顾能力,预防肩手综合征发生,有利于患者回归家庭、回归社会。

3. 疼痛易于产生焦虑不安和紧张情绪,帮助患者解除疑虑,化解疼痛。形成自我控制配合康复治疗。

三、肩痛

【护理评估】

1. 肩痛评估　采用视觉模拟评分法(Visual Analogue Scale,VAS)及数字评分法(Numeric

Rating Scale，NRS）。使用视觉模拟评分法（VAS）对患者的疼痛程度进行评分，分数值为0~10分，0分表示无疼痛感，10分为疼痛剧烈，分数越高患者的疼痛感越强烈。

2. 其他评估　肩关节半脱位、肩手综合征、关节囊损伤、臂丛损伤、肌张力等。

【护理措施】

1. 体位管理　参照肩关节半脱位及肩手综合征。

2. Bobath 握手　坚持每天进行上举、主动耸肩运动训练，3 次 /d，20 组 / 次，动作轻柔缓慢、姿势准确，循序渐进。

3. 肘控制训练　肘控制训练重点在伸展动作上，患侧上肢上举，尽量伸直肘关节，然后缓慢屈肘，用手触摸自己的口，对侧耳和肩。

4. 物理疗法　徒手对肩、腕关节疼痛区做环形按摩，直至局部发红、发热或利用红外线、特定电磁波照射患肩。

【健康指导】

1. 参照肩关节半脱位及肩手综合征健康指导。

2. 在康复过程中指导患者注意安全，如防跌倒、防烫伤、坠床，避免患肢向下脱垂，适当控制训练强度及持续时间，当患者出现不适应立即停止训练。

3. 任何引起疼痛体位或活动应立即调整，并以无痛方式进行。告知患者在运动时如果有疼痛应立即停止，不要忍耐。

4. 注意患者体位转移及日常活动，帮助患者采用正确的体位，避免加重疼痛损伤。

5. 指导患者正确用药，尤其是镇痛药的合理使用与指导。

第三节　吞咽障碍康复护理

【护理评估】

1. 一般评估　年龄、生命体征、意识水平及感知水平、营养状况及饮食情况、生活环境、心理 - 社会状况、既往病史、用药史等。

2. 专科评估

（1）口腔功能评估：观察患者口唇、舌的运动，有无流涎，咽反射，口腔黏膜、牙齿结构与卫生等。

（2）吞咽功能评估：采用标准吞咽功能评估量表（Standardized Swallowing Assessment，SSA）或其他评估量表及容积 - 黏度吞咽测试（Volume-Viscosity Swallow Test，V-VST）对其进行吞咽功能饮水筛查和食物容积与黏度的测试。

（3）其他评估：患者有无不明原因的消瘦、虚弱、发热、咳嗽、咳痰表现；血常规、生化检查；肢体活动能力、坐位平衡等。

【护理措施】

1. 在患者入院第一时间和 / 或进食及饮水前，进行一般评估及专科评估。

2. 多学科团队对患者吞咽障碍全面评估的结果，如纤维内镜吞咽功能检查、视频透视吞咽检查等。制订个性化安全有效的进食方案，针对性地进行吞咽训练；正确给予患者基础训练和摄食训练的指导（见附）；每日进行监管，做好交接班。

3. 根据吞咽障碍严重程度，指导患者进食体位、进食姿势、餐具选择、食物性状选择、一口量调整等(见附)。

4. 进食环境安静,温度适宜,体位舒适正确,避免分散其注意力。

5. 吞咽功能辅助训练,如咳嗽、发音训练及呼吸训练等。

6. 预防并发症护理,保持呼吸道通畅,及时清理痰液;预防误吸、窒息及应急处理。患者发生呛咳窒息,采用海姆立克急救法进行抢救,必要时配合医生行环甲膜穿刺、气管切开术缓解缺氧窒息症状。

7. 加强口腔护理,尤其分泌多的患者,进餐前后及睡前进行口腔护理。

8. 做好患者心理疏导工作,提高进行吞咽训练的主动性。

9. 加强患者和照护者的健康教育,告知吞咽障碍的并发症、危害以及正确训练方法,取得患者和照护者的配合。

10. 制订出院后连续护理计划,开展医院与家庭的连续康复护理,为患者提供心理、生理及社会支持。

11. 增强社会适应力,合理安排与社会接触机会与外界沟通交流,鼓励参加社会活动,回归社会。

【健康指导】

1. 进食安全监护　根据康复医生、言语治疗师及护士等评估,制订出安全进食方案,按照方案执行,避免出现擅自进行未经指导的进食,以免出现意外。

2. 留置胃管护理　进行常规鼻饲护理,鼻饲时做吞咽动作,训练吞咽功能。

3. 神志不清、疲倦或情绪烦躁不合作的患者切勿进行摄食训练。

4. 有义齿患者,进食前佩戴好再进食。

5. 患者饮食以个人喜好、清淡、营养需求、温热为宜。进食过程中出现恶心、呕吐、呛咳、面色变化立即停止进食。

6. 进食时提醒患者促进吞咽,如语言提示、手势、身体姿势、文字提示等。

7. 关注一切入口物品,如药物服用,均采用食物吞咽方法。胶囊药物可采用凝胶包裹吞下。

　　附:

1. 基础训练指导　用于脑卒中摄食-吞咽障碍患者进行摄食之前的预备训练。

(1) 口腔颜面肌训练:利用健手或家属协助对面部进行反复多次对称按摩,指导患者嘟嘴、吹口哨等。采用被动或主动对患者进行舌操训练,指导患者舌进行上下左右,舌部抵抗活动,增强舌部灵活性与协调性。

(2) 咽部冷刺激:用压舌板刺激舌根后部,每天早中晚分别用冷棉棒对咽后壁、腭弓、舌后根、软腭部位进行刺激,以诱发吞咽反射,如果发生呛咳、恶心,则停止刺激。患者受到冷刺激时,嘱患者做吞咽动作,如流涎过多,对患侧颈部唾液腺行冷刺激,3次/d,10min/次,至皮肤稍发红。

(3) 吸吮训练:指导患者示指戴上胶套放于口中,模仿吸吮动作,体验吸吮的感觉,每次吸吮20次。

(4) 屏气-发声运动:患者坐于椅子上,双手支撑椅做推压运动,屏气再发声。有助于除去残留在咽部的食物。

(5) 喉抬高训练:喉部可以上抬的患者,让其空吞咽并保持上抬位置。吞咽时以舌部顶住硬腭、屏住呼吸,以此位置保存数秒。同时让患者示指置于甲状软骨上方、中指置于环状软骨上,感受喉上抬。喉部上抬无力的患者,可以按摩其颈部,上推喉部促进吞咽,每次20个。

(6) 呼吸训练

1) 缩唇呼吸:患者处于舒适放松姿势,避免腹肌收缩(将双手置于患者腹肌上,以判断腹肌有无收缩)指导患者缓慢地深吸气然后轻松地做吹笛姿势呼气。吸气和呼气的比例在1:2,慢慢地达到1:4作为目标。

2) 咳嗽训练:患者取坐位,屈膝,上身前倾;深呼吸数次,然后吸气至膈肌完全下降,屏气3~5秒后张口连续咳嗽2~3声,短促有力。每日练习3~4次。

3) 人工阻力呼吸训练:吹气球,选择容量不小于800~1 000ml的气球。深吸气后含住气球,尽力把肺内气体吹鼓气球,直到吹不出气时停止。每次训练3~5分钟,每日可重复训练数次。

(7) 交互吞咽训练:每次进食吞咽后,反复做几次空吞咽,使食块全部咽下,然后再进食。或每次进食吞咽后饮少量的水(1~2ml),既有利于刺激诱发吞咽反射,又可达到除去咽部残留食物的目的。

(8) 侧方吞咽训练:咽部两侧的梨状隐窝是最容易残留食物的地方,让患者通过颏部指向左、右侧的点头样吞咽动作,以去除并咽下滞留于两侧梨状隐窝的食物。

(9) 点头样吞咽训练:吞咽时嘱患者颈部后屈,会厌谷变得狭小,残留食物可被挤出,随后低头并做吞咽动作,反复数次,可去除残留食物。

(10) 颈部旋转吞咽训练:患者咽下时头部向麻痹侧旋转,头向麻痹侧旋转使咽腔的麻痹侧变小,健侧的食管口扩大,使食物顺利通过梨状窝。

2. 摄食训练(实际进食训练)　根据不同患者的情况,选择适合的体位、餐具、食物性状、进食环境、进食一口量等。

(1) 体位选择:推荐在椅子上独立坐位进食;不能独立坐位患者,躯干与床面呈30°~45°,或头前屈,偏瘫侧肩部垫起,喂食者位于健侧。这种体位食物不易从口中漏出,有利于食团向舌根运送。

(2) 餐具选择:单侧忽略患者选择颜色鲜艳的餐具。

1) 勺子:推荐使用小而浅的长柄勺子,便于将食物放入口内。

2) 杯子:推荐使用杯沿一侧高一侧低的特殊杯子,或带有切口的纸杯,饮水时防止颈部过度伸展,避免仰头吞咽导致误咽、呛咳。

3) 餐碗:推荐使用带吸盘餐具,利于进食。

(3) 食物性状:根据患者吞咽障碍程度改变食物的性状。选择柔软、密度及性状均一、有适当的黏性、不易松散的食物。食物选择顺序:胶冻状→糊状→固体食物→液体。再根据患者饮食习惯进行选择,兼顾食物的色、香、味等。

(4) 进食一口量:即最适于吞咽的每次摄食入口量,正常人约为20ml。一般先以少量试之(3~4ml),然后酌情增加。

第四节 日常生活活动能力康复护理

【护理评估】

1. 一般评估 生命体征、意识状况、认知水平、心理、皮肤、患者配合程度等。

2. 专科评估

(1) 日常生活能力评估：采用改良巴氏量表对患者进行评估。

(2) 运动功能评估：Brunnstrom 6 阶段评估、肌力、肌张力评估。

【护理措施】

1. 患者入院 8 小时内进行日常生活活动能力评估。24~48 小时内进行运动能力评估。整个住院期间按照康复流程进行初期、中期、末期评价，依据评估制订康复目标与措施。

2. 日常生活活动能力训练时除专业评估外，考虑患者的康复愿望、家庭社会环境、具体情况具体分析，防止公式化。

3. 日常生活动作包括进食、修饰、更衣、入浴、如厕、上下楼梯、步行等。ADL 评分与运动功能、感知水平、优先原则等综合考虑，首先训练易于完成、常用的动作，分析每个动作，找出妨碍动作完成原因，针对性制订训练指导计划，先分解项目再整体性训练。

(1) 进食：观察进食动作完成情况，分析动作中缺失的成分，制订进食指导计划。

1) 吞咽障碍患者，参照吞咽障碍护理常规。

2) 根据病情特点采取适合进食的体位和姿势。

3) 防止进食过程中餐具移动，增加稳定性。在餐碗下垫湿毛巾、胶垫或使用带有吸盘的碗。

4) 必要时采取辅助器具，完成进食动作。如加粗的餐具、改良的筷子、万能袖套等。

(2) 修饰(包括洗脸、刷牙、梳头)：观察修饰动作完成情况，分析动作中缺失的成分，制订修饰指导计划。

1) 患者有满意的坐位平衡，推荐在卫生间洗漱台前完成。

2) 鼓励患者使用双手，用患侧手辅助，促进手功能恢复。

3) 修饰工具易于拿取，必要时使用辅助器具完成修饰。如加粗的牙刷、长柄梳子、缺口漱口杯等。

4) 患侧上肢功能障碍严重，指导患者进行利手交换，健手刷牙、洗脸、梳头。

(3) 更衣：观察患者穿脱上下衣、袜子完成情况，分析动作中缺失的成分，制订更衣指导计划。

1) 患者有满意的坐位平衡，进行更衣训练。

2) 指导患者衣服选择，上衣为宽松、易于穿脱的开衫或套头衫；裤子为宽松，且松紧带式裤腰；袜子为松口袜。

3) 必要时使用辅助器具，如穿衣钩、魔术贴等。

(4) 入浴：观察入浴动作完成情况，分析动作中缺失的成分，制订入浴指导计划。

1) 根据患者的功能情况选择坐或站淋浴、盆浴。

2) 衣物、肥皂、浴巾等放在触手可及的范围。

3) 水温合适、防止烫伤或着凉。加强安全防护，防止跌倒，使用防滑垫。

4) 必要时使用辅助器具。如长柄刷子、带环长条洗澡巾。

(5) 如厕：观察如厕完成情况，分析患者如厕能力，制订如厕指导计划。

1) 患者掌握轮椅移乘、更衣动作、转身动作要领。必要时协助完成。

2) 坐便器冲水开关易于触及。

3) 用盒装抽纸或准备好叠放的卫生纸，放在易于拿取的地方。

4) 患者下肢功能障碍严重，采用增高、安装扶手的坐便椅。

(6) 上下楼梯、步行训练：专业性强、风险大，护理过程中加强康复团队合作沟通，在治疗师指导下完成。

1) 为患者提供安全步行环境、明亮宽敞的防滑地面。做好防跌倒宣教。

2) 使用辅助器具指导与保养，如助行器、拐杖。

4. 遵循先促进功能恢复，后代偿辅助的训练原则。鼓励用患肢完成日常生活动作，暂不进行利手交换训练。对于重症障碍者可借助辅助器具和自助具，减少生活依赖。

5. 责任护士做好24小时延续康复护理，通过多学科团队评价会，病房、训练室与家庭生活密切结合，应用到患者的日常生活中。

6. 住院期间患者及照护者掌握出院计划相关内容为出院随访奠定基础。

【健康指导】

1. 训练过程中注意患者安全，固定好各种管路，以免发生跌倒、坠床、烫伤和管路脱出。

2. 若患者存在严重感知、心理、情绪方面问题，先暂缓训练。

3. 训练内容与患者需求相结合，增加积极性与主动性。

4. 为提高患者的独立性，适当使用辅助器具。针对环境适应和改造提出可行性建议。

第五节　感觉障碍康复护理

【护理评估】

1. 一般评估　意识状况、躯体活动能力、皮肤状况、自理能力、认知水平、言语、心理及患者配合程度等。

2. 专科评估　了解感觉障碍类型及程度，包括浅感觉(触觉、痛觉和温度觉)；深感觉(运动觉、位置觉、振动觉)；复合觉(皮肤定位觉、两点辨别觉、实体觉、体表图形觉)。

【护理措施】

1. 安全护理　告知患者及照护者感觉障碍的类型和程度，做好针对性防护，防止意外的发生。如浅感觉障碍的患者应预防烫伤、冻伤、压力性损伤、虫咬伤、锐器伤等；深感觉障碍的患者步行时，应预防跌倒；注意观察患者皮肤状况，有无颜色变化或破溃等；外出活动要有专人看护，活动区要保持平整安全，避免患者接触利器；不在患肢输液，防止药液外渗后患者无法感知。

2. 感觉障碍的康复训练指导

(1) 触摸训练(实体觉)指导：感觉训练的原则是先进行触觉训练，再进行振动觉训练。由大物体到小物体，由简单物体到复杂物体，由粗糙质地到细滑质地，由单一物体到混合物体。

(2) 知觉训练指导：健手带动患手进行上举运动；指导患者用绿豆、大米等在患手及手臂进行搓擦,用毛刷或丝绸在患侧肢体上反复干刷、摩擦刺激、促进患手、患肢的感觉恢复。

(3) 站立平衡、负重、步行训练指导:深感觉障碍患者,旁边必须有人保护,预防跌倒。

3. 日常生活活动训练指导　通过患者日常生活中经常应用的穿脱衣、洗脸、整理头发等动作,患侧手本身和来自头面部等皮肤深浅感觉信息的相互确认,达到感觉输入与恢复的目的。

4. 心理护理　加强患者、照护者的心理护理,减轻其焦虑或其他不良情绪,树立其战胜疾病的信心,提高其感觉障碍康复治疗与护理的依从性。

【健康指导】

1. 向患者及照护者讲解感觉障碍的相关知识及观察要点,遵循感觉运动一体化的训练原则,增强安全意识及康复训练与护理的依从性。

2. 训练时环境安静,避免嘈杂。耐心指导并观察皮肤状况,避免皮肤损伤。

3. 鼓励患者提高生活自理能力,告知感觉训练的长久性,将感觉障碍的康复融入日常生活活动中,避免出现倦怠。

4. 保持情绪稳定,及时疏解不良情绪,增强康复训练的信心和主动性。

5. 做好患者出院指导和随访工作,指导患者及照护者注意安全,延续感觉障碍康复训练与日常生活动作相结合。如有异常立即就医。

第六节　认知障碍康复护理

【护理评估】

1. 一般评估　患者基本病情、年龄、学历、认知、言语沟通、肢体功能状态、合作程度等。

2. 专科评估　应用简易精神状态检查量表(MMSE)进行筛查。

【护理措施】

1. 患者入院24小时内进行认知障碍筛查。存在认知功能障碍风险,及时通知主管医生,做好交接班及落实护理干预。

2. 依据认知障碍严重程度,进行针对性康复训练。

(1) 时间定向力:利用日历记住当前日期、纪念日、亲人生日等,每天随机询问患者5个日期或时间,如国庆节,回答错误的日期再提示学习。

(2) 空间定向力:指导患者地点、楼层及方向,根据方向画简易地图,反复练习直到患者能准确找到地点,再逐渐增加地点数量。

(3) 瞬时记忆力:卡片训练,为患者提供2~5张卡片,1分钟后提问,通过阅读,复述抄写等方式记住卡片。

(4) 注意力:注意力的维持、选择性、转移性及分配性训练;可以运用划销过期任务、画钟任务、笔算、估算、日常生活(理财)能力训练。

(5) 计算力:将10以内加减法算式写在本上,患者用数手指、小木棒、画图数数等方法计算,加大难度到50以内加减法,列竖式练习。

(6) 延时记忆力:言语记忆、人像记忆、听觉记忆、情节记忆等训练;储存类工具如笔记本、录音机;提示类工具如日历、闹钟;口头或视觉提示等。代偿训练被认为可能改善记忆功能。

（7）命名能力：训练理解各种不同物品的概念；对不同物种进行分类：如食品（鸡蛋、面包），家具（书柜、椅子等）的分类。

（8）复述能力：单词、古诗词、短文、小故事等进行复述训练。

（9）阅读能力：单词辨识，即在一组词中，辨认出家属或护士说的词；朗读训练，练习单词、短语及短文，解释意思，并且逐渐加快语速。

（10）执行能力：推理训练；问题解决训练；组织和计划、时间分配、追踪训练。

（11）书写能力：抄写、听写字词；书写熟悉的内容，如自己的名字、工作单位、经常使用的物品名称；看图写出物品名称，并解释其用途；将字拆分成几部分打乱顺序后让患者组字并写出来。

（12）失认症：患者的床头柜、抽屉只放置少量的基本物品；确认物体练习：对常用的、必须的、功能特定的物品或色彩通过反复实践进行辨认，必要时在物品上贴标签，提示患者不同形状的积木做匹配训练，或按功能将物品分类；单侧忽略的训练给予重复视觉干预，如棱镜适应、视觉扫描训练、虚拟现实、心理意象。

（13）失用症

1）意念运动性失用：将活动分解成小部分，分别进行教授。

2）意念性失用：日常生活中由系列动作组成的完整动作来进行训练，如洗菜后切菜。

3）运动性失用：在进行特定的活动前，给予触觉、本体觉、运动觉的刺激。

4）结构性失用：训练采用各种复制作业（钉盘、虚线连接），用实物复制时，从简单图案到复杂图案；从根据实物复制到参考照片、图画复制，从复制平面图到复制立体图。

5）穿衣失用：鼓励自己穿衣，提供声音和视觉暗示，穿衣前让患者用手去感受衣服的不同重量、质地，变换不同的穿衣技巧，或用不同颜色标记区分衣服的上下、左右等。

3. 训练时保持患者情绪稳定，意识清楚。根据患者认知发展水平每次30分钟左右。训练选材应丰富多样，趣味性强。鼓励患者避免直接否定患者的错误。

4. 加强安全宣教，防走失、意外等发生。留有陪护并交代注意事项。

【健康指导】

1. 增强患者的安全意识，提高依从性。患者佩戴腕带及信息卡，信息卡注明医院名称、护士站电话、家属手机号码等。防止因认知障碍发生走失、意外等。

2. 加强沟通，增加亲和力，避免频繁更换照护者。用简单的词语与患者交流，说话温和，语速缓慢、清晰。

3. 训练场安静并尽量接近实际场景，训练用平时习惯使用的物品，如杯子、牙刷等日常物品。

4. 患者伴有失语，口头命令无效时，给予患者正确的动作，让其模仿，还可采用手把手指导患者的方法。

5. 家务劳动首先从简单的训练开始，如烹饪，选择一些简单的菜品在他人的辅助下进行制作，最后逐渐减少辅助量。

6. 服药安全。确保患者服药到口，以防积存、错服、漏服。

7. 注意潜在危险，勿将患者单独留在厨房，不独自使用燃气或热水器，以免发生煤气中毒或火灾。

第七节　精神心理障碍康复护理

【护理评估】

1. 一般评估　年龄、病情、意识、生命体征、认知功能。

2. 专科评估　通过简单交流了解患者情绪、心理障碍、配合程度等；了解心理治疗师进行的心理科焦虑自评量表(SAS)和抑郁自评量表(SDS)评估结果。

【护理措施】

1. 密切观察病情变化，主动接触患者，随时了解心理变化，发现相关的精神症状，并给予相应的处理。

2. 有计划、有目的对患者进行心理疏导，帮助引导树立健康向上的心理状态；鼓励照护者参与心理障碍康复。

3. 加强危险品的检查管理，对有毁物伤人或自伤行为的患者使用约束带进行保护性约束。避免患者独自一处，24 小时陪同。加强患者安全护理确保安全，防止发生意外。

4. 严格执行服药制度，防止蓄积药物。

5. 提供良好的睡眠环境，必要时通知医生，配合药物处理。合理安排患者休息、活动和睡眠的时间。

6. 严格执行交接班制度，防止意外发生。

7. 患者不合作不进食时要给予安慰并鼓励患者，并以少量多餐的方式维持所需的营养与水分，或者在协助下进食。

8. 建立良好的护患关系，做好心理疏导，去除紧张情绪。针对患者所出现的各种心理疾病，给予指导性的意见建议，消除悲观情绪，克服紧张、自卑心理。对于患者所取得的进步要及时给予表扬和激励，增强战胜疾病的信心。

【健康指导】

1. 向患者及照护者告知坚持按时服药，巩固治疗，加强营养，保持心情愉悦。

2. 强调饮食管理，病情稳定情况下给予高热量、低盐低脂饮食，保证清淡但又富含维生素以及矿物质。

3. 鼓励患者完成日常生活并及时给予赞扬和肯定，帮助其重拾生活的自信心；制订切实可行的康复训练计划，促使早日康复。

4. 给予患者正面的情绪，鼓励参加活动，例如：听音乐、下棋、看电视等，参与社会活动，进行人际交往。

5. 鼓励亲朋好友的参与，建立完善家庭支持系统，给予精神经济支持，避免因脑损伤后缺乏家庭支持而出现继发性心理问题。

第八节　言语障碍康复护理

【护理评估】

1. 一般评估　年龄、病情、意识、生命体征、认知状况及配合程度等。

2. 专科评估　通过简单交流了解患者听、理解、表达、复述等一般交流情况；了解由语言治疗师进行的相关测评量表结果及检查结论。

【护理措施】

1. 通过一般和专科评估,针对患者听、说、读、写、复述等障碍给予相应的简单指令训练、口颜面肌肉发音模仿训练、复述训练,言语理解严重障碍的患者用文字阅读、书写或交流板进行交流。

（1）听觉训练:听广播、录音机、看电视以及读报等多种手段。

（2）交流能力训练:指导患者在特定场合随口说出"套话",如早晨见面说"早上好！"等,并转化为有意识地说出。

（3）命名性失语训练:重点是口语、命令、文字和称呼,说出生活中常用物品的名称和用途,逐渐过渡到较少见的物品,注意反复强化已掌握的词汇。

（4）运动性失语训练:主要是发音转换训练、文字和构音训练,由简单到复杂,让患者用喉部发"啊"音,然后再说常用单字,如"吃""喝""好"到"吃饭""喝水""好人"等单词;出示卡片,让患者读出上面的字,词汇丰富后,再练习简单的语句,他人说上半句,患者说下半句,慢慢过渡到说整句话,然后再训练说复杂的句子,最后可让患者读简单的文章。

2. 训练时间安排根据患者的注意力、情绪、配合状态决定,注意力差、情绪不稳定等状态差时随时调整训练时间,避免出现畏难和逆反情绪,状态好时可以适当延长训练时间;训练时要注意环境安静。

3. 根据不同失语类型选择适宜的器材训练;患者言语障碍严重时,为满足基本需求和沟通,使用手势或交流板交流。

【健康指导】

1. 鼓励患者日常生活与家人、医务人员等用言语交流,适当配合手势等。

2. 与患者交流时,语速减慢,使用简洁、易于理解的语句,不催促嘲笑患者,给予充分的时间调整言语交流。

3. 出院患者鼓励积极参与家庭及社会活动等可改善提高语言交流能力。

第九节　单侧忽略康复护理

【护理评估】

1. 一般评估　意识、认知功能、配合程度、言语、运动、感觉功能等。

2. 专科评估　使用划线法(二等分)、画钟实验、删除实验、临摹实验进行书面评估;凯瑟琳-波哥量表观察日常生活行为空间及身体忽略表现。

【护理措施】

1. 患者入院24小时内完成一般和专业评估。依据专业评估严重程度,制订康复护理措施。

2. 合理安排床位,患者忽略侧尽量安排在靠近病房门侧;床头桌及日常生活物品放在患侧边,放置色彩鲜艳的提示标识或有声物品(如闹钟、收音机等)促使患者注意力偏向患侧。

3. 加强安全护理,避免患者忽略侧肢体烫伤、撞伤等。反复提醒患者患侧肢体的保护,如卧床时避免受压;坐轮椅时,患侧上肢放在轮椅板上,避免在轮椅外撞伤或夹在轮椅与身体间导致夹伤;进食时,过烫的食物勿放置在患侧,以免烫伤。

4. 交流均应在患者忽略侧进行,强化向患侧注意。

5. 指导并督促患者在病房内进行康复训练,强化康复治疗效果。

(1) 用粗糙的毛巾或毛刷刺激患侧肢体,冷热交替刺激患侧感知,轻拍或叩击患侧肢体。

(2) 进行划销、画钟、字母删除作业等。

(3) 阅读书刊报纸,指导患者从左侧开始,以红色为标记,提示患者见到标记时开始阅读。

(4) 指导日常生活活动能力训练,如在衣服患侧佩戴鲜艳标识提示注意,卫生训练时对照镜子完成等。

6. 指导患者坐位正确进餐,食物放于餐桌中间,餐具带有吸盘,患侧上肢放于餐桌上,先进食忽略侧食物。

7. 做好心理护理,强化康复意识,早期康复并配合纠正干预才可有效提高生活自理能力,取得较好的康复效果。

【健康指导】

1. 向患者及照护者讲解单侧忽略的表现及原因。强调患侧肢体安全管理的重要性。

2. 患者出现因单侧忽略引起的不当行为时,如穿衣只穿一侧或进餐只吃一半等,不得取笑或指责患者,以免造成患者心理压力。

3. 指导患者及照护者配合康复治疗与护理,将纠正单侧忽略行为贯穿在日常生活活动中,教会患者及照护者简单的康复训练方法及日常生活活动技巧。

第二章　脊髓损伤康复护理常规

第一节　脊髓损伤一般康复护理

【护理评估】

1. 一般评估　生命体征、精神心理状态、手术史、用药史、过敏史、既往史、感觉、运动功能等。

2. 专科评估　日常生活活动能力评估、皮肤压力性损伤高危因素评估、跌倒风险评估、深静脉血栓危险因素评估、简易精神状态检查评估（≥65 岁患者）。

【护理措施】

1. 入院当日做好宣教。保持肢体功能位，采用轴线翻身法，根据患者营养状况及受伤情况更换体位，一般每 2 小时更换 1 次，翻身时注意保护颈髓损伤患者的颈部，翻身后检查皮肤受压情况。

2. 24 小时内完成各项评估，根据评估结果采取相应护理措施并记录。

3. 完成患者入院后各项检查，做好用药指导，保证各项护理措施到位。

4. 全面掌握患者病情，指导患者完成康复治疗训练项目，提高患者及照护者的康复意识。

5. 做好并发症的预防与护理，如皮肤压力性损伤、体位性低血压、深静脉血栓、泌尿系感染、肺部感染、痉挛、异位骨化、关节挛缩、截瘫神经痛等。

6. 按时完成初、中、末期康复评价，制订康复护理短期及长期目标，根据目标制订康复护理措施并实施，依据评价结果及时修订康复护理计划。

7. 根据患者日常生活活动能力及康复训练内容，督促、指导患者在病区内康复训练，实现拟定的康复目标。

8. 对于神经源性膀胱、神经源性肠道的患者做好大小便管理，给予正确的康复护理措施。

9. 将健康教育贯穿整个住院期间及出院后的延续护理，帮助患者及照护者掌握有关脊髓损伤常见并发症的预防和处理方法。同时应加强安全教育，防止意外事件的发生。

10. 做好心理护理，通过交谈和耐心倾听，建立友善的护患关系，发现问题及时与主管医生沟通。鼓励患者积极配合医务人员，以良好心态接受康复治疗和护理。

11. 为患者提供出院指导,告知患者继续康复训练的重要性和相关注意事项。

【健康指导】

1. 告知患者及照护者脊髓损伤一般护理的内容及重要性。

2. 加强安全教育,防止意外事件。

3. 定期随访,了解患者康复护理效果、存在的问题,及时给予干预措施。

4. 告知患者日常生活自我管理的重要性,鼓励患者最大程度实现生活自理。

第二节　呼吸功能障碍康复护理

一、呼吸肌无力的康复护理

【护理评估】

1. 一般评估　诊断、病程、既往史、营养状况、感觉、运动功能、有无肺不张、有无胸腔积液、痰液黏稠度、吸氧浓度、肺部感染。

2. 专科评估　呼吸方式、节律、频率、模式,呼吸肌功能、基础肺活量、膈肌肌力、肩关节活动度、有无腹肌痉挛等。

【护理措施】

1. 入院时评估呼吸功能,了解基础肺活量及呼吸模式,提出康复护理问题,制订康复护理计划,实施康复护理措施。

2. 保持呼吸道通畅,及时清理呼吸道分泌物,当出现痰液黏稠阻塞气道不易排出时,及时用雾化吸入、手法叩背等治疗方法,将痰液排出,减轻呼吸困难症状。

3. 尽早开展呼吸训练,如放松训练、缩唇呼吸训练、腹式呼吸训练、呼吸肌训练。

4. 每日监督患者呼吸训练,提升呼吸肌肌力,改善呼吸肌无力症状,增加患者康复信心。

5. 呼吸训练应多团队合作,如治疗师手法训练、音乐疗法等,鼓励患者以歌唱或朗诵的方式在病室内进行呼吸训练。

【健康指导】

1. 告知患者呼吸训练的重要性及作用,借助宣传手册或视频讲解呼吸训练的方法、内容,提高训练的依从性。

2. 指导正确使用简易呼吸训练器、缩唇呼吸等呼吸训练方法,根据耐受情况逐渐增加吸气阻力。

3. 督促患者每日进行呼吸训练,加强气道廓清能力。

二、肺部感染的护理

【护理评估】

1. 一般评估　病情、病程、每日卧床时间、每日主/被动活动量。

2. 专科评估　有无肺部挫裂伤、肋骨骨折、肺不张、肺部感染史、胸腔积液、肿瘤等。

【护理措施】

1. 入院时评估患者呼吸功能情况,提出护理问题,制订护理目标,实施护理措施。

2. 颈髓损伤患者咳嗽咳痰无力,实施辅助排痰及体位排痰,鼓励患者咳嗽及深呼吸训练,必要时建立人工气道,协助有效清理呼吸道分泌物,改善或治愈肺部感染症状。

3. 定时给予翻身叩背排痰,遵医嘱给予雾化吸入、机械振动排痰。

4. 现存肺部感染或肺不张患者,病情允许并有专人看护下实施体位引流,观察意识、呼吸情况、血氧饱和度及痰液性质,做好记录。

5. 病情不稳定时,应床旁备气管切开包及负压吸引装置,实施气管切开后,严格按照人工气道护理常规执行。

6. 保持病室温、湿度适宜,温度 18~20℃,湿度 50%~60%,每日开窗通风两次,每次 15~30 分钟,保持室内空气清新流通。

7. 加强巡视,密切观察意识、呼吸频率、呼吸模式、血氧饱和度、体温变化,及时发现呼吸道梗阻或肺部感染等病情变化。

【健康指导】

1. 指导患者及照护者认识到呼吸功能障碍的严重性,呼吸道管理和呼吸训练的重要性,增强患者和照护者的依从性。

2. 告知有效排痰的方法及必要性。

3. 减少探视,加强患者及照护者手卫生管理,避免交叉感染。

4. 指导患者熟练掌握呼吸训练方法及注意事项,督促开展早期呼吸训练。

5. 重视出院后随访工作,针对呼吸道管理给予指导性意见,将呼吸训练延伸至家庭护理,预防呼吸道并发症。

第三节　自主神经反射亢进康复护理

【护理评估】

1. 一般评估　病情、认知、配合程度、精神心理、日常生活能力、既往史等。

2. 专科评估　排便方式、排尿方式、感染状况、压力性损伤评估、嵌甲、着装舒适程度等。

【护理措施】

1. 规范间歇导尿或保持留置尿管通畅,避免膀胱过度膨胀。

2. 保持大便通畅,规律排便,防止便秘。

3. 每日检查皮肤及指甲情况,如有异常及时处理。

4. 床单位平整舒适无皱褶,纯棉内衣,无多余线头。

5. 自主神经反射亢进发生时,立即检查有无膀胱过度膨胀、粪便嵌塞、嵌甲、腰带、裤袜过紧等因素,如有以上因素,立即解除。

6. 自主神经反射亢进引起头痛、高血压时,将患者体位调整为直立位,有助于使血液流向下端肢体以减少回心血量从而降低血压。

7. 发生自主神经反射亢进期间,血压波动较大,应密切监测血压,每2~5分钟测量1次,直至患者血压稳定。症状缓解后,2小时内须要再测量血压一次。

8. 自主神经反射亢进的护理过程中,会发生低血压情况。将患者摆放至仰卧位,并将双下肢抬高。如果出现明显临床症状或难治性的低血压,遵医嘱可以考虑药物治疗。

9. 经保守治疗,如血压升高持续15分钟以上,遵医嘱使用降压药。

【健康指导】

1. 告知患者自主神经反射亢进的危害,提高重视程度,并告知患者可防可控。

2. 指导患者穿戴衣物、鞋袜、护具松紧适宜,勤剪指甲,做好皮肤管理,合理饮食饮水,防止便秘、腹胀、尿潴留等。

3. 告知患者及照护者诱发自主神经反射亢进的原因,并能正确处理。

4. 养成良好生活习惯,多食粗纤维饮食、规律饮水,规范间歇导尿,定时排便等。

第四节　痉挛康复护理

【护理评估】

1. 一般评估　病情、认知、配合程度、精神心理、日常生活能力、既往史等。

2. 专科评估　肌痉挛评估,肌张力评估。

【护理措施】

1. 掌握肌痉挛分级及肌张力分级。

2. 保持肢体功能位摆放。

3. 开展早期康复护理,指导患者肢体被动与主动运动。

4. 遵医嘱应用抗痉挛药物及坚持运动治疗、物理治疗。

5. 保持适宜室温,避免不良刺激,服装舒适,并对功能障碍肢体保暖。

6. 患者出现肢体痉挛,在近端关节适度按压,直至痉挛停止。

7. 手术治疗。配合医生做好围手术期护理,同时做好心理护理,主动关心患者及照护者,倾听诉求。

【健康指导】

1. 向患者及照护者宣教,肢体痉挛可导致肢体疼痛、关节挛缩、畸形,增加异位骨化和骨折的发生率,进而影响患者日常生活及康复治疗效果。

2. 坚持肢体功能锻炼,每天至少 2 次。

3. 患者出现肢体痉挛,不要蛮力对抗,避免引起肌肉痉挛进一步加重而发生跌倒。

4. 做好患者皮肤护理,预防痉挛部位皮肤损伤。

5. 用药指导。口服抗痉挛药是治疗痉挛的首选方法。药物应遵医嘱逐渐增加或减少剂量。告知患者及照护者药物方法及注意事项。

第五节　截瘫神经痛康复护理

【护理评估】

1. 一般评估　病情、生命体征、用药史、过敏史、既往史。

2. 专业评估　疼痛评估、心理评估、诱发因素评估。

【护理措施】

1. 了解患者家庭、社会背景情况,运用多学科团队协作进行疼痛治疗,减轻疼痛,减少诱发因素。

2. 病房保持安静、舒适环境。

3. 根据疼痛量表评分给予相应护理。

4. 保持正确的体位。

5. 做好皮肤、口腔等基础护理。

6. 根据心理评估结果给予心理护理,关心、体贴、理解患者。

7. 进行个性化护理,如使用音乐疗法分散患者注意力,缓解疼痛。

【健康指导】

1. 指导患者了解疼痛的原因及疼痛的治疗方案。

2. 告知患者减少诱因发生,保持愉快心情,有利于减少和缓解疼痛。

3. 口服止痛药物指导,应对处理方法,发生不适及时通知医护人员。

第六节　体温调节功能障碍康复护理

【护理评估】

1. 一般评估　病情、生命体征、手术、病室环境、患者情绪等。

2. 专科评估　基础体温、实验室检查等。

【护理措施】

1. 入院时测量体温,掌握患者基础体温。

2. 保持病室温湿度适宜。

3. 出现高热,立即报告医生,分析高热原因,因体温调节障碍引起高热,减少盖被,降低室温。

4. 体温超过 38.5℃,可以采用冰袋、温水擦浴等物理方法降温。

5. 采用冰袋降温时,防止发生冻伤,体温降至 38℃以下,停止使用。

6. 温水或乙醇擦浴,擦浴过程不宜超过 20 分钟,禁擦胸前区、腹部及足底。

7. 严密监测生命体征,定时测量体温并记录,采取降温措施 30 分钟后复测体温,观察疗效。

8. 病情允许下指导增加饮水量,进食易消化营养食物,注意做好口腔护理。

9. 必要时遵医嘱给予药物降温治疗,注意观察用药后反应。

10. 做好心理护理,加强巡视病房,讲解体温调节功能障碍引起中枢性高热的原因,耐心解答问题,缓解其紧张的情绪。

【健康指导】

1. 做好相关知识宣教,讲解环境对颈髓损伤患者体温的影响及高热护理要点,以取得配合。

2. 每日开窗通风、保持病室环境温湿度,指导患者随天气变化增减衣物。

3. 做好出院指导和随访工作,定期复查,如有异常及时就医,以免延误治疗。

第七节　异位骨化康复护理

【护理评估】

1. 一般评估　基本病史、感觉、运动障碍、痉挛等。

2．专科评估　疑似部位评估；影像学检查、血清学检查等。

【护理措施】

1．入院 24 小时风险评估，观察好发部位有无肿胀，关注影像学检查、血清学检查。

2．指导患者、照护者，了解早期症状及体征、尽早发现异位骨化体征。

3．定时或根据患者情况变换体位，保持正确卧位。

4．在病情允许的情况下，遵医嘱进行被动肢体活动，动作轻柔，禁止粗暴用力。

5．确诊异位骨化，保持肢体功能位，观察患侧部位血运情况及变化。

6．确诊异位骨化，早期避免不当运动，在专业人员指导下进行被动活动，尽量卧床休息，注意观察关节表面皮肤（肿胀、红斑）情况。

7．局部冷敷，避免冻伤。

8．遵医嘱及时完成各项治疗、护理措施，使用非甾体抗炎药物时观察有无胃肠道等不良反应。

9．患者因病程长，容易引起紧张、焦虑、烦躁，应做好心理护理。

10．康复锻炼、物理治疗、被动肢体活动时（尤其对异位骨化肢体有极大的康复作用），注意动作轻柔。

11．保守治疗不能缓解者，可根据医嘱进行手术治疗。

【健康指导】

1．向患者及照护者普及相关医疗护理知识，指导其适度运动，防止过度活动。

2．使用非甾体抗炎药物的患者告知药物不良反应，如有不适，及时与医护人员沟通。

3．减少不良刺激，保持良好的精神状态。

4．预防患者冻伤、摔伤等不良事件的发生。

5．做好饮食指导，告知患者合理饮食，禁烟酒。

6．做好患者出院指导与随访工作，指导患者定期复查，如有异常及时就诊，以免延误治疗。

第八节　体位性低血压康复护理

【护理评估】

1．一般评估　病史、生命体征、过敏史、既往史。

2．专科评估　基础血压、体位变换前后血压、相关药物使用。

【护理措施】

1．测量患者体位变换前后血压变化，如患者收缩压低于 80mmHg，应监测患者无症状性体位性低血压的发生情况。

2．感觉障碍肢体主 / 被动活动 3 次 /d，每次 20~30 分钟。

3．患者穿戴弹力袜或使用弹力绷带缠绕下肢，坐位时给予穿戴腰围或使用腹带。

4．进行阶段式摇高床头训练、坐位训练和斜床站立训练，每阶段保持 3~5 分钟，无不适症状后可进入下一阶段，逐步延长训练时间。

5．进行肢体气压式血液循环助动治疗 1~2 次 /d，每次 20~30 分钟。

6．血容量不足时，及时处理保证机体血容量充足。保持电解质平衡。

7. 患者服用 α 受体阻滞剂或肌松药等药物时,指导用药时间和用药后避免进行起立性体位变换。

8. 半卧位或站床训练时患者发生体位性低血压,应立即摇低床头,如未缓解,给予抬高下肢。

9. 轮椅坐位患者发生体位性低血压时,可协助患者前屈上身,深呼吸,按压腹部等方法缓解。如未缓解由照护者将轮椅翘起,下肢抬高或移至床上保持卧位。

10. 患者如出现意识丧失,应严密监测其血压,立即通知医生,遵医嘱使用升压药物。

11. 患者在体位变换时,注意观察面色、主诉等,尽早发现体位性低血压症状。

【健康指导】

1. 指导患者、照护者了解体位性低血压的症状和危害,及时发现体位性低血压。

2. 起立性体位变换要分阶段进行,避免突然急速改变体位。

3. 如正在使用的药物会引起低血压,应在晚餐后或睡前服药,服药后避免起立性体位变换。如使用治疗体位性低血压的药物,因其具有升高卧位血压的不良反应,应注意避免下午或长期服药。

4. 改变不良生活习惯,饮食不宜过饱,餐后腹部血流聚集会增加体位性低血压发生概率。

5. 热水浴或泡脚可引起有效循环血量锐减诱发体位性低血压。水中肢体训练时应避免超时训练发生意外。

6. 积极进行康复训练,增加心脏收缩力和机体对体位性低血压的耐受。

7. 做好患者出院指导和随访工作,指导患者及照护者掌握体位性低血压的处理方法。

第九节　深静脉血栓康复护理

【护理评估】

1. 一般评估　生命体征、病情、心理状况、既往史。

2. 专科评估　深静脉血栓形成风险评估、肢体运动感觉障碍评估、四肢管路评估、相关实验室检查、彩色多普勒超声探查。

【护理措施】

1. 入院 24 小时内患者完成深静脉血栓风险评估、四肢管路评估。

2. 根据评估风险等级采取不同预防护理措施。

3. 关注相关实验室检查结果及彩色多普勒超声结果。

4. 定时变换体位,保持正确卧位,注意观察患者肢体血运情况。

5. 患者卧床期间,运动感觉障碍肢体每日被动活动或抗阻运动,并鼓励患者主动运动。

6. 遵医嘱使用间歇充气加压装置治疗,促进血液循环。

7. 病情允许情况下,鼓励患者尽早康复训练。

8. 避免在运动感觉障碍肢体进行静脉穿刺等治疗。

9. 发生深静脉血栓,根据血栓形成的部位和程度采取不同的护理措施,禁止按摩热敷、理疗等活动,停止各项训练。以免造成栓子脱落,并发肺栓塞。

10. 每日观察患肢皮肤红、肿、热及足背动脉搏动等情况。正确测量患肢周径并记录,如发现肿胀部位明显加重,及时通知医生给予相应处理。患者出现呼吸困难、胸痛、血压下降应高度警惕,通知医生,配合抢救。

11. 使用抗凝与溶栓药物时,严密观察患者有无出血倾向,如注射部位青紫、鼻衄、齿血、尿血、黑便等。

12. 定期复查患者凝血功能,溶栓治疗后1个月内不宜过多活动,以防患肢水肿。

13. 嘱患者避免用力咳嗽、排便等,以防由于腹压增高导致静脉内压力急剧升高而致血栓脱落造成肺栓塞。

14. 患者易产生焦虑和恐惧的情绪。加强心理疏导,增强患者战胜疾病的信心。

【健康指导】

1. 告知患者引起深静脉血栓的原因、后果、早期离床活动的重要性。

2. 指导患者、照护者了解早期症状及体征,及时发现深静脉血栓风险。

3. 发生静脉血栓,提高患者对抗血栓治疗相关知识的知晓情况,保持良好的精神状态。

4. 使用抗凝药物,遵医嘱定期检查患者凝血功能,注意有无出血倾向。

5. 加强饮食指导。饮食宜清淡,营养均衡,禁止高热量、高脂肪、高糖的食物,禁烟、酒。保持大便通畅。

6. 做好患者出院指导和随访工作,指导患者定期复查,如有异常及时就医。

第十节 电解质紊乱康复护理

【护理评估】

1. 一般评估 病情、生命体征、过敏史、既往史、意识状态。

2. 专科评估 营养风险筛查评估、进食方式、饮食习惯、化验室检查相关指标。

【护理措施】

1. 24小时内掌握患者进食方式、饮食习惯,进行营养风险评估。

2. 密切观察患者的临床症状(头痛、呕吐、多尿、腹胀、有无意识模糊、嗜睡)及各项相关指标。

3. 认真核查液体量及种类,控制输液速度,详细记录患者24小时出入量。

4. 掌握各种电解质紊乱的临床特点,鉴别临床症状,及时与医生沟通,并全面观察详细记录。

5. 做好饮食护理,对于低钠、低钾、低钙患者应鼓励摄入高钠、高钾、高钙食物,积极补充钠、钾、钙,低钠患者根据病情控制摄水量。

6. 掌握患者电解质动态变化,做好个性化护理。

7. 加强心理护理,鼓励患者以积极的心态配合各项治疗,多与患者沟通,减轻其紧张、恐惧的心理。

【健康指导】

1. 告知患者电解质紊乱的早期症状和体征,如发生头痛、呕吐、无力、腹胀、多尿、意识状态改变、意识模糊、嗜睡,及时与医护人员沟通。

2. 进食富含钾的食物,如新鲜水果、蔬菜、蛋、奶、肉类等;进食富含钙质的食物,如奶制品、海产品,坚果等。根据低钠的程度进食高钠食物,如:咸菜、盐胶囊,每天钠的入量不少于

3~6g,控制摄水量。

3. 告知患者控制摄水量的重要性,准确记录 24 小时出入量。

4. 做好出院患者指导和随访工作,指导患者定期复查。如有异常及时就医。

第十一节　皮肤压力性损伤康复护理

【护理评估】

1. 一般评估　病情、生命体征、过敏史、既往史。

2. 专科评估　压力性损伤(PI)风险因素评估、营养风险筛查评估、矫形器具评估、辅助用具评估、减压装置评估等。

【护理措施】

1. 入院 24 小时内完成患者全身皮肤、骨突处及矫形器与皮肤接触部位等重点检查。完成压力性损伤风险因素评估;根据病情必要时进行营养筛查。

2. 选择合适的减压装置及翻身体位垫,根据患者营养状况对骨突处予以保护。

3. 根据患者的病情制订体位变化计划。每次变换体位时检查皮肤情况。着重观察压力性损伤好发部位。

4. 患者变换体位时,应减少摩擦力及剪切力的发生。并做好骨隆突部位的皮肤保护。

5. 佩戴支具的患者应在身体与支具的接触面加衬垫,并在使用支具前后及时检查皮肤情况,必要时重新配置。

6. 制订大小便管理计划,大小便失禁时,及时清理,避免皮肤受到物理性刺激。

7. 保持床单位的清洁整齐,患者出汗较多时予以勤更换衣物。

8. 指导患者选择合适的轮椅,保持正确的轮椅坐姿。

9. 患者乘坐轮椅时,30 分钟减压一次,每次减压 15 秒以上。

10. 卧床期间,运动感觉障碍肢体每日被动活动或主动运动。

11. 妥善固定医疗设备(如面罩、留置尿管等),并定期更换位置避免器械相关 PI 发生。

12. PI 发生后立即解除 PI 发生部位的压力,寻找 PI 发生的原因,调整体位变换计划,增加减压装置使用。

13. 对 PI 伤口分期、发生部位进行评估,根据 PI 分期,给予相应的护理措施。

14. 保持伤口清洁,预防感染,留取伤口分泌物标本并行细菌培养,遵医嘱给予抗生素治疗。

15. 每班交接伤口情况,定时评估伤口,监控愈合进展。

16. 发生 PI 患者宜选择高热量、高蛋白、高维生素饮食。

17. 给予患者心理支持,提高其防治 PI 的依从性和信心,促进伤口愈合。

【健康指导】

1. 给予患者及照护者讲解 PI 的发生原因、好发部位、危害,纠正患者及照护者过分追求康复训练强度而忽视皮肤保护的观念。

2. 指导患者穿衣选择摩擦系数较小、透气的纺织物,衣物潮湿或污染时及时更换。

3. 指导照护者给予患者摆放正确的体位,并按计划变换体位。

4. 指导患者及照护者选择合适的减压装置及翻身体位垫并教会其正确的使用方法。

5. 指导患者乘坐轮椅时正确的姿势和减压技巧。

6. 指导患者及照护者勿用力按摩骨突处皮肤。

7. 指导患者及照护者使用中性清洁剂清洁皮肤,避免使用碱性肥皂,皮肤过于干燥时可使用护肤剂,指导其及时清洁会阴部皮肤。

8. 指导患者及照护者养成每日检查皮肤的习惯。发现异常及时通知医护人员给予处理。

9. 指导照护者,加强患者饮食营养的摄入。

10. 做好患者出院指导和随访工作,指导患者坚持进行皮肤管理,如有异常及时就医,以免病情发展。

第十二节　骨质疏松康复护理

【护理评估】

1. 一般评估　性别、年龄、身高、体重、饮食、运动、家庭居住环境、用药情况、基础疾病等。

2. 专科评估　受伤时间、损伤节段、残损分级、手术、有无骨质疏松、骨折及骨密度检测等。

【护理措施】

1. 定期检测骨密度的指标,尽早采取措施预防骨质的丢失和骨质疏松。

2. 维持足够的钙(800~1 000mg/d)和维生素 D(400~800IU/ d)摄入量,以保持血清羟基维生素 D 水平至少为 20~30mg/ml。

3. 鼓励早期康复训练。脊髓损伤后早期(病程 <3 个月)开始站立训练和步行训练,有效地预防和降低骨质疏松的发生率、减轻脊髓损伤患者骨密度下降的程度。

4. 培养良好的生活习惯,形成规律的健康生活方式。戒烟限酒,适量饮用茶水及咖啡,减少碳酸饮料摄入量,保持合理的体重范围,预防骨质疏松。

5. 膳食的合理搭配是早期预防骨质疏松的关键,富含钙、低盐和适量蛋白质的均衡饮食有益于预防骨质疏松。

6. 严重骨质疏松患者需药物治疗,了解药物的不良反应,用药后密切观察。

7. 预防骨折,做好病区环境管理,加强疾病知识宣传,增强患者自我防护意识,提高或保证患者生活质量。

【健康指导】

1. 开展关于骨质疏松的健康宣教,各个年龄阶段都应当注重骨质疏松症的预防。

2. 应用药物期间,注意观察用药方式及有无不良反应。

3. 督促戒烟、限酒。

4. 指导患者养成合理的饮食习惯。户外适当日光照射(晒太阳)等增加钙的吸收。

5. 脊髓损伤患者应避免日常负重活动、弯腰和跌倒、碰撞等,防止发生骨质疏松骨折。在被动活动时注意活动幅度应在自身肢体活动范围内。

6. 定期随访,对存在的问题及时给予干预措施。定期复查骨密度,如有异常及时就医,以免延误治疗。

第十三节　盆底功能障碍康复护理

【护理评估】

1. 一般评估　年龄、孕育史、大小便情况、妇科疾患、认知、言语、配合程度、精神心理、日常生活能力、既往史等。

2. 专科评估　盆底肌功能评估、盆底电生理检查、专科疾病的诊断及分度、尿失禁分度、子宫脱垂分度。

【护理措施】

1. 讲解治疗方法,指导患者进行盆底肌肉锻炼。

2. 遵医嘱选择治疗模式,1 次 /d,5 次 / 周。

3. 治疗过程中注意观察患者有无疼痛等不适,及时调整刺激强度,必要时请医师协助。

4. 治疗部位皮肤完好无破损,无感染。

5. 刺激电极专人专用。

6. 操作环境注意隐蔽,有遮挡,冬季注意保暖。

7. 采用阴道治疗患者,月经结束后 3 天可以恢复治疗。

8. 对于有适应证的患者,应积极开展盆底康复治疗。

9. 注意患者有无禁忌证,有禁忌证者不能进行。

【健康指导】

1. 告知患者盆底康复的治疗及作用。

2. 教会患者找到盆底肌的方法。

3. 告知患者盆底康复一般 1~3 个月起效。积极接受并坚持康复治疗。

4. 指导照护者鼓励和督促患者每日进行盆底肌锻炼,每次 15~30 分钟,每日 2~3 次,增强信心。

5. 告知患者盆底功能障碍性疾病越早期进行康复效果越明显。

第十四节　神经源性膀胱康复护理

【护理评估】

1. 一般评估　病史、手功能、认知、坐位平衡能力、配合程度。

2. 专科评估　泌尿系症状(上、下尿路)、排尿方式、残余尿量、膀胱容量、每日摄水量、尿量、尿色、导尿频率等。辅助检查(尿常规、B 超、肾功能等);了解泌尿系的腹平片及 CT、核磁检查、膀胱尿道检查、影像尿动力检查。

【护理措施】

1. 留置尿管护理常规

(1) 留置尿管的正确维护。

1) 接触导尿管或引流系统前后做好手卫生,处理引流系统时戴一次性手套。

2) 保持尿液引流通畅。

3) 任何时候保持集尿袋低于膀胱水平,不要把集尿袋放在地上。

4）每位患者定期用单独的容器清空集尿袋，避免溅洒，并防止集尿袋与非无菌收集容器接触。

（2）留置尿管的日常护理

1）向患者及家属讲解留置尿管的目的和护理方法，使其认识到预防泌尿系感染的重要性。

2）会阴护理：清洁尿道口周围区域和导尿管表面，每天洗澡或使用清水/生理盐水清洁2次。

3）鼓励患者饮水，以达到内冲洗的目的。

4）发现尿液浑浊、沉淀、结晶时及时查找原因，对症处理。每周尿常规检查一次。

5）患者离床活动，导尿管及集尿袋应妥善固定，防止导尿管滑脱和牵拉，推荐在体表进行外固定，高举平台法固定在下腹部或大腿。搬运时夹闭引流管，防止尿液逆流，注意要及时开放引流管。

6）尿液引流不畅时，检查管路是否打折，及时进行纠正。

7）沐浴时注意不应把导尿管浸入水中。

（3）关于留置导尿管夹闭

1）不推荐拔除导尿管之前常规夹闭。

2）神经源性膀胱患者留置尿管禁止夹闭。

（4）根据尿管材质和说明书定期更换尿管，硅胶尿管 2~4 周更换一次，乳胶尿管 1~2 周更换一次，并保持尿管持续开放。

（5）定时更换尿袋，尿袋及时排空，指南推荐：集尿袋内尿液不超过其容量的 3/4，普通尿袋每 3 天更换一次（抗反流尿袋每周更换一次）。

（6）观察尿液颜色和气味，如尿液中絮状物较多、气味恶臭，且尿液有血块、感染时可进行膀胱冲洗，具体情况遵医嘱执行。不推荐常规进行膀胱冲洗。

（7）在神经源性系统疾病的急性期，短期留置尿管是安全的；但长期留置尿管会导致多种并发症，应尽早进行专科检查，采取安全泌尿系管理方案。

2. 间歇导尿护理常规

间歇导尿是膀胱训练的一种重要方式，根据患者病情，经尿动力学检查等专科评估后确定膀胱安全容量、顺应性、储尿期压力等，为进行间歇导尿提供依据。

（1）神经源性膀胱患者符合间歇导尿适应证者尽早开展间歇导尿。

1）间歇导尿的原则：①膀胱有足够的容量，达 400ml；②膀胱有良好的顺应性，低膀胱储尿期内压（40cm H_2O）；③无输尿管反流；④括约肌功能正常。

2）间歇导尿禁忌证者（尿道畸形憩室、严重尿道炎、尿道脓肿、患者不能配合导尿等）可选择其他排尿方式。

3）尿道狭窄、膀胱颈梗阻、前列腺增生症、膀胱容积过小、膀胱输尿管反流等患者，可通过外科处理后再继续进行间歇导尿。

（2）给予患者及家属间歇导尿相关知识及泌尿系统解剖教育。

（3）指导患者及照护者准确记录排尿日记。

（4）饮水指导：规律饮食饮水，正常成年人摄入液体量限制在 1 500~2 000ml/24h，夏季或大量运动时可酌情增加。推荐晨起至睡前 3 小时均匀摄入 100~150ml/h 液体量，包括粥、汤、牛奶、水果等。应避免单次大量摄入液体使得短时间产生大量尿液。

（5）间歇导尿频率：根据患者膀胱安全容量及排尿日记，为患者制订导尿计划，每次导尿量一般不超过 400ml/ 次，每日 4~6 次。早期膀胱感觉异常患者可借助膀胱容量测定仪监测膀胱容量。

（6）间歇导尿导尿管选择

导尿管型号：成人 12~14F，儿童 6~8F。

导尿管种类：聚氯乙烯（PVC/ 塑料）质地僵硬，价格便宜；聚醚嵌段酰胺材料环保，抗扭曲、抗剪力；硅胶导尿管生物相容性好。理想导尿管应满足无菌，生物相容性好、柔软易弯曲、高保型材料、无创，即取即用等特点。

（7）间歇导尿分类：无菌间歇导尿、自家清洁间歇导尿和第三方清洁间歇导尿，具体方法详见间歇导尿操作规程。

（8）责任护士每日检查排尿日记，及时指导患者调整摄水量和导尿时间、频率。

（9）上肢功能良好患者指导自家清洁导尿，手功能障碍或不能自行导尿患者可指导其照护者进行第三方清洁导尿。

（10）随访：每年至少一次，复查尿常规、尿培养、B 超、影像尿动力学检查。

3. 耻骨上膀胱造瘘管护理

（1）造瘘口未痊愈期间 1~2 天更换造瘘口周围的纱布。

（2）保持造瘘口周围皮肤清洁干燥，按需更换造瘘口周围敷料。

（3）每月更换造瘘管一次，并保持开放状态。

（4）普通尿袋每 3 天更换一次（抗反流尿袋每周更换一次）。

（5）尿袋的位置应低于尿道口。

（6）随访复查同留置尿管，神经源性膀胱患者不推荐长期留置膀胱造瘘，会引起多种并发症，如泌尿系感染、结石以及上尿路损害，推荐早期进行泌尿专科系统评估，选择更加安全的泌尿系治疗与管理方式。

【健康指导】

1. 间歇导尿

（1）导尿前给予患者及家属讲解间歇导尿及泌尿系解剖相关知识。

（2）限制液体的摄入量。每日液体摄入量应限制在 1 500~1 800ml，并要求做到均匀摄入（每小时 100~150ml，包括三餐中的摄水量，告知患者汤或粥类应包含在摄水之内，晚间要减少摄水量）。

（3）双上肢功能良好的患者应尽快教会患者自我导尿。

（4）无法进行自我导尿的患者教会照护者导尿的方法。

2. 尿失禁

神经源性尿失禁是神经系统疾病所导致膀胱尿道功能障碍中最常见病症。

（1）评估：病史，外阴皮肤，尿流动力学检查，排尿日记，尿垫试验。评估患者尿失禁程度。

（2）分类：急迫性尿失禁、充溢性尿失禁、压力性尿失禁或真性尿失禁、混合因素导致的尿失禁。

（3）治疗：根据不同类型尿失禁结合专科检查，口服 M 受体阻滞剂，膀胱壁 A 型肉毒毒素注射术，膀胱造瘘术，尿道吊带术，间歇导尿等。

（4）护理：保持会阴部及尿道口清洁，指导患者使用外接集尿装置，每日观察局部皮肤情况；指导患者规律饮水，记录排尿日记；观察治疗后尿失禁改善程度，讲解疾病相关知识，指导患者预防失禁性皮炎，协助患者选用适合的失禁产品，给予心理护理，提高患者治疗依从性。

（5）随访：神经源性膀胱需终身治疗，部分神经源性尿失禁病情具有进展性，必须每年复查尿常规，B超和影像尿动力检查，监测病情进展及时调整治疗方案，从而避免肾功能损害。

第十五节 神经源性肠道功能障碍康复护理

【护理评估】

1. 一般评估 腹部体征、饮食情况及肢体活动情况。既往疾病、手术情况。了解便常规、血生化检查、影像学和内镜检查等。

2. 专科评估 排便习惯、性质、量、时间。

【护理措施】

1. 建立定时排便的习惯，时间自行选择，养成同一时间排便的习惯。

2. 排便以坐位最佳，便于增加腹压，同时借助重力作用使大便易于排出，如病情不允许以左侧卧位较好。

3. 排便环境应为安静、私密的空间，便于集中注意力，如常常依赖他人帮助完成日常生活，应做好患者心理疏导，尽量安排患者如厕。

4. 需借助缓泻剂且不能自行完成排便的患者，指导照护者正确使用缓泻剂及便器。

5. 均衡饮食：脊髓损伤患者纤维摄入量 20~30g/d。尽可能保持坐位姿势进食，以利用重力使食物更容易通过肠道。每日液体的摄入量应为 40ml/kg× 体重（kg）+500ml。

6. 运动辅助训练：每天站立和肌肉活动非常重要，可防止便秘，增加肠道蠕动。腹肌和骨盆肌的力量在排便过程中起到重要的作用，病情允许，应尽早进行站立训练。

7. 口服药物的指导：在医生的指导下选择安全的泻药，一般在排便前 8~10 小时使用。尽量少用口服泻药，杜绝不良饮食习惯，强调家人参与。

【健康指导】

1. 告知患者养成良好排便习惯的重要性。

2. 指导照护者诱导排便的方法，如顺时针按摩腹部、直肠刺激等方法。

3. 高血压患者排便时，勿过度用力，可遵医嘱借助药物，防止发生危险。

第十六节 脊髓损伤儿童骨骼并发症康复护理

【护理评估】

1. 一般评估 年龄、体格检查（身高、坐高等）、脊髓损伤水平、生长发育情况。

2. 专科评估 卧位、坐位、立位姿势，身体对称性检查，胸腰部脊柱及骨盆影像学检查，脊柱矫形支具使用情况。

【护理措施】

1. 轮椅大小适宜，足以支撑上身，避免斜靠在轮椅扶手或椅背上，减少脊柱负重。

2. 脊柱不稳定时须佩戴硬性固定支具。腰部肌力较弱患者日常生活动作应佩戴胸腰围保持脊柱的生理曲度,并辅助脊柱支撑上半身。

3. 对患者日常体位进行指导。平卧位时在双下肢间放置梯形体位垫,髋外展约 20°~45°。侧卧位时位于上方的下肢膝下及踝下垫体位垫,体位垫高度应保持上方髋关节略外展。轮椅坐位时两膝之间放支撑垫,避免双下肢内收。床上坐位时可选择盘腿坐。每天俯卧位 2~3 次,每次至少 1 小时,被动牵拉髋部,预防髋关节屈曲挛缩。

4. 膝踝足矫形器站立训练,每次 30~45 分钟,每天 2~3 次。双足站立与肩同宽,髋关节适度外旋。

5. 指导患者进行呼吸训练,促进胸廓发育,增加胸廓对脊柱的固定作用。督促患者坚持上肢、腰背肌力量训练,增加不同体位的脊柱纵轴伸展及身体平衡训练。

6. 指导患者脊柱矫形支具、膝踝足矫形器的正确穿戴,观察及测量患者是否有肢体不对称现象。

【健康指导】

1. 给予患者及照护者讲解儿童脊髓损伤后发生脊柱侧凸和髋关节发育异常的风险和危害,讲解体位管理和佩戴腰围的必要性。

2. 指导患者定期复查胸腰部脊柱、骨盆 X 线。随年龄身高增长及时更换脊柱矫形器、膝踝足矫形器等辅助支具。

3. 指导患者持续康复训练,避免髋关节过度被动活动。鼓励患者多游泳,避免长时间进行一侧肢体占优势的体育活动。

4. 指导患者出院后保持正确姿势,睡觉时优先选择俯卧位等。

5. 疏导脊髓损伤后躯体形象发生改变引起的不良情绪,帮助患者树立积极乐观心态,引导患者生长发育期长期坚持佩戴矫形支具。

第三章 骨与关节损伤康复护理常规

第一节 围手术期康复护理

【护理评估】

1. 一般评估 手术麻醉方式与效果、术中出血、补液、输血情况及术后诊断。

2. 专科评估 皮瓣和切口情况,有无皮下积液,有无水肿,肢端血液循环情况,疼痛的部位、性质、程度、持续时间及诱因,进行压力性损伤、跌倒、日常生活能力、血栓风险评估。

【护理措施】

1. 妥善安置患者,将患者平稳搬运至床上,搬运时注意保护伤口及各种管路。

2. 根据麻醉方式和手术方式取合适体位,告知患者及家属特殊体位的目的、方法及注意事项,必要时给患者加盖棉被,保证患者的舒适感及保暖。

3. 密切观察生命体征及病情变化,如有变化及时通知医生进行处理。

4. 伤口及引流管的观察与护理

(1) 密切观察伤口出血情况,若出血较多应及时更换敷料,预防感染。

(2) 注意监测患者体温变化及伤口情况,若体温上升,伤口红、肿、热、痛,提示感染发生,应立即报告医生。

(3) 将引流管安置妥当,防止管道受压、打折或脱出,遵医嘱给予夹闭或打开。

(4) 严密观察和记录引流液的颜色、性状和量,如果 2 小时引流液量 >400ml,应密切观察生命体征变化,警惕低血容量发生,及时通知医生,给予止血药并关注血红蛋白情况。

5. 根据疼痛的部位、性质、程度、持续时间及诱因,做好疼痛管理,减轻患者疼痛。

6. 根据病情及麻醉方式指导其合理膳食。

7. 危重及一级护理压力性损伤评估评分≤18 分者,放置预防压力性损伤标识,并宣教、记录。术后根据跌倒评分分值,给予安全指导及防护措施。卧床期间患者若符合老年患者、幼儿、脑血管意外、精神异常、意识障碍等特征之一,床头应放置预防坠床标识,并宣教、记录。

8. 预防并发症的发生,责任护士每天评估患肢的肿胀程度、颜色、温度、感觉及动脉搏动情况,下肢手术患者预防下肢深静脉血栓形成,定时、定位测量患者双下肢腿围并做好记录,若发现异常,需提高警惕,按医嘱使用抗凝药,并监测患者的血常规、凝血功能,严密观察患者的意识、有无皮肤瘀点瘀斑、牙龈出血及大小便出血等。

9. 卧床期间指导患者踝泵训练及直腿抬高训练,每日各 200 组,根据不同疾病给予相应的功能锻炼。

10. 遵医嘱协助患者尽早下床活动,功能训练循序渐进,体现个性化。

11. 运用叙事护理,了解患者不同情绪反应,做好心理护理,向患者讲解成功案例,病房采用同病同室管理,增强战胜疾病的信心。

12. 根据患者病情,做好出院指导。

【健康指导】

1. 患者术后回病室,护士需同手术室护士进行交接,请家属在病室外等候。

2. 护士为患者测量生命体征、交接各种管路、查看手术部位后,向家属交代术后注意事项,请患者及家属配合医护人员工作。

3. 全麻、腰麻、硬膜外麻醉患者需术后平卧及禁食水 6 小时,6 小时后无不适后进食流质、半流质、清淡易消化饮食。

4. 留置尿管者术后根据麻醉方式当天拔管,使用止痛泵的患者排尿前应关闭止痛泵。

5. 术后如需静脉输液、吸氧、心电监测等,请患者及家属不要自行调节。

6. 若患者带有引流管、止痛泵、石膏、牵引、外固定架等,护士应根据患者情况告知注意事项。

7. 为避免出现并发症,请患者配合护士进行评估、监测、体位更换、拍背排痰等护理。

8. 待麻醉恢复后,遵医嘱即可进行功能训练(踝泵训练),促进下肢静脉回流。术后第 2 天给予双下肢气压血液循环泵治疗,电刺激及关节功能锻炼器(CPM 机)锻炼关节活动度,并告知患者及家属锻炼的目的,方法及注意事项。

第二节　人工髋关节置换术康复护理

【护理评估】

1. 一般评估　既往史、药物过敏史、心理状况及可能影响手术伴随疾病的其他系统疾病,如循环、呼吸、消化、泌尿、内分泌、血液和免疫系统疾病等。

2. 专科评估　患肢感觉、运动及肿胀情况、患肢足背动脉搏动、皮肤温度、皮肤颜色及趾端活动情况。

【护理措施】

1. 平卧时患肢保持外展中立位,健侧卧位时两腿间夹枕头,避免髋关节内收、外旋,避免髋关节屈曲超 90°,避免双腿交叉放置。

2. 执行骨科术后护理常规。

3. 肢体康复训练

(1)麻醉恢复后,即可鼓励患者踝泵及股四头肌练习,功能训练时,不被限定的肢体需自主运动,以主动为主,被动为辅,活动量逐渐增加,以增强髋关节周围肌肉力量,即可防止肌肉萎缩,又可稳定髋关节。

(2)进行下床行走训练,术后第一天床头摇高 60°~70°,坐位屈髋时,膝关节低于髋关节,遵医嘱协助患者床边站立,无任何不适方可借助助行器行走,正确使用助行器,以减轻患肢髋关节承受能力,行走时两腿位置与肩同宽,转身时髋关节保持与身体一致。

4. 术后患肢正确摆放,使患者及家属充分认识其重要性,并指导患者及家属参与其中。注意做到三防:一防患肢关节过度屈曲,二防患肢关节内旋内收,三防踝关节僵硬和足下垂,保持踝关节背伸。

【健康指导】

1. 术前健康教育

(1)术前宣教术后预防关节脱位知识及重要性。

(2)术前准备:术前做好各项检查准备,预防并发症,练习床上大小便,准备大小合适的体位垫。

(3)饮食管理:营养是保障患者术后恢复的关键,也是降低术后感染发生率的重要措施。通过各种途径供给患者高能量、高蛋白、高维生素膳食,以提高机体抵抗力。基本原则是不能不足,也不能过剩。

(4)疼痛管理:做好疼痛的健康教育,给予疼痛评估,术前给予超前镇痛,术后选择多模式镇痛,解除或缓解患者疼痛。

(5)术前指导患者进行有效咳嗽、咳痰及扩胸运动预防坠积性肺炎,多饮水、多吃粗纤维和富含维生素饮食防止便秘。

(6)康复训练:自患者入院之时起,做好疼痛管理的同时即开始指导患者双下肢踝泵及股四头肌等长收缩练习,健侧肢体的屈伸运动以及平卧抬臀运动。

(7)心理护理:运用叙事护理倾听患者及家属讲述疾病的过程,向患者讲解手术的目的及意义,麻醉及手术过程,日常护理注意事项等,使其做好心理准备,从而减轻恐惧感,积极配合治疗护理。

2. 术后健康教育

(1)体位护理:术后患肢保持外展中立位。

(2)预防下肢深静脉血栓:早期踝泵训练,应用气压式血液循环泵均可促进下肢静脉回流,减轻静脉血瘀滞,对于预防下肢深静脉血栓具有积极作用。术后密切观察下肢血运、感觉、肿胀、足背动脉搏动等情况,发现异常及时处理。

(3)预防关节脱位:术后正确搬运患者,患肢保持外展中立位,两大腿间放枕头,患侧小角度翻身,健侧翻身应在患侧垫枕与髋关节同高,避免髋关节内收、外旋,避免双腿交叉放置。

3. 出院指导及随访

(1)患者出院时责任护士应做好出院指导,叮嘱患者回家后的生活习惯、康复训练及注意事项。

(2)强化患者复诊意识,留取患者及家属联系电话和地址,便于电话随访和上门家访,随时掌握患者康复情况。

(3)出现关节肿胀、疼痛、伤口有渗出、伤口周围皮肤发红发热、活动后、摔倒后、扭伤后关节痛,请及时到医院就诊。

(4)适宜活动:散步、骑车、游泳。

(5)不适宜动作及活动:坐矮板凳、坐低矮的沙发、跪姿、盘腿坐、跷二郎腿、过度弯腰拾物、爬山、爬楼梯、跑步。

第三节　人工膝关节置换术康复护理

【护理评估】

1. 一般评估　既往史、药物过敏史、心理状况及可能影响手术伴随疾病的其他系统疾病,如循环、呼吸、消化、泌尿、内分泌、血液和免疫系统疾病等。

2. 专科评估　患者皮肤情况,患肢感觉、运动及肿胀情况,患肢足背动脉搏动、皮肤温度、皮肤颜色及指/趾活动情况,双下肢长度。

【护理措施】

1. 执行骨科术后护理常规。

2. 麻醉恢复后即开始踝泵及直腿抬高训练。

3. 术后第 1 天协助患者借助助行器下床活动,患者首次下床,须由医务人员看护,指导患者正确步态。

4. 拆除弹力绷带,即开始进行膝关节屈伸训练,使用膝关节功能锻炼器(CPM 机)锻炼关节活动度,每天根据患者情况增加 10°~15°,一周屈曲角度达到 90°,每次训练伸直时膝关节上放冰袋沙袋。

5. 术后第 3~5 天开始患肢负重和平衡训练以及借助助行器进行行走训练,循序渐进加大运动量和增大运动范围,逐渐过渡到去除助行器完全负重行走。

6. 观察伤口周围皮肤:观察体温变化,体温持续高于 37.5℃,局部红、肿、热、痛等应考虑感染的可能。立即复查血常规、C 反应蛋白等,必要时做伤口分泌物培养加药敏,监测患膝局部变化,遵医嘱应用抗生素。

【健康指导】

1. 术前健康教育

(1) 术前准备:术前做好各项检查准备及物品的准备,练习床上大小便。

(2) 熟练掌握踝泵及直腿抬高训练,以便术后功能锻炼。

(3) 患者学会如何使用助行器行走,以便术后正确使用助行器。

(4) 心理护理:运用叙事护理倾听患者及家属讲述疾病的过程,向患者讲解手术目的及意义,麻醉及手术过程,日常护理注意事项等,使其做好心理准备,从而减轻恐惧感,积极护理。

2. 术后健康教育

(1) 体位护理:术后去枕平卧 6 小时,膝关节保持过伸位,有利于静脉淋巴回流、减轻肿胀及疼痛。避免患肢外旋压迫腓总神经。

(2) 末梢血运观察:观察弹力绷带的松紧度,患肢足背动脉搏动、末梢皮肤温度、颜色、肿胀、感觉及运动情况。

(3) 疼痛管理:定时评估疼痛,术后膝部冷敷以减轻肿胀,并采用多模式及个性化镇痛措施。

(4) 饮食指导:术后 6 小时后可进流食、半流、普食,饮食应富含高蛋白、高维生素、高纤维素,以增强抵抗力,促进伤口愈合。

(5) 鼓励咳嗽、指导有效咳痰,防止肺部感染;多饮水、多食粗纤维和富含维生素饮食,防止便秘。

（6）常见并发症的观察及护理：

1）下肢深静脉血栓：观察患肢有无肿胀、肿痛、皮温降低、肤色变暗等表现，如发现异常及时报告医生。

2）关节僵直：由于肿胀、疼痛、炎症，使患肢活动受限、膝关节的功能训练不可以正常进行，可导致膝关节粘连而强直。因此要及时控制疼痛，鼓励、督促患者坚持功能锻炼。

3. 出院指导

（1）康复训练：出院前要教会患者及其家属如何进行术后康复训练，并做好示范和演示工作，使得患者和家属都能够学会和领悟到人工膝关节置换术后的康复训练重要性和要点，从而使得患者能够更好地实施康复训练，早日恢复健康。

（2）饮食：在日常生活中，人工膝关节置换术患者要对饮食方面特别注意，要多食用高钙食品，预防骨质疏松。

（3）出院后 1 个月、3 个月、6 个月、1 年按时到医院复诊。

（4）出现关节肿胀、疼痛、伤口有渗出、伤口周围皮肤发红发热，活动后、摔倒后、扭伤后关节痛，请及时到医院就诊。

第四节　截肢术康复护理

【护理评估】

1. 一般评估　截肢原因、日期、部位，术后伤口处理，精神心理状态，经济状况，能否装配假肢。

2. 专科评估　判断残肢是理想残肢还是非理想残肢，残肢外形、长度、血运，皮肤情况，关节活动度，肌力，残肢痛与幻肢痛。

【护理措施】

1. 执行骨科术后护理常规。

2. 严格床头交接班　尤其是严重创伤或感染、高龄和小儿患者，要做到每班到床头交接，观察全身状况，生命体征及残端出血情况。

3. 局部观察　注意肢体残端有无水肿、发红、水疱、皮肤坏死、并发感染的征象，是否有残肢痛和幻肢痛。

4. 防止关节挛缩的护理　大腿截肢术后，应防止髋关节屈曲、外展挛缩。小腿截肢术后，要避免膝关节屈曲挛缩。截肢后患肢要固定于功能位，残端给予沙袋压迫，防止屈曲。膝下截肢术后，患者躺、坐时不要让残肢垂下床缘。为防止关节挛缩，大腿或小腿截肢术后可使用石膏或夹板将髋或膝关节固定于伸直位，但时间不宜过长，以利于早期功能锻炼。

5. 心理支持　截肢术后，患者身体外观发生变化，对心理造成极大打击，往往产生压抑、悲哀情绪。理解患者的烦躁、易怒行为，用耐心、爱心和细心对待患者，并鼓励家属多关心患者，给予心理和精神上的支持。指导患者注意仪表修饰，积极参加社会活动，逐渐恢复正常生活，最终使患者能通过自我调节，正确面对现实。

【健康指导】

1. 术后给予去枕平卧 4~6 小时。

2. 饮食指导 术后 6 小时进行流食、半流、普食,根据患者饮食习惯,保证能量供给,增进食欲、促进康复,饮食应选高蛋白、高热量、高维生素、富含维生素食物,以补充足够营养,增强抵抗力,促进伤口愈合。

3. 幻肢痛的护理 幻肢痛是患者感到已切除的肢体仍然有疼痛或其他异常感觉。说服患者正确面对现实,从心理承认并接受截肢的事实。可对残端进行热敷,加强残肢运动,感到疼痛时让患者自己轻轻敲打残肢端,从空间和距离的确认中慢慢消除幻肢痛,从而消除幻肢痛的主观感觉。必要时使用镇静剂、止痛药。

4. 活动与休息 不能下床的患者,可用轮椅将其推送到室外活动,当患者无法良好休息和睡眠时,应安排和创造安静而舒适的环境,指导患者做松弛活动,或在睡前服用镇静药物,以保证睡眠质量。

5. 弹力绷带包扎不可过紧,应做斜形环绕,直到关节的近侧。包扎时应注意不能在残肢近端加压,以免远端缺血,引起疼痛、水肿等不适。

6. 指导患者残肢功能锻炼

(1) 鼓励患者早日床上坐起或离床进行残肢运动训练,增加股四头肌等长收缩训练,防止肌肉挛缩及残肢肿胀。

(2) 首次下地前做好 3 个 1 分钟准备工作,医护人员做好保护。

(3) 指导患者正确使用双拐及轮椅,加强健肢运动和残肢近侧部分肌肉运动,上臂截肢者加强背部、胸部和肩部肌肉锻炼,大腿截肢者加强臂肌和腹肌锻炼,小腿截肢者加强股四头肌练习。

7. 出院指导

(1) 教会患者正确的卧位和残肢功能锻炼方法。

(2) 学会拐杖、轮椅的正确使用。

(3) 定期门诊复查,观察残端情况,6 个月后安装假肢。

(4) 保持适当的体重,体重增减不超过 3kg。

第五节 四肢骨折康复护理

【护理评估】

1. 一般评估 生命体征、精神心理状态、患者配合程度、日常生活能力、既往史等。

2. 专科评估 测量双下肢腿围,患肢感觉、运动及肿胀情况,患肢足背动脉搏动,皮肤温度、颜色,指／趾活动情况,监测患者的血常规、凝血功能,严密观察患者的意识、有无皮肤瘀点瘀斑、牙龈出血及大小便出血等出血倾向,是否有骨筋膜室综合征。

【护理措施】

1. 术前护理

(1) 遵医嘱进行术前常规检查,并向患者及家属讲解各种检查的目的和配合方法。

(2) 术前 1 日协助患者清洁皮肤,术区备皮,预防切口感染。提前取下义齿、发夹、眼镜、手表、首饰等,嘱患者勿化妆、涂指甲油等。

(3) 遵医嘱做好药物过敏试验并记录。

(4) 按手术要求,做好肠道准备,遵医嘱术前禁食水,防止术中呕吐物吸入呼吸道引起窒息。

（5）睡眠障碍者术前 1 日晚应遵医嘱服用促睡眠药。

（6）长期规律服用降压药、强心类等药物的患者,术日晨 6:00 遵医嘱继续服用,注意需用一小口水送服并宣教。

（7）术日晨测量生命体征,如有感冒、发热或女性月经来潮、药物反应等其他病情变化,均应报告医生,决定是否延期手术。

（8）遵医嘱留置尿管或排空膀胱。

（9）患者、责任护士、手术室护士需三方共同核查腕带信息,检查手术部位,确认无误后方可进入手术室。

2. 术后护理

（1）妥善搬运患者,搬运时注意保护伤口及各种管路。

（2）根据麻醉方式和手术方式取合适体位,告知患者及家属特殊体位的目的、方法及注意事项。

（3）密切观察生命体征及病情变化。

（4）伤口及引流管的观察与护理。

1）密切观察伤口敷料有无渗液及渗血,如渗出较多时应及时更换敷料,预防感染。

2）监测患者体温变化及伤口情况,若体温上升,伤口红、肿、热、痛,提示感染发生,应立即报告医生。

3）将引流管安置妥当,防止管道受压、打折或脱出,遵医嘱给予夹闭、打开伤口引流。

4）严密观察和记录引流液的颜色、性状和量,如果 2 小时引流液量 >400ml,应密切观察生命体征变化,警惕低血容量发生,及时通知医生,给予止血药,并关注血红蛋白情况。

（5）疼痛管理:做好疼痛健康宣教,评估疼痛的部位、性质、程度、持续时间、诱因以及用药后的观察,做好疼痛管理。

（6）睡眠管理:进行睡眠障碍筛查,制订干预方案,评估预期效果。

（7）物理因子治疗:气压式血液循环泵预防血栓,促进血液循环;经皮神经电刺激疗法预防肌肉萎缩;关节功能锻炼器（CPM 机）防止关节僵硬。

（8）功能锻炼:遵医嘱协助患者尽早下床活动,功能锻炼循序渐进,体现个性化。

【健康指导】

1. 上肢骨折康复指导

（1）锁骨骨折:康复治疗的主要目的是恢复肩关节活动范围,保持肩部周围肌肉力量,恢复肩关节日常生活能力。

1）术后 1 周:肩部固定,保持内收内旋,肘关节维持 90° 屈曲,主要进行肘、前臂、腕、手关节主动关节活动度的训练。

2）术后 2 周:在不引起肩关节疼痛的前提下做垂臂钟摆练习,增加手指等张握力练习,腕部的抗阻力屈伸运动,肘关节的静力性抗阻力屈伸练习,并做肩部外展、旋转的被动运动、三角肌等长运动或助力运动。

3）术后 3 周:增加肘部屈伸与前臂内外旋的抗阻力练习,仰卧位,做头与双肘支撑的挺胸练习,还可以开始做肩关节的被动活动度训练和肌力练习。

4）术后 4~8 周:可进行肩部的全方位主动功能练习,配合一些器械进行训练,逐渐增加抗阻力训练,增加肩袖肌群力量训练。

5)术后8周后:增加训练的强度应用关节松动术,改善关节周围软组织关节囊的紧张度。恢复其柔韧性、伸张度,恢复正常的关节活动范围。在治疗前,可做肩关节局部热敷治疗,以改善局部的血液循环和紧张性,增加关节松动术的效果。

6)定期复查:术后1、3、6个月行X线片复查,了解骨折愈合情况。

(2)肱骨髁上骨折:康复治疗的主要目的是促进骨折愈合,尽快恢复肩肘关节活动范围,预防肌肉萎缩和肌力下降。

1)术后1周:可以做手指的屈、伸、腕关节的掌屈、背伸练习。局部可行蜡疗、紫外线光疗,以促进消炎、使切口愈合,消除水肿。

2)术后2~4周:进行肩关节的前屈、后伸、外展、内收练习,以主动为主,辅以部分抗阻训练;肱二头肌、肱三头肌等长收缩练习,可小幅度主动屈伸肘关节;手、腕的伸、展、抗阻练习和旋前圆肌、旋后肌的抗阻练习,辅以物理治疗和作业治疗。

3)术后4~8周:加大肘关节屈伸主动活动幅度,应避免任何肘关节扭转动作,促进肘关节的功能恢复。

4)功能锻炼要循序渐进,逐渐恢复到正常生活中。

5)定期门诊复查,坚持功能锻炼。

(3)尺骨鹰嘴骨折:康复治疗的主要目的是尽量恢复肘关节、肩关节各个方向的活动度。

1)术后1周:可小幅度主动屈伸肘关节。避免肩关节内外旋动作,切忌肘关节任何被动活动练习,患肢勿提重物。

2)术后2~4周:可小幅度主动屈伸肘关节。切忌肘关节任何被动活动练习,患肢勿提重物。

3)术后4~6周:加大肘关节屈伸主动活动范围。避免任何肘关节扭转动作。术后7~12周,各关节最大限度主动及被动活动,避免提、推重物,避免过度扭转肘关节。

(4)尺桡骨骨折:康复治疗的主要目的是促进骨折愈合,尽快恢复前臂旋前、旋后活动,预防肌肉萎缩和肌力下降,促进上肢功能恢复。

1)术后1周:以制动为主,不可负重。注意手指的血液循环及感觉变化,防止骨筋膜室综合征的发生。患肢肱二头肌和肱三头肌的等长收缩,肩关节及手的主动运动,包括屈曲、伸展、内收、外展及内外旋的主动活动。

2)术后2~3周:肩关节伸屈、外展、内收功能训练,肘关节及腕手关节的主动功能练习,前臂的旋转练习。

3)术后4~6周:逐渐增大肘、腕关节活动度,增加肩关节和腕、手关节的抗阻训练,自主的前臂内外旋训练。行作业疗法,增加日常生活能力训练。

4)术后7~9周:进行肩、肘、腕、手关节的功能练习,着重训练前臂的内外旋功能。增加作业疗法,如吃饭、梳头、系纽扣等提高日常生活能力。

5)如患肢出现"5P"征,应立即就诊。骨折后1、3、6个月复查X线片,以了解骨折愈合情况。

2.下肢骨折康复指导

(1)股骨干骨折

1)术后1天:患肢主动踝关节主动屈伸练习。

2）术后 2~7 天:增加臀肌主动收缩运动,主动进行股四头肌、腘绳肌等长收缩练习,被动膝关节屈伸运动。

3）术后 2 周:给予髌骨按摩,加强患肢主动锻炼的幅度,增加膝关节的活动范围及下肢抗组练习。

4）定时门诊复查。

（2）髌骨骨折

1）术后第 1 天:抬高患肢,进行股四头肌和腘绳肌等长收缩锻炼,进行踝泵运动。

2）术后第 2 天 ~2 周:开始 CPM 机持续被动活动,由无痛开始,每日增加 5°,练习后立即冰敷 10~20 分钟,下肢内收、外展及俯卧位后抬腿练习,仰卧位或坐位垂腿练习。

3）术后 3~6 周:进行直腿抬高训练、坐位或仰卧位垂腿训练,逐渐进行患肢不负重、部分负重及充分负重的站立、步行练习,但必须避免摔倒及不正确的过度活动。

4）术后 4 周 ~3 个月:进行俯卧位屈膝牵伸,每次 10~15 分钟,进行静蹲练习,逐渐增加下蹲角度,最大角度不超过 90°,进行上下楼梯训练,每日 3 次,每次 30 分钟,可进行功率自行车训练、本体感觉训练、慢跑等训练。

5）定期门诊复查。

（3）胫骨平台骨折

1）术后第 1 天:进行股四头肌等长收缩训练,同时进行足趾和踝关节主动运动,进行 CPM 训练,角度从 30°开始,每天增加 5°~10°,每日 2 次,每次 30 分钟。

2）术后 1~7 周:进行主动屈曲膝关节练习或者由治疗师帮助活动,但动作要轻巧,同时进行股四头肌及髋关节周围肌力训练。

3）术后 8~14 周:患肢负重训练,患肢肿胀消退后即可在双拐的帮助下患肢不负重行走。注意必须严格保持 6~8 周内患肢不负重,6~8 周后,在双拐的帮助下,患肢可逐渐负重 50%。

4）术后 12~14 周可完全负重。

5）定期门诊复查。

（4）胫腓骨骨折

1）术后 1~2 周:抬高患肢,尽早开始髋、膝、踝主动活动度训练,尽早开始臀肌、股四头肌和腓肠肌的等长收缩。

2）术后 3~6 周:继续主动膝、踝关节的活动度训练,进行渐进性负重及步态训练,患侧下肢从 1/4 体重开始,让患肢体会部分负重的感觉、进行股四头肌、腘绳肌、踝跖屈、背伸肌渐进性抗阻练习。

3）术后 7~12 周:根据骨折愈合程度,渐进性负重逐渐过渡到完全负重。进行渐进性静蹲训练,辅助上下台阶训练和平衡训练。

4）定期门诊复查。

第六节　石膏固定后康复护理

【护理评估】

1. 一般评估　患者对石膏的认识和心理反应。

2. 专科评估　石膏松紧度是否适宜;患肢血液循环包括肿胀、皮肤温度、感觉、动脉搏动等;有无疼痛及功能障碍;有无骨筋膜室综合征;有无压迫性溃疡;有无并发症,如坠积性肺炎、关节僵硬、肌肉萎缩等。

【护理措施】

1. 石膏固定前清洁局部皮肤,如有伤口及时清创,以防局部不洁或伤口感染引起化脓性炎症或伤口不愈合。

2. 保持石膏的清洁、干燥,石膏未干时搬运应用手掌平托,禁用手指抓捏,可置通风处促干。

3. 观察远端末梢血运,肢体固定应将手或足、指/趾端暴露。石膏固定松紧度适宜,如过紧会导致血液循环障碍、肌肉缺血坏死进而引起缺血性肌挛缩等;石膏过松可导致骨折移位达不到效果。

4. 石膏边缘要整齐,加强皮肤护理,防止压力性损伤形成。长腿石膏固定时,膝关节处垫软枕,保持功能位,防止石膏变形。

5. 观察石膏表面血迹,可用铅笔在石膏表面做记号,注意血迹范围有无扩大,石膏边缘有无血液流出。同时密切观察面色及生命体征的变化。

6. 石膏固定后如局部出现疼痛、瘙痒、异味等,应查明发生原因,慎用镇痛剂,禁止使用硬物搔抓。必要时开窗或拆除。

【健康指导】

指导患者功能锻炼,病情稳定者应制订功能锻炼计划。

1. 早期　伤后1~2周内以患肢肌肉的活动为主,促进深静脉回流及肿胀消退。上肢骨折应指导用力攥拳和充分伸展手指,肩部及上肢肌肉做等长收缩运动;下肢骨折指导患者行股四头肌等长收缩和舒张运动、踝关节背伸趾屈运动及足趾伸屈运动。

2. 中期　伤后3~5周内除上述锻炼外未被固定的关节应开始活动,活定范围逐渐扩大,但动作要轻,以防关节僵直。

3. 后期　伤后6~8周内应进行全面的肌肉和关节活动,加大活动量和活动范围,直至功能恢复。

第七节　下肢骨牵引康复护理

【护理评估】

1. 一般评估　了解患者的诊断、牵引的目的、体重,牵引肢体的活动、感觉与血运,患者心理状态及配合程度。

2. 专科评估　牵引肢体的皮肤情况,尤其是进针点的皮肤,是否有伤口或瘢痕,牵引肢体的活动、感觉与血运。

【护理措施】

1. 向患者及家属解释牵引方法、目的,建立信心。

2. 全面掌握病情,了解患者有无其他并发症,评估患者对牵引的耐受性。

3. 保持有效牵引,经常检查牵引装置是否过紧或松散、牵引砝码接触地面或紧靠床体,牵引绳与被牵引肢体长轴在同一轴线上,牵引重量不可随意增加或移去,抬高患肢。

4. 观察患肢末梢血运,如皮肤的颜色、温度、感觉、运动、足背动脉情况、肢体肿胀程度。

5. 皮牵引应注意有无局部过敏现象。

6. 骨牵引针眼处每日用 75% 乙醇消毒两次,或用无菌敷料覆盖牵引针眼处,一般 7~10d 更换一次,渗出多时随时更换,防止局部感染。

7. 遵医嘱拍摄 X 线片,以了解牵引砝码的重量是否恰当,有无牵引过度或不足。

8. 预防并发症,注意有无压力性损伤、肺部感染、尿潴留、便秘等。老年患者注意有无心脑血管并发症。

9. 预防足下垂,避免患肢受压,进行踝关节背伸趾屈运动,加强股四头肌锻炼。

10. 鼓励抬臀运动,下肢牵引者踝关节处垫一软枕或胶圈,足跟悬空,防止压力性损伤形成。

【健康指导】

1. 向患者说明功能锻炼的重要性,取得患者的配合。

2. 指导患者进行肌肉等长收缩运动及关节运动,防止肌肉萎缩和关节僵直。

第八节 骨盆骨折康复护理

【护理评估】

1. 一般评估 生命体征是否平稳,有无创伤性和失血性休克,受伤的原因,受伤时的体位及环境,伤后功能障碍的发展情况,急救处理的经过,搬运方式。

2. 专科评估 检查骨盆局部患侧髂后上棘是否较健侧突起,局部有无肿胀,会阴部皮下有无瘀斑,双手向骨盆中线挤压或向两侧分离髂嵴,是否出现伤处明显的疼痛或骨擦感,从剑突到双侧髂前上棘的距离是否对称,或从脐到内踝长度是否缩短,患者能否坐起,有无尿液渗漏,有无大小便失禁等。

【护理措施】

1. 术前护理

(1) 急救及一般处理

1) 迅速建立有效的静脉通道,快速补液、输血,必要时建立 2 个或多个静脉通道,注意静脉通道应建立在上肢或颈部,不宜在下肢。

2) 迅速高流量给氧。

3) 给予留置尿管。

4) 注意保暖,提高室温或用棉被、毛毯,忌用热水袋,避免增加微循环氧耗。

(2) 入院后密切观察病情变化:严重骨盆骨折或合并其他脏器伤时,必须密切监测全身情况,如神志、脉搏、呼吸、血压、体温、尿量、甲床充盈时间、有无贫血征象等,化验血常规、血气分析等,必要时监测中心静脉压或肺动脉契压。如休克严重,应转入 ICU 全面监护。

(3) 合并症观察与护理:骨盆骨折可引起严重的并发症,而且较骨折本身更为严重,是造成死亡的主要原因。

1) 腹膜后血肿:骨折后常引起广泛出血,出血量常常达 1 000ml 以上,积血沿腹膜后疏松结缔组织间隙蔓延到肾区或膈下,形成巨大腹膜后血肿,可引起腹痛腹肌紧张,腹腔穿刺可抽出不凝血,观察可见腰背部瘀斑,腹部叩诊呈浊实音,但无移动性浊音。

2) 膀胱及尿道损伤:观察有无血尿、尿道口滴血、排尿困难或无尿,以判断膀胱、尿道的损伤情况。

3）直肠及女性生殖道损伤：坐骨骨折可损伤直肠、肛管和女性生殖道，表现为大便带血、排便困难、腹膜刺激征，肛门指诊可以发现破裂口及骨折端，因此骨盆骨折必须检查肛门和会阴。

4）腹腔内脏损伤：分为实质脏器和空腔脏器损伤，可表现为腹痛、腹膜刺激征，腹腔穿刺可抽出不凝血。

5）神经损伤：神经损伤多为不全损伤，主要表现为某一神经分布区的痛觉障碍及运动障碍。

（4）术前准备：见骨科护理常规，包括会阴区备皮、清洁灌肠等；此类手术创伤大、出血多，术前应充足备血 800~1 200ml。

（5）心理护理

1）骨盆骨折多为高能量损伤，患者伤势较重，易产生恐惧、焦虑心理，应给予心理支持，耐心听取患者的倾诉，理解、同情患者的感受，并共同分析恐惧产生的原因，尽可能消除其相关因素，同时以娴熟的抢救技术控制病情发展，减轻患者的恐惧及焦虑心理。

2）向患者耐心详细地介绍特殊检查、治疗、手术的程序及配合要点，对疾病的预后多给予明确、有效和积极的信息；让治疗效果较满意的患者与其介绍经验，增强患者自信心。

（6）饮食护理

1）伤后或术后常规禁食 48~72 小时，待排气后如无腹胀等症状，可进流食，逐步过渡到半流食直至普食。

2）进食时宜进高蛋白、高维生素、高钙、高铁及含粗纤维、果胶成分丰富的易消化食物，以补充失血过多导致的营养失调。

3）若合并有直肠损伤，则应酌情禁食。

（7）卧位

1）不影响骨盆环完整的骨折，可取仰卧与侧卧交替，侧卧时健侧在下，严禁坐位，伤后 1 周可取半卧位。

2）影响骨盆环完整的骨折，伤后应平卧硬板床，并减少搬动，必须搬动时则应多人平托，以免引起疼痛、增加出血。

3）尽量使用防压力性损伤床垫，即能预防压力性损伤，又能减少翻身次数，但床垫充气要足，以不影响骨折稳定为原则。

（8）牵引护理

1）骨盆兜悬吊牵引：将兜带从后方包住骨盆，前方两侧各系一牵引绳，交叉至对侧上方滑轮上悬吊牵引；牵引重量以臀部抬离床面 5cm 为宜；在骨盆两侧的兜内置衬垫，预防压力性损伤。

2）胫骨结节牵引：适用于髋臼骨折或髋关节脱位的患者（详见骨牵引护理）。

（9）大小便护理

1）预防便秘，嘱患者多饮水（每日≥2 500ml），按顺时针方向按摩腹部，促进肠蠕动，必要时服用缓泻剂。

2）对疑有膀胱、尿道损伤患者，禁止自行排尿，以免加重尿液外渗；尿道不完全断裂，导尿成功后，应留置尿管 2~4 周，并妥善固定。

3）术后患者常有血尿,产生的血凝块易堵塞引流管,可用生理盐水冲洗速度根据尿液颜色而定,一般术后 3d 内滴速较快,冲洗液量每日可达 3 000~4 000ml,后逐渐减慢滴速,至尿液澄清后可改为每日冲洗 2 次,每次 200ml 左右,冲洗前应先放尿。

4）造瘘管留置 1~2 周,保持引流管通畅,防止扭曲或打折。

5）术后留置尿管 2~3 周,待尿道破裂处愈合后拔除尿管;由于断裂处瘢痕收缩,易形成尿道狭窄,需要定期进行尿道扩张术。

6）保持造瘘口周围皮肤清洁、干燥,切口周围分泌物较多或敷料浸湿时应及时更换敷料。

2. 术后护理

（1）一级护理:按全麻或硬膜外麻醉后护理。

（2）体位:术后平卧 6 小时,以后每 2~3 小时更换一次体位,尽量减少大幅度搬动患者,以防内固定断裂、脱落;平卧和健侧卧位交替更换,也可使用防压力性损伤气垫或水垫,预防压力性损伤。

（3）饮食:术后常规禁食 2~3 天,待排气后,开始进食清淡、易消化半流食,每日 4~5 餐,逐步过渡到普通饮食;指导患者增加高蛋白、高维生素、高纤维素食物,多吃蔬菜和含果胶成分丰富的水果,预防便秘。

（4）伤口:注意观察伤口的渗血情况和伤口引流情况,保持引流管通畅,及时引流出伤口积血,预防伤口感染。

（5）预防感染:术后遵医嘱合理应用抗生素,一般 5~7 天。

（6）神经损伤的观察:坐骨神经损伤常表现为腘绳肌,踝背屈肌不能收缩及支配区痛觉迟钝;闭孔神经损伤表现为股内收肌麻痹及大腿内侧不规则痛觉减退。骶神经损伤表现为膀胱功能障碍及阳痿等。

【健康指导】

1. 功能锻炼

（1）术后 1~2 天:进行踝关节背伸、足趾伸屈、股四头肌等长收缩练习,逐渐由被动到主动练习,并进行上肢活动。

（2）术后 1 周:加强股四头肌收缩练习,直腿抬高练习等。

（3）术后 2 周:由平卧改为半卧位或坐位,进行髋、膝关节的伸屈运动,从 0°~10°,不超过 90°。

（4）术后 3~5 周:增加髋部主动屈伸的活动幅度。

（5）术后 6~8 周:正确评估病情,练习不负重扶拐行走,逐渐加快速度和行走距离。

（6）术后 12 周后:鼓励患者正常行走,并逐渐负重。

2. 指导患者合理饮食,均衡营养,给予高热量、高蛋白、丰富维生素、易消化饮食,保持大便通畅,鼓励多饮水,必要时给予缓泻剂。

3. 嘱患者定期门诊复查。

第四章　儿童疾病康复护理常规

第一节　脑瘫康复护理

【护理评估】

1. 一般评估　父母遗传代谢病史、母亲围产期保健史、孕期高危因素、孕次与分娩方式、患儿出生情况、病理性黄疸史、生长发育史、手术史、外伤史、是否有脑电图异常或癫痫发作史等。

2. 专科评估　儿童综合功能评估、0~6岁小儿神经心理发育检查。

【护理措施】

1. 入院后24小时内完成儿童综合功能评估。根据评估结果做好各项护理。

2. 做好体位护理,避免异常姿势的出现,防止髋关节脱位、关节挛缩的发生。

(1) 告知患儿家长正确体位与抱姿的重要性,以取得合作。

(2) 指导家长正确的抱姿、坐姿、站姿、行走姿势等。患儿一旦出现异常姿势,要及时给予纠正,以保持患儿各种姿势正确。正确的抱姿详见操作规程。

(3) 床上卧位时应保持正确体位,根据病情进行俯卧、侧卧、仰卧三种体位的变换。

3. 加强进食困难患儿的护理

(1) 进食体位以坐位为宜,坐位时头微微向前倾,身体两侧对称,保持髋膝踝90°;不能坐位的患儿半卧位≥60°。患儿注意力集中,避免食物误入气管造成窒息、误吸及肺炎的发生。

(2) 进食餐具符合患儿的特点,鼓励自行进食,碗、碟的底部带有吸盘或防滑垫,起到固定防滑的作用;选用勺柄粗且长、勺头前端浅平的勺子。必要时使用支具勺。

(3) 对口唇闭合困难的患儿,指导家长对患儿进行缩唇、吹口哨等训练,或进行辅助口唇闭合训练。

(4) 加强口腔护理,三餐后检查患儿口腔有无食物残留,少量饮水去除口腔内食物残渣。

4. 合并癫痫的患儿,做好防治癫痫的健康指导和宣教(见小儿癫痫的护理)。

5. 入院时已佩戴矫形器的患儿,检查其局部皮肤情况,并评估矫形器是否佩戴正确。对首次佩戴矫形器的患儿,在佩戴20~30分钟后观察其局部皮肤情况,发现异常及时通知医生进行相应处理。同时,教会家长正确的穿脱方法。

6. 对于合并视力障碍、听觉障碍的患儿,根据障碍的不同给予相应的护理。

7. 对接受肉毒素治疗的患儿,告知家属治疗前后的注意事项,治疗完成后护士密切观察病情变化,并保持针眼处皮肤清洁干燥。3 日内不能进行按摩、蜡疗、水疗等治疗。

8. 根据患儿综合功能评分、患儿实际年龄及智龄,给予相应的进食、清洁、更衣、沐浴、如厕等生活自理能力训练。

9. 为患儿制订合理的作息制度,提供良好的休息和锻炼环境,保证患儿睡眠和营养充足,预防感冒等疾病。

【健康指导】

1. 安全护理　每位患儿有专人看护,远离开水房及锐利物品,卧床时两侧上好床挡,坐轮椅时系好安全带,行走时穿防滑运动鞋。

2. 皮肤护理　脑瘫患儿由于功能障碍,经常卧床或坐轮椅,皮肤长时间受压,易造成皮肤压红,因此要经常给予翻身或除压,2 小时一次。

3. 清洁卫生　根据季节定期洗浴,并及时更换衣服、床单、被褥、纸尿裤等,保持会阴及臀部的清洁,避免失禁性皮炎的发生;每周修剪指甲;饭前便后洗手;坚持每日口腔护理 1~2 次,防止蛀牙。

4. 鼓励主动训练　训练时,尽量让患儿主动训练,若主动训练不能完成,家长给予协助,及时鼓励和奖励,以增加患儿的信心,更好地配合训练。

5. 寓教于乐　为患儿训练时,训练形式多样化、富有趣味性,以增加患儿训练的积极性和训练效果。比如,多使用颜色鲜艳的玩具、滚筒、楔形垫、大球等辅助工具进行训练,还可以结合听音乐、儿歌、故事等,寓训练于娱乐之中。

第二节　发育迟滞康复护理

【护理评估】

1. 一般评估　母亲围产期保健史、孕期高危因素、患儿出生情况、病理性黄疸史、生长发育史、手术史、外伤史、是否有头颅影像学异常、脑电图异常或癫痫发作史等。

2. 专科评估　儿童综合功能评定、儿童语言发育评估、0~6 岁小儿神经心理发育检查、GESELL 发育诊断量表、贝利婴幼儿发育量表等。

【护理措施】

1. 以游戏为载体,增加患儿多感官刺激(包括视觉、听觉、味觉、触觉、嗅觉等)。通过亲子游戏、识认图片、听音乐、做抚触、被动操、触觉球及毛刷强化手部感知、增加食品多样化等方式对患儿进行感觉上再教育,从而使患儿的认知水平和机能得以提高。

2. 运动能力训练　遵照正常儿童生长发育规律,结合患儿自身运动发育情况,有针对性地对患儿进行竖头、翻身、坐位、爬行、站立、行走、跑、跳、上下楼梯等运动能力训练。

3. 语言训练　语言的理解训练从模仿开始,如模仿"再见""欢迎"等,再逐步教其指认生活中熟悉的人和物;能进行准确指认后,再诱导其发音,并强调在日常生活中贯彻执行;能够对生活中的名词进行简单理解和表达后,开始进行词汇扩充,原则同样是先理解再表达,逐步提高语言理解和表达能力。

4. 手功能训练　若患儿没有抓握意识,可帮助他握紧玩具柄摇晃玩具,诱导患儿关注;待其初步有抓握意识后,可把玩具放在他经过努力能拿到的地方,鼓励他来取,训练不同方向和位置取物的能力。学会大把抓握后,开始训练对指捏,即用大拇指与示指、中指、环指配合捏起小物件,如葡萄干、花生米等,特别是大拇指与示指的对捏。初期可握住患儿的手,固定中指、环指、小指于指屈状,训练拇示指对捏取物。能完成对指捏后,训练双手协调,如串珠子、双手抛接球、拧毛巾、挤牙膏等。

5. 生活自理能力训练　根据患儿综合功能评分、结合患儿实际年龄及智龄,给予相应的进食、清洁、更衣、沐浴、如厕训练。

【健康指导】

1. 安全护理　按照科室规定佩戴腕带,防止走失;患儿在床上时上好床挡,防止坠床;不带患儿到开水房打开水,防止烫伤;坐小推车时系好安全带,防止跌落摔伤。

2. 规范训练　告知家长要使患儿长期处于规范的训练环境中,提供视、听、触觉丰富的环境,增强患儿的感受性和观察力,提供丰富的语言环境及多样化的互动交流,同时增强手的操作能力,并能将相关内容融合到日常生活中,从而提高患儿生活质量和社会适应能力。

3. 清洁卫生　根据季节定期洗浴,并及时更换衣服、床单、被褥、纸尿裤等,保持会阴及臀部的清洁,避免失禁性皮炎的发生;每周修剪指甲;饭前便后洗手;坚持每日口腔护理 1~2 次,防止蛀牙。

4. 合理作息　为患儿制订合理的作息制度,提供良好的休息和锻炼环境,保证患儿睡眠和营养充足,预防感冒等疾病,以保证良好的康复效果。

第三节　弛缓性瘫痪康复护理

【护理评估】

1. 一般评估　生长发育史、外伤史、儿童综合功能评定、0~6 岁小儿神经心理发育检查、GESELL 发育诊断量表、贝利婴幼儿发育量表等。

2. 专科评估　疫苗接种史、肌电图、骨盆正位片、双下肢长度、腿围。

【护理措施】

1. 恢复期的康复护理　患儿从体温恢复正常后 48 小时起,持续 2 年为恢复期,防止肌肉变形和防止肢体畸形是本期的重点。

(1) 指导患儿和家长做正在恢复的麻痹肌的主动收缩练习、助力运动,或用水中运动的方法,做减负荷的运动练习,运动时防止正常肌的替代活动。将肌力不平衡的肢体用塑料板、辅助器保持在功能位上,以防止骨与关节发生畸形。

(2) 保持关节功能位。向患儿及家长解释保持肢体功能位的重要意义。将踝关节保持在 90°中立位,避免足下垂,膝关节保持伸直位,髋关节保持伸直中立位,避免屈曲、外翻、外旋。根据具体情况可采用沙袋、夹板、辅助支具等,畸形明显者可采用石膏或牵引矫正后,再用辅助器将患肢保持于功能位。

(3) 循序渐进,勿使麻痹肌过度疲劳。

2. 后遗症期的护理　发病 2 年后,即称为"后遗症期"。此期应根据患儿的瘫痪部位、畸形程度、性别、年龄等具体情况,采取不同的措施,对畸形加以矫正锻炼。采取一切有效措施,消除或改善肢体运动功能障碍是本期康复的重点。

3. 生活自理能力训练　根据患儿综合功能评分、结合患儿实际年龄及发育商,给予相应的进食、清洁、更衣、沐浴、如厕训练。

4. 双下肢感知觉刺激训练 给予患儿进行双下肢被动和主动训练;将双下肢放入水中,通过变换水温来进行局部刺激;用小刺球、小毛刷刺激患儿皮肤;让双下肢接触不同质地的物质(沙子、决明子、海洋球、海水等)。

【健康指导】

1. 安全护理 因患儿下肢感觉异常,沐浴、洗脚时应注意水温,避免烫伤,衣服及鞋袜应松紧合适,避免过紧导致血液循环不良。

2. 入院时已佩戴矫形器的患儿,应检查患儿局部皮肤情况,并评估矫形器是否佩戴正确。对首次佩戴矫形器的患儿,应在佩戴 20~30 分钟后观察其局部皮肤情况,发现异常及时通知医生进行相应处理。同时应教会家长正确的穿脱方法。

3. 预防髋关节半脱位 患儿站立、行走时穿矫形鞋;尽量保持正确的行走和站立姿势,避免做内收、内旋的动作;加强骨盆肌肉的锻炼,定期复查骨盆正位片。

第四节 小儿癫痫康复护理

【护理评估】

1. 一般评估 出生情况、病理性黄疸史、生长发育史、手术史、外伤史、儿童综合功能评定、0~6 岁小儿神经心理发育检查、GESELL 发育诊断量表、贝利婴幼儿发育量表等。

2. 专科评估 高热惊厥史、脑电图、癫痫发作史、抗癫痫药服用情况、血药浓度监测情况。

【护理措施】

1. 加强安全护理,住院期间患儿不得单独活动,发作频繁的患儿应卧床休息。

2. 观察癫痫发作前的症状。发作时的性质、持续时间、频次,抽搐缓解后的精神状态。

3. 癫痫发作时要做好以下护理

(1) 平时注意观察患儿的症状,有发作征兆比如凝视、手中物品突然掉落等,就应做到专人护理,保证周围环境的安全,尽量避免突然跌倒坠床造成意外伤害。

(2) 发作时松解患儿衣领、腰带、减少被服压迫,去枕平卧、头偏向一侧,立即清除呼吸道分泌物,保持呼吸道通畅。

(3) 给予持续低流量吸氧,测量生命体征,加用床挡。

(4) 详细记录癫痫发作症状、持续时间、抽搐部位、有无呼吸停止以及大小便失禁情况。

(5) 密切观察患儿生命体征及病情变化,如有癫痫持续状态,应遵医嘱立即开放静脉通路,做好急救的准备。

(6) 做好床旁交接班。

4. 服用抗癫痫药物时应与其他药物分开,剂量准确,按时服药。护士观察服药后的反应。

5. 遵医嘱定期进行血药浓度及肝肾功能监测。

【健康指导】

1. 活动与休息 癫痫发作后应卧床休息。平时注意劳逸结合,保证充足的睡眠,生活规律。每日看电视、玩电子游戏、洗浴时间控制在半小时内,禁止蒸汽浴、游泳等。

2. 避免诱发因素　过度劳累、缺觉、过饥或过饱、暴饮暴食、兴奋刺激性食品(含可可粉食品、可乐、巧克力等)、便秘、情绪激动、强烈的声光刺激、惊吓以及突然停药、减药、漏服药及换药不当等都是癫痫发作的诱发因素,应当尽量避免。

3. 遵医嘱服药　遵医嘱坚持长期有规律服药,按剂量按时服药,与其他药物分开服用。在没有医嘱的情况下,不得擅自停药或减量,并要观察用药后的反应。

4. 观察发作情况　评价药效最直接的指标是癫痫发作次数。指导家属记录每次发作的时间、诱因、表现、持续时间、发作后感觉等。

5. 定期复查　一般每月检查血常规一次,每三个月检查肝肾功能一次,以了解药物的不良反应。

6. 注意安全　睡觉时床要足够低或确保周围地面软垫保护,平时避免端烫物,避免一个人单独洗澡,外出时要带够足量药物,不用因为担心癫痫发作而闭门不出。

7. 随身携带信息卡　外出时要携带标有姓名、住址、联系电话及疾病诊断的信息卡,以便发作时他人能及时急救及联系。

8. 生活指导　癫痫患儿可以进行正常的生活和学习。避免进行一些让自己感到恐惧的行为,如走夜路、登高、蹦极等,且注意不要进行游泳等发作时可能危及生命的运动。

第五节　精神发育迟滞康复护理

【护理评估】

1. 一般评估　母亲围产期保健史、孕期高危因素、患儿出生情况、病理性黄疸史、生长发育史、手术史、外伤史、是否有脑电图异常或癫痫发作史等。

2. 专科评估　儿童综合功能评定、0~6 岁小儿神经心理发育检查、GESELL 发育诊断量表、贝利婴幼儿发育量表等。

【护理措施】

1. 增加患儿多感官刺激(包括视觉、听觉、味觉、触觉、嗅觉等),通过亲子游戏、识认图片、听音乐、做抚触、被动操、触觉球及毛刷强化手部感知、增加食品多样化等方式对患儿进行感觉上再教育,从而使患儿的认知水平和机能得以提高。

2. 认知能力训练,根据患儿年龄及认知水平,从日常生活常见物品(比如奶瓶、婴儿车、衣服、水果等)开始,再到颜色、形状、图片、数字等对患儿进行训练,日常生活加强重复性训练,并及时给予鼓励,以增加患儿的兴趣。

3. 护士应将尊重患儿与严格要求相结合,同时注意患儿的生理、心理特点,充分了解每位患儿的缺陷,爱护和保护患儿的自尊心,在患儿完成每项既定的任务或行为时,及时给予表扬和鼓励,促进患儿自信心培养。

4. 做好家长心理护理,使家长保持良好的心态,正确认识精神发育迟滞,不厌烦,不气馁,对孩子有加倍的爱心和耐心,从而保证康复训练的实施。

【健康指导】

1. 安全护理　按照科室规定佩戴腕带,防止走失;患儿在床上时上好床挡,防止坠床;不带患儿到开水房打开水,防止烫伤;坐小推车时系好安全带,防止跌落摔伤。

2. 寓教于乐　为患儿训练时,尽量使训练形式多样化、富有趣味性,以增加患儿训练的积极性和训练效果。

3. 合理作息　为患儿制订合理的作息制度,提供良好的休息和锻炼环境,保证患儿睡眠和营养充足,预防感冒等疾病,以保证良好的康复效果。

4. 家属参与　对患儿的父母进行教育,使其了解患儿功能障碍的情况,学习在与患儿相处时应有的态度和沟通方法,使之能正确对待患儿,并鼓励和指导他们参与患儿的康复治疗。

5. 清洁卫生　根据季节定期洗浴,并及时更换衣服、床单、被褥、纸尿裤等,保持会阴及臀部的清洁,避免失禁性皮炎的发生;每周修剪指甲;饭前便后洗手;坚持每日口腔护理 1~2 次,防止蛀牙。

第六节　孤独症谱系障碍康复护理

【护理评估】

1. 一般评估　生长发育史、手术史、过敏史、外伤史、是否有脑电图异常或癫痫发作等。

2. 专科评估　ADL 评估量表、残疾儿童评价表(PEDI)、0~6 岁小儿智测、儿童心理量表检查、VB-MAP 评估量表。

【护理措施】

1. 入院 24 小时内完成 ADL 评估、残疾儿童评价(PEDI);及时了解多学科团队其他评估结果。

2. 安全护理

(1) 孤独症儿童缺乏安全意识,常伴有感知觉异常,认知能力低下等问题,需对家庭长期照护者进行不同形式的健康宣教,防止走失、摔伤、烫伤等意外发生。

(2) 根据每个患儿是否存在自伤行为、攻击性行为等,配合康复治疗人员,采取有针对性干预措施,进行行为纠正。

3. 自理能力提高的护理

(1) 对患儿进行评估与分析,参照正常儿童发育规律,结合个体的发展能力,制订个体化的护理计划。

(2) 生活自理能力主要通过参照学习来实现,是所有儿童都应该尽早培养的重要能力。

(3) 根据患儿的能力及特点选择适当的训练方法。

(4) 指导家庭长期照护者在自然情境中进行练习并及时修订护理计划。

(5) 加强健康宣教,指导家庭长期照护者改变不恰当的带养方式,帮助患儿养成良好的生活习惯和行为规范。

4. 患儿在护理过程中存在偏食行为 / 进食障碍的护理原则

(1) 在家庭长期照护者的参与下,列出患儿的日常食谱,共同分析患儿偏食的问题及原因。

(2) 指导家庭长期照护者在患儿进餐时的注意事项。

(3) 在引入新食物时,适当使用行为塑造的原理,塑造良好的进食行为。

5. 患儿在护理过程中存在睡眠问题的护理原则

(1) 在家庭长期照护者的参与下,了解患儿的作息规律,共同分析患儿睡眠的问题及原因。根据患儿的个体特点及问题制订个人的作息计划。做好睡眠护理,养成良好睡眠习惯。

(2) 睡前避免进食糖类、奶制品食物,进食该类食物的时间控制在晚饭后和睡前一个半小时之间。

(3) 指导家庭长期照护者在进行睡眠技能练习时的注意事项和策略技巧。

6. 社交能力提高的护理原则　组织开展形式多样的活动,鼓励家庭长期照护者与患儿多交流沟通,开发智力,提高社会交往能力。

7. 心理护理　患儿家长的心理反应是复杂、反复而持久的。针对不同的心理及家庭状况,给予家庭长期照护者心理支持,组织各种形式的交流及学习,普及孤独症康复相关知识,让家长了解孤独症,提高家庭康复的信心及能力。

【健康指导】

1. 听觉统合训练的健康宣教　需要进行听觉统合训练的患儿,责任护士应做好相关的健康宣教。训练前遵医嘱实施各项相关检查,指导患儿试戴耳机,使佩戴耳机时间逐步达到30分钟。接受听觉统合训练期间,应预防患儿上呼吸道感染的发生。

2. 指导家庭长期照护者科学处理患儿的情绪、行为问题,减少情绪及不良行为对训练效果的影响。

3. 指导家庭长期照护者理解康复训练的基本原则,积极配合训练,建立正确的教养观念,改善家庭成员间的沟通模式,以帮助患儿达最佳的康复训练效果。

第五章 老年疾病康复护理常规

第一节 呼吸功能障碍康复护理

【护理评估】

1. 一般评估 包括生命体征、症状、体征、辅助检查结果、发病原因、诱因、吸烟史、咳嗽史、咳痰史、饮食起居情况、既往史、过敏史等。

2. 专科评估 呼吸功能评估,包括严重程度、肺功能、呼吸功能等;运动功能评估,包括运动负荷试验、计时步行距离、耐力运动试验、呼吸肌力测定等;日常社会活动能力与社会参与能力;心理社会评估。

【护理措施】

1. 患者入院当日,护士对患者一般情况、大小便、睡眠、心理、跌倒、坠床、压力性损伤风险等情况进行评估并实施相应的康复护理措施。

2. 入院 8~24 小时内完成患者日常生活活动能力、咳嗽排痰能力评估、呼吸困难分级评估、营养风险筛查、运动功能评估并给予护理措施。

3. 入院 48 小时内完成患者肺功能评估、呼吸肌肌力评估、6 分钟步行试验、耐力运动试验,并做好专科护理。

4. 责任护士全面掌握患者病情,并针对存在的问题进行个性化康复训练指导,如指导合理饮食、戒烟戒酒、防跌倒及呼吸功能训练(缩唇呼吸、腹式呼吸、呼吸训练器使用等)、体位引流、肌力与耐力训练,鼓励患者尽早离床活动等。

5. 按时完成初、中、末期评价,制订康复护理短期及长期目标,根据目标制订康复护理措施并实施,依据评价结果及时修订康复护理计划。

6. 患者住院期间教会患者家属正确使用气雾剂及吸氧并交代注意事项。

7. 做好并发症的预防与护理,如呼吸道感染、慢性呼吸衰竭、深静脉血栓、应激性溃疡、自发性气胸等并发症的预防与护理。

8. 加强安全教育,佩戴腕带并放置相关警示标识,有效预防跌倒、坠床、烫伤等各种意外事件的发生,认真做好交接班。

9. 做好心理护理,耐心倾听及了解患者心理状态,发现问题及时与主管医生沟通。鼓励患者积极配合医务人员,以良好心态接受康复治疗和护理。

10. 将康复护理服务延伸至家庭,做好患者出院后的随访及康复护理指导,认真做好随访记录。

【健康指导】

1. 告知患者清淡饮食及戒烟戒酒的重要性。

2. 告知患者坚持家庭氧疗的重要性并教会患者自我管理方法,预防疾病复发和并发症的发生。

3. 告知患者随身携带气雾剂的重要性,预防疾病复发或加重。

4. 告知患者及家属出院后定期随访的意义,了解患者康复护理效果、存在的问题,及时给予干预措施。

5. 将康复护理延伸至家庭、社区,鼓励患者主动参与康复训练,并持之以恒。

第二节　便秘与大便失禁康复护理

一、便秘

【护理评估】

1. 一般评估　包括排便习惯、排便频次、性状、颜色,有无伴随症状如腹胀、腹痛、便血等,评估患者的饮食、饮水、营养、运动、用药等情况及有无肛肠相关疾病等。

2. 专科评估　直肠指检、肛门直肠测压、球囊逼出试验、胃肠传输试验等。

3. 辅助检查　粪便检查、内镜检查、直肠肛管排粪造影、24 小时结肠压力监测等。

【护理措施】

1. 患者入院当日,护士对患者一般情况、心理、营养风险筛查、运动功能及跌倒、坠床、压力性损伤风险等情况进行评估并实施相应的康复护理措施。

2. 入院 24 小时内完成患者直肠指检、肛门直肠测压、球囊逼出试验、胃肠传输试验等评估,并做好专科护理。

3. 入院 48~72 小时内完成患者内镜检查、直肠肛管排粪造影、24 小时结肠压力监测,并给予相对应的康复护理措施。

4. 责任护士全面掌握患者病情,并针对存在的问题进行个性化康复训练指导,如调整饮食结构、行为管理(养成定时排便习惯)及肠道功能训练,如腹部按摩、腹式呼吸、盆底肌训练及便秘体操等。

5. 按时完成初、中、末期评价,制订康复护理短期及长期目标,根据目标制订康复护理措施并实施,依据评价结果及时修订康复护理计划。

6. 做好并发症的预防与护理,如肛裂、高血压、跌倒、心梗等并发症的预防与护理。

7. 做好心理护理,耐心倾听及了解患者心理状态,发现问题及时与主管医生沟通。鼓励患者积极配合医务人员,以良好心态接受康复治疗和护理。

8. 将康复护理服务延伸至家庭,做好患者出院后的随访及康复护理指导,认真做好随访记录。

【健康指导】

1. 告知患者高纤维饮食及每日 2 000ml 饮水量的重要性。

2. 告知患者每日晨起空腹及餐后 1 小时腹部按摩正确的自我管理方法及注意事项。

3. 告知患者盆底肌训练目的,同时配合呼吸训练的重要性,指导持之以恒。

4. 告知患者及家属出院后定期随访的意义,了解患者康复护理效果、存在的问题,及时给予干预措施。

二、大便失禁

【护理评估】

1. 一般评估　包括排便习惯、排便频次、性状、颜色、量,有无伴随症状如腹胀等,评估患者近期的饮食情况,有无长期低渣饮食的习惯,有无长期便秘史以及饮水、营养、运动、用药、肛周皮肤等情况。

2. 专科评估　直肠指检、肛门括约肌功能检查等。

3. 辅助检查　粪便检查、直肠镜检查、腹部 X 线检查等。

【护理措施】

1. 患者入院当日,护士对患者一般情况、心理、营养风险筛查、运动功能及跌倒、坠床、压力性损伤风险等情况进行评估并实施相应的康复护理措施。

2. 入院 24 小时内完成患者粪便检查、直肠指检、肛门括约肌功能检查等,并做好专科护理。

3. 入院 48~72 小时内完成患者直肠镜检查、腹部 X 线检查,并给予相对应得康复护理措施。

4. 责任护士全面掌握患者病情,并针对存在的问题进行个性化康复训练指导,如调整饮食结构、行为管理(养成定时排便习惯)及肠道功能训练,如腹部按摩、腹式呼吸、盆底肌训练等。

5. 传统康复治疗　包括生物反馈治疗、推拿治疗、针灸治疗、耳穴治疗等。

6. 按时完成初、中、末期评价,制订康复护理短期及长期目标,根据目标制订康复护理措施并实施,依据评价结果及时修订康复护理计划。

7. 做好并发症的预防与护理,如失禁性皮炎、电解质紊乱、跌倒等并发症的预防与护理。

8. 做好心理护理,耐心倾听及了解患者心理状态,发现问题及时与主管医生沟通。鼓励患者积极配合医务人员,以良好心态接受康复治疗和护理。

9. 将康复护理服务延伸至家庭,做好患者出院后的随访及康复护理指导,认真做好随访记录。

【健康指导】

1. 指导患者避免饮食刺激肠蠕动、避免进食温度过低食物,告知患者每日 2 000ml 饮水量的重要性。

2. 大便失禁时注意肛周皮肤护理,每次排便后先用湿纸巾擦拭干净,再用清水清洗肛周皮肤,最后外涂液体敷料保护。

3. 告知患者持之以恒坚持盆底肌训练的重要性。

4. 告知患者及家属出院后定期随访的意义,了解患者康复护理效果、存在的问题,及时给予干预措施。

第三节　尿潴留与尿失禁康复护理

一、尿潴留

【护理评估】

1. 一般评估　包括生命体征、会阴部及膀胱区皮肤、有无下尿路症状及其特点、持续时间、伴随症状;有无尿潴留、血尿、下尿路感染、尿路结石及尿液性状变化;了解近期用药史、泌尿系统手术史等。

2. 专科评估　尿流动力学检查、膀胱功能评估、膀胱残余尿量测定。

3. 辅助检查　尿液检查、泌尿系 B 超、尿路造影、膀胱镜等检查。

【护理措施】

1. 患者入院当日,护士对患者一般情况、心理、运动功能及跌倒、坠床、压力性损伤风险等情况进行评估并实施相应的康复护理措施。

2. 入院 24 小时内完成患者尿液检查、膀胱功能评估、膀胱残余尿量测定,根据患者情况制订个性化饮水计划,同时指导执行要点及注意事项。对于残余尿量大于 100ml 的患者遵医嘱给予间歇导尿,定时排空膀胱。

3. 入院 48 小时内完成患者尿流动力学检查、泌尿系 B 超并给予相对应的康复专科护理措施。

4. 责任护士全面掌握患者病情,并针对存在的问题进行个性化康复训练指导,如制订饮水计划、行为管理(养成定时排尿习惯)及膀胱功能再训练,如盆底肌训练、呼吸功能训练、体位管理等。

5. 传统康复治疗　包括生物反馈治疗、推拿治疗、针灸治疗、耳穴治疗等。

6. 按时完成初、中、末期评价,制订康复护理短期及长期目标,根据目标制订康复护理措施并实施,依据评价结果及时修订康复护理计划。

7. 做好并发症的预防与护理,如泌尿系感染、自主神经反射亢进、血尿、膀胱破裂等并发症的预防与护理。

8. 对于长期需要通过尿管排空膀胱的患者,在住院期间教会患者或家属清洁间歇导尿方法及注意事项,同时指导患者正确记录排尿日志。

9. 做好心理护理,耐心倾听及了解患者心理状态,发现问题及时与主管医生沟通。鼓励患者积极配合医务人员,以良好心态接受康复治疗和护理。

10. 将康复护理服务延伸至家庭,做好患者出院后的随访及康复护理指导,认真做好随访记录。

【健康指导】

1. 告知患者坚持每日按计划饮用 2 000ml 水,同时不饮用利尿饮品的重要性。

2. 告知患者出院后每月 1 次尿液检查及每季度 1 次泌尿系 B 超检查的重要性。

3. 告知患者注意观察有无因尿潴留引起的自主神经反射亢进的临床表现,如突发头疼、皮肤潮红、出汗、血压升高等反应,如有应立即在采取端坐位的同时排空膀胱以缓解症状。

4. 告知患者及家属学会观察尿液颜色、性状、量是否正常的重要性,如出现尿液异味重、尿液浑浊等及时到医院就医。

5. 告知患者及家属出院后定期随访的意义,了解患者康复护理效果、存在的问题,及时给予干预措施。

二、尿失禁

【护理评估】

1. 一般评估　包括生命体征、尿失禁发病起始时间,排尿时有无感觉、失禁频次、尿量,是否伴随有尿频、尿急、尿痛、排尿困难等症状,患者会阴部及膀胱区皮肤等情况;了解近期用药史、泌尿系统手术史等。

2. 专科评估　尿流动力学检查、尿道压力测试、尿垫试验、膀胱残余尿量测定。

3. 辅助检查　尿液检查、泌尿系 B 超、尿路造影、膀胱镜等检查。

【护理措施】

1. 患者入院当日,护士对患者一般情况、心理、运动功能及跌倒、坠床、压力性损伤风险等情况进行评估并实施相应的康复护理措施。

2. 入院 24 小时内完成患者尿液检查、尿垫试验、膀胱残余尿量测定,并根据患者情况制订个性化饮水计划,同时指导执行要点及注意事项。对于残余尿量大于 100ml 的患者遵医嘱给予间歇导尿,定时排空膀胱。

3. 入院 48 小时内完成患者尿流动力学检查、尿道压力测试、泌尿系 B 超,并给予相对应的康复专科护理措施。

4. 责任护士全面掌握患者病情,并针对存在的问题进行个性化康复训练指导,如制订饮水计划、行为管理(养成定时排尿习惯)及膀胱功能再训练,如盆底肌训练、呼吸功能训练、体位管理等。

5. 传统康复治疗　包括生物反馈治疗、推拿治疗、针灸治疗、耳穴治疗等。

6. 按时完成初、中、末期评价,制订康复护理短期及长期目标,根据目标制订康复护理措施并实施,依据评价结果及时修订康复护理计划。

7. 做好并发症的预防与护理,如泌尿系感染、失禁性皮炎等并发症的预防与护理。

8. 对于长期需要通过尿管排空膀胱的患者,在住院期间教会患者或家属清洁间歇导尿方法及注意事项,指导患者正确记录排尿日志。

9. 做好心理护理,耐心倾听及了解患者心理状态,发现问题及时与主管医生沟通。鼓励患者积极配合医务人员,以良好心态接受康复治疗和护理。

10. 将康复护理服务延伸至家庭,做好患者出院后的随访及康复护理指导,认真做好随访记录。

【健康指导】

1. 告知患者坚持每日按计划饮用 2 000ml 水,同时不饮用利尿饮品的重要性。

2. 告知患者出院后每月 1 次尿液检查及每季度 1 次泌尿系 B 超检查的重要性。

3. 告知患者尿失禁期间选用合适的外部接尿器,男性可选用尿壶、阴茎套、保鲜袋等接尿;女性可选用尿片、尿裤接尿,每次更换接尿器具时必须用清水做好会阴部及肛周皮肤清洁,避免尿液长期刺激皮肤引起破溃等。

4. 告知患者及家属学会观察尿液颜色、性状、量是否正常的重要性,如出现尿液异味重、尿液浑浊等及时到医院就医。

5. 告知患者及家属出院后定期随访的意义,了解患者康复护理效果、存在的问题,及时给予干预措施。

第四节　轻度认知损害(MCI)康复护理

【护理评估】

1. 一般评估　了解患者文化水平、生活经历、性格特点;是否有外伤史、脑血管因素、中毒等病史;了解患者用药史、家族史等。

2. 专科评估　日常生活自理能力、简明精神状态检查(MMSE)、蒙特利尔认知评估量表(MoCA)等。

3. 辅助检查　体格检查、颅脑影像学检查等。

【护理措施】

1. 患者入院当日,护士对患者一般情况、生命体征、精神心理、跌倒、坠床、压力性损伤风险及等情况进行评估并实施相应的康复护理措施。

2. 入院 24 小时内完成患者运动功能、日常生活自理能力、简明精神状态检查(MMSE)评估,并根据患者存在的护理问题,给予针对性康复护理措施。

3. 加强安全宣教,佩戴手环及防走失联系牌,落实预防跌倒、坠床、走失及烫伤等安全措施,避免不良事件发生。

4. 责任护士全面掌握患者病情,并针对存在的问题进行个性化康复训练指导,如日常生活自理能力、作业治疗、认知功能、运动功能、平衡功能训练等,帮助患者从被动护理逐步过渡到自我护理,从而实现康复护理目标。

5. 按时完成初、中、末期评价,制订康复护理短期及长期目标,根据目标制订康复护理措施并实施,依据评价结果及时修订康复护理计划。

6. 做好心理护理,耐心倾听及了解患者心理状态,发现问题及时与主管医生沟通。鼓励患者积极配合医务人员,以良好心态接受康复治疗和护理。

7. 将康复护理服务延伸至家庭,做好患者出院后的随访及康复护理指导,认真做好随访记录。

【健康指导】

1. 告知患者家属陪伴及参与的重要性,督促教育落实到位。

2. 告知患者继续康复训练的必要性,教会患者自我管理方法,预防疾病复发和并发症的发生等。

3. 告知患者及家属出院后定期随访的意义,了解患者康复护理效果、存在的问题,及时给予干预措施。

4. 将康复护理延伸至家庭、社区,鼓励患者主动参与康复训练,并持之以恒。

第五节　谵妄康复护理

【护理评估】

1. 一般评估　了解患者既往史(是否有中枢系统疾病、听力障碍、肺部感染等)、用药史、睡眠情况等。了解患者临床症状,如有无定向力障碍、易激惹、幻觉、胡言乱语、焦虑等症状。

2. 专科评估　护理谵妄筛查量表、日常生活自理能力评估等。

3. 辅助检查　基础生化组合检查、体格检查、脑电图检查等。

【护理措施】

1. 患者入院当日,护士对患者一般情况、生命体征、精神心理、跌倒、坠床、压力性损伤风险等情况进行评估并实施相应的康复护理措施。

2. 入院 24 小时内完成患者护理谵妄筛查量表、日常生活自理能力评估,并根据患者存在的护理问题,给予针对性康复护理措施。

3. 加强安全宣教,佩戴手环及防走失联系牌,落实预防跌倒、坠床、走失、烫伤等安全措施,避免不良事件发生。

4. 责任护士全面掌握患者病情,并针对存在的问题进行个性化康复护理措施,如保持舒适的环境、保证充足的睡眠、认知功能训练、心理护理等。

5. 按时完成初、中、末期评价,制订康复护理短期及长期目标,根据目标制订康复护理措施并实施,依据评价结果及时修订康复护理计划。

6. 做好心理护理,耐心倾听及了解患者心理状态,发现问题及时与主管医生沟通。鼓励患者积极配合医务人员,以良好心态接受康复治疗和护理。

7. 将康复护理服务延伸至家庭,做好患者出院后的随访及康复护理指导,认真做好随访记录。

【健康指导】

1. 讲解谵妄发生的原因,指导患者积极配合治疗,避免诱发谵妄。

2. 讲解谵妄急性发作可能出现的症状,以便及时就医。

3. 告知患者家属陪伴及参与的重要性,督促教育落实到位。

4. 告知患者继续康复训练的必要性,指导患者及家属配合干预的措施,防止因谵妄出现自伤、他伤行为。

5. 告知患者及家属所用药物的用法及注意事项,督促按时按量服药。

6. 告知出院后定期随访的意义,了解患者康复护理效果、存在的问题,及时给予干预措施。

7. 将康复护理延伸至社区、家庭,鼓励患者主动参与康复训练,并持之以恒。

第六节　睡眠障碍康复护理

【护理评估】

1. 一般评估　包括患者生命体征、心理、睡眠习惯、既往史(有无呼吸系统疾病,如呼吸困难、鼻咽喉炎等)、用药史等。

2. 专科评估 运用匹兹堡睡眠质量指数(PSQI)对患者近 1 个月内的睡眠质量进行评估,同时运用阿森斯失眠量表(AIS)、失眠严重程度指数(ISI)对患者失眠情况进行评估;了解心肺功能。

3. 辅助检查 睡眠质量监测、脑电图检查、心肺功能检查等。

【护理措施】

1. 患者入院当日,护士对患者一般情况、生命体征、精神心理、跌倒/坠床/压力性损伤风险等情况进行评估并实施相应的康复护理措施。

2. 入院 24 小时内运用匹兹堡睡眠质量指数(PSQI)、阿森斯失眠量表(AIS)、失眠严重程度指数(ISI)对患者近 1 个月内的睡眠质量及失眠情况进行评估,并根据患者存在的护理问题,给予针对性康复护理措施。

3. 加强安全宣教,佩戴手环及防走失联系牌,落实预防跌倒、坠床、走失、烫伤等安全措施,避免不良事件发生。

4. 责任护士全面掌握患者病情,并针对存在的问题进行个性化康复护理措施,如提供安静舒适的睡眠环境,加强认知行为疗法、节制疗法、心理护理等措施使患者放松,保证睡眠质量。

5. 传统康复治疗 包括电疗、声疗、光疗、生物反馈治疗等,有效降低患者肌肉兴奋水平,抑制神经中枢的觉醒水平,从而达到改善睡眠质量的目的。

6. 按时完成初、中、末期评价,制订康复护理短期及长期目标,根据目标制订康复护理措施并实施,依据评价结果及时修订康复护理计划。

7. 做好心理护理,耐心倾听及了解患者心理状态,发现问题及时与主管医生沟通。鼓励患者积极配合医务人员,以良好心态接受康复治疗和护理。

8. 遵医嘱用药 对于老年患者药物治疗应遵循:应用最小有效剂量、间断用药(每周 24 次)、短期用药(不超 34 周)、逐渐停药的原则,防止停药后复发。

【健康指导】

1. 讲解睡眠障碍的因素及应对措施,取得患者及家属配合。

2. 告知患者适当参加文体活动能使人身心得到放松,如下棋、看报纸、听音乐、慢跑、散步等。避免白天睡眠时间过长,夜间睡眠时间不足。

3. 告知患者继续康复训练的必要性,指导患者及家属配合干预的措施,防止因谵妄出现自伤、他伤行为。

4. 告知患者及家属所用药物的用法及注意事项,督促按时按量服药。

5. 告知出院后定期随访的意义,了解患者康复护理效果、存在的问题,及时给予干预措施。

6. 将康复护理延伸至家庭、社区,鼓励患者主动参与康复训练,并持之以恒。

第七节 衰弱与肌少症康复护理

【护理评估】

1. 一般评估 包括患者生命体征、运动量、既往史(有无糖尿病史、长期卧床病史、骨折病史等)、用药史(是否有胰岛素类、激素类药物使用病史)、家族史等。

2. 专科评估 包括肌力、步速测试、平衡测试、椅上坐 - 站测试及营养风险筛查等评估。

3. 辅助检查 激素水平检验、肌量评估(双能 X 线吸收测定法)、骨密度检测等。

【护理措施】

1. 患者入院当日,护士对患者一般情况、生命体征、精神心理、跌倒、坠床、压力性损伤风险及用药史等情况进行评估并实施相应的康复护理措施。

2. 入院 24 小时内完成患者肌力、步速测试、平衡测试、椅上坐 - 站测试及营养风险筛查等专科评估,并根据患者存在的护理问题,给予个性化康复专科护理措施。

3. 责任护士全面掌握患者病情,并针对存在的问题进行个性化康复护理措施,鼓励患者尽量参加力所能及的体育活动,有效增加肌肉力量等。如有氧训练,包括行走、散步、慢跑、爬楼梯、太极拳、八段锦、游泳等;渐进性抗阻训练,如坐位抬腿、静力靠墙蹲、拉弹力带、举哑铃等、平衡训练等。运动以不引起患者疲劳、不适为主。

4. 营养疗法 鼓励患者进食富含优质蛋白、氨基酸、不饱和脂肪酸及维生素 D、维生素 C、维生素 E 食物,如乳清蛋白、深海鱼油、海产品、胡萝卜口服营养剂等,保证患者每日有足够的能量摄入,加强营养,避免跌倒和骨折的发生。

5. 加强安全宣教,佩戴手环及相应安全警示牌,落实预防跌倒、坠床、走失、烫伤等安全措施,避免不良事件发生。

6. 按时完成初、中、末期评价,制订康复护理短期及长期目标,根据目标制订康复护理措施并实施,依据评价结果及时修订康复护理计划。

7. 做好心理护理,耐心倾听及了解患者心理状态,发现问题及时与主管医生沟通。鼓励患者积极配合医务人员,以良好心态接受康复治疗和护理。

【健康指导】

1. 讲解适当参加户外体育活动的重要性,取得患者及家属配合。

2. 告知患者每周摄入 50 000IU 剂量的维生素 D 及 200kcal 是必要且安全的。

3. 告知患者继续康复训练的必要性,指导患者及家属配合干预的措施,防止因谵妄出现自伤、他伤行为。

4. 出院后定期随访,了解患者康复护理效果、存在的问题,及时给予干预措施。

5. 将康复护理延伸至家庭、社区,鼓励患者主动参与康复训练,并持之以恒。

第八节 骨质疏松康复护理

【护理评估】

1. 一般评估 包括患者生命体征、运动(活动方式、活动量、活动频次等)、营养、既往史、用药史、家族史等。

2. 专科评估 包括体格检查、肌力、耐力、平衡评定、疼痛、骨折风险因子评估等。

3. 辅助检查 实验室检查、X 线、定量 CT、骨密度检测等。

【护理措施】

1. 患者入院当日,护士对患者一般情况、生命体征、跌倒、坠床、压力性损伤风险及用药史等情况进行评估并实施相应的康复护理措施。

2. 入院 24 小时内完成患者肌力、耐力、平衡评定、疼痛、骨折风险因子等专科评估,并根据患者存在的护理问题,给予个性化康复专科护理措施。

3. 责任护士全面掌握患者病情,并针对存在的问题进行个性化康复护理措施,鼓励患者尽量参加力所能及的体育活动,以不引起患者疲劳、不适为主。

4. 运动治疗　运动是防止骨质疏松最有效和最基本的方法,包括负重运动、下肢肌力训练、肌力与耐力训练(握力锻炼、上肢外展等长训练、躯干伸肌等长运动训练)、平衡功能训练、脊柱加强训练、有氧训练(步行、慢跑、太极拳)、姿势训练等。

5. 饮食指导　鼓励进食高蛋白、高钙、高维生素食物,避免抽烟、喝酒及饮用碳酸饮料等。

6. 做好并发症的预防与护理,如继发性骨折、脊柱压缩性骨折、废用综合征、关节挛缩、肌肉萎缩等并发症的预防与护理。

7. 加强患者安全宣教,佩戴手环及相应安全警示牌,落实预防跌倒、坠床、骨折、走失、烫伤等安全措施,避免不良事件发生。

8. 按时完成初、中、末期评价,制订康复护理短期及长期目标,根据目标制订康复护理措施并实施,依据评价结果及时修订康复护理计划。

9. 做好心理护理,耐心倾听及了解患者心理状态,发现问题及时与主管医生沟通。鼓励患者积极配合医务人员,以良好心态接受康复治疗和护理。

10. 将康复护理服务延伸至家庭,做好患者出院后的随访及康复护理指导,认真做好随访记录。

11. 适当使用辅助用具与用品预防并发症,如对急性腰痛患者,可以适当短时间使用腰围。

【健康指导】

1. 向患者及家属讲解骨质疏松的因素及预防措施。

2. 告知患者补钙及维生素 D 时,注意复查血钙和尿钙,以免产生高钙血症和高尿钙症,以致发生泌尿系结石。

3. 告知患者及家属适当参加户外体育活动的重要性,取得患者及家属配合。

4. 告知患者及家属防跌倒的重要性,并指导防跌倒措施的落实。

5. 告知患者在日常生活当中保持正确姿势的目的、方法及重要性,督促教育执行到位。

6. 告知患者继续康复训练的必要性,指导患者及家属配合干预的措施,预防骨质疏松性骨折的发生。

7. 出院后定期随访的意义,了解患者康复护理效果、存在的问题,及时给予干预措施。

8. 将康复护理延伸至社区、家庭,鼓励患者主动参与康复训练,并持之以恒。

第九节　老年综合征康复护理

【护理评估】

1. 一般评估　生命体征、意识状况、皮肤、患者配合程度、既往病史、照护者能力等。

2. 专科评估　全身体力评估、患病系统、脏器的功能状态、全面的医疗评估(包括多重用药和营养的评估)、躯体功能评估(包括日常生活能力、跌倒和压力性损伤危险因素评估)、认知和心理功能评估、社会 / 环境评估等。

【护理措施】

1. 患者入院当日,护士对患者一般情况、皮肤、大小便、睡眠、心理等情况进行评估,同时评估跌倒、坠床、压力性损伤等风险因素,实施相应的护理措施。采用改良巴氏指数量表评估日常生活活动能力,并给予护理措施。

2. 入院 8~24 小时内完成患者吞咽障碍筛查,评估进食情况,防误吸。

3. 入院 48 小时内完成患者营养风险评估。

4. 及时了解多学科团队对患者的全面评估,掌握患者言语、感觉、认知、运动障碍的程度,做好专科护理。

5. 责任护士全面掌握患者病情,存在障碍与程度,康复训练效果,并进行个体化指导,开展预防性及治疗性的康复训练。老年人因外伤、疾病、退行性病变等原因易发生并发症,防止或减少可能发生的功能障碍,进行预防性的康复。已有功能障碍者,尽可能帮助其恢复和发挥残余与代偿功能,以尽可能提高其生活自理能力。

6. 督促患者按时服药,观察药物不良反应。

7. 做好心理护理,耐心倾听及了解患者心理状态,发现问题及时与主管医生沟通。老年患者心理较为脆弱,而长期康复训练需坚强的意志和持之以恒的精神,所以应开展心理护理使老年患者主动参与康复训练。鼓励患者积极配合医务人员,以良好心态接受康复治疗和护理。

8. 加强营养支持,老年人由于牙齿松动与脱落,消化功能差,进食偏少,容易出现营养不良,而疾病、创伤后的康复,自理能力的恢复,都需要合理充足的营养来保障,应加强营养支持。

9. 调适环境,老年患者虽经康复治疗及护理,但仍有不可逆的功能性缺陷,无法适应周围环境时,则需对环境作出必要调适和改造,以提高其生活自理水平。

10. 按时完成初、中、末期评价,制订康复护理短期及长期目标,根据目标制订康复护理措施并实施,依据评价结果及时修订康复护理计划。

11. 根据患者日常生活自理能力及康复训练内容,督促指导患者在病区延续康复训练,帮助患者从被动护理逐步过渡到自我护理,从而实现康复护理目标。

12. 做好各种并发症的预防与护理,如肺部感染、肩部并发症、体位性低血压、深静脉血栓、皮肤压力性损伤、废用综合征、关节挛缩、肌肉萎缩、神经源性膀胱等。

13. 加强患者安全教育,佩戴腕带并放置相关警示标识,有效预防跌倒、坠床、烫伤、走失、颅骨缺损、头部外伤等各种意外事件的发生,认真做好交接班。

14. 将康复护理服务延伸至家庭、社区,做好患者出院后的随访及康复护理指导,认真做好随访记录。

15. 适当使用辅助用具预防并发症,如脑卒中患者,肩托或肩吊带可在患侧上肢迟缓期的时候适当使用,痉挛期不建议使用。

【健康指导】

1. 告知患者与照护者参与的重要性,督促教育落实到位。

2. 告知患者继续康复训练的必要性,教会患者自我管理方法,预防疾病复发和并发症的发生。

3. 告知患者与照护者出院后定期随访的意义,了解患者康复护理效果、存在的问题,及时给予干预措施。

4. 将康复护理延伸至家庭、社区,鼓励患者主动参与康复训练,并持之以恒。

第十节　失能患者康复护理

【护理评估】

1. 一般评估　生命体征、意识状况、皮肤、患者配合程度、既往病史、照护者能力等。

2. 专科评估　全身体力评估、日常生活能力、患病系统、脏器的功能状态、心理、社会状态、平衡功能等。

【护理措施】

1. 患者入院当日,护士对患者一般情况、皮肤、大小便、睡眠、心理等情况进行评估,同时评估跌倒、坠床、压力性损伤等风险因素,实施相应的护理措施。采用改良巴氏指数量表评估日常生活活动能力,并给予护理措施。

2. 入院 8~24 小时内完成患者吞咽障碍筛查,评估进食情况,防误吸。

3. 入院 48 小时内完成患者营养风险评估。

4. 及时了解多学科团队对患者的全面评估,掌握患者言语、感觉、认知、运动障碍的程度,做好专科护理。

5. 责任护士全面掌握患者病情,存在障碍与程度,康复训练效果,并进行个体化指导。

6. 制订进食、修饰(洗脸 / 梳头 / 刷牙 / 刮脸)、穿衣裤、穿鞋、如厕、洗澡、大小便、床上移动,上下床训练计划,每日按照计划实施康复护理。

7. 做好心理护理,耐心倾听及了解患者心理状态,失能患者多有情感障碍,发现问题及时与主管医生沟通。

8. 加强营养支持,按照营养科要求及患者吞咽情况进行制订饮食计划并实施。

9. 调适环境,老年患者虽经康复治疗及护理,但仍有不可逆功能性缺陷,无法适应周围环境时,则需对环境作出必要调适与改造,提高失能老年的生活自理水平。

10. 注意观察患者细微变化,有效沟通。

11. 注意皮肤清洁及护理,尤其隐藏部位的皮肤护理。

12. 记录排便日记,了解患者排便规律,定时提供便器协助大小便。

13. 按时完成初、中、末期评价,制订康复护理短期及长期目标,根据目标制订康复护理措施并实施,依据评价结果及时修订康复护理计划。

14. 根据患者日常生活活动能力及康复训练内容,督促指导患者在病区延续康复训练,帮助患者从被动护理逐步过渡到自我护理,从而实现康复护理目标。

15. 做好并发症的预防与护理,如肺部感染、肩部并发症、体位性低血压、深静脉血栓、皮肤压力性损伤、废用综合征、关节挛缩、肌肉萎缩、压力性损伤等。

16. 加强患者安全教育,佩戴腕带并放置相关警示标识,有效预防跌倒、坠床、烫伤、走失、颅骨缺损、头部外伤等各种意外事件的发生,认真做好交接班。

17. 将康复护理服务延伸至家庭,做好患者出院后的随访及康复护理指导,认真做好随访记录。

18. 适当使用辅助用具预防并发症,如脑卒中患者,肩托或肩吊带可在患侧上肢迟缓期的时候适当使用,痉挛期不建议使用。

【健康指导】

1. 告知患者与照护者参与的重要性,督促教育落实到位。

2. 告知患者继续康复训练的必要性,教会患者自我管理方法,预防疾病复发和并发症的发生。

3. 告知患者与照护者出院后定期随访的意义,了解患者康复护理效果、存在的问题及时给予干预措施。

4. 将康复护理延伸至家庭、社区,鼓励患者主动参与康复训练,并持之以恒。

第十一节 老年人心理与情感障碍康复护理

【护理评估】

1. 健康史 个人成长发育史、既往史、生活史、特殊嗜好、家族史、过敏史及既往治疗转归情况。

2. 心理社会功能方面 病前个性特点、病前生活事件、应付挫折与压力的行为方式及效果、对住院治疗的态度、社会支持系统以及成员间的关系。

3. 精神状态 使用综合精神评估量表进行精神状态评估。

4. 重点评估患者的危险行为。

【护理措施】

1. 患者入院当日,护士对患者一般情况、皮肤、大小便、睡眠、心理等情况进行评估,同时评估跌倒、坠床、压力性损伤等风险因素,实施相应的护理措施。采用改良巴氏指数量表评估日常生活活动能力,并给予护理措施。

2. 入院 8 小时完成患者心理评估。

3. 责任护士全面掌握患者病情,存在障碍与程度,并进行个体化指导。

4. 患者易受环境影响引起躁动,应保持安全和安静的环境。

5. 维持适当的营养、休息和个人卫生。

6. 指导患者参与有益活动,若仍不能转移注意力和出现破坏行为时,应注意保护避免自伤或伤害他人,待其平复情绪后慢慢引导,使患者理解此做法是协助其增加自控能力,达到治疗疾病目的。

7. 帮助患者认识疾病,学习新的应对方法。

8. 维持用药,观察药物的不良反应。

9. 心理护理:要有责任感和同情心,启发患者正确对待疾病。不要用言语刺激患者,满足合理要求。治疗时应做解释工作,争取患者配合。

【健康指导】

1. 使患者及家属对疾病有初步的认知,认识用药的重要性以及不良反应。

2. 使患者及家属掌握疾病复发的先兆。

第六章 其他疾病康复护理常规

第一节 神经系统重症康复护理

【护理评估】

1. 一般评估 意识、生命体征、瞳孔、高危风险及日常生活能力评估等。

2. 专科评估 多学科团队对吞咽功能、呼吸功能、言语功能、运动功能等评估、认知功能筛查等评估。

【护理措施】

1. 一般护理

(1) 安静、舒适的环境,抬高床头 15°~30°,神志不清,躁动及合并精神症状者加护栏并适当约束,防止跌伤。

(2) 密切观察患者生命体征,尤其是意识、血压、瞳孔、肢体活动的变化。

(3) 预防压力性损伤,每 2 小时翻身一次,观察皮肤情况。

(4) 保持各种引流管通畅,严格执行无菌技术操作流程,防止引流管打结、扭转、拔脱,妥善固定,观察引流液的量、颜色、性质,并作好记录。

(5) 急性期患者给予高蛋白、高维生素、高热量饮食,限制钠盐摄入。恢复期患者予以清淡、低盐、低脂、适量蛋白质、高维生素、高纤维食物。

(6) 保持呼吸道通畅,及时清除呼吸道分泌物,呼吸困难者及时行气管切开术。定时翻身、叩背,必要时遵医嘱给予雾化吸入,机械振动排痰。

(7) 预防泌尿系感染、暴露性角膜炎、静脉炎、坠积性肺炎、下肢静脉血栓形成等。

2. 早期康复护理

(1) 卧床患者正确的卧位护理,详见偏瘫患者良肢位摆放技术,预防肩部并发症。

(2) 患者病情稳定 24 小时即可开展早期康复护理,床上被动肢体活动,抗阻力、尽早离床进行站立床训练等。

(3) 早期发现患者吞咽障碍,与多学科团队合作进行早期吞咽障碍康复与护理,预防误吸,改善患者吞咽功能。见吞咽障碍康复护理常规。

(4) 昏迷患者给予感觉输入,通过触觉、听觉、嗅觉的输入促进患者神志恢复,注意勿过度刺激避免癫痫发生。

（5）加强患者呼吸功能训练，未插管且神志清楚能够配合的患者，指导有效咳嗽练习、缩唇呼吸和腹式呼吸等。

（6）协助康复治疗师，做好患者床旁 PT、OT、呼吸等康复治疗，并给予患者继续强化训练。

（7）有尿潴留或不能自行排尿者，短期行留置导尿，及时筛查患者神经源性膀胱风险并进行膀胱功能训练。

（8）急性期缺血性卒中患者，预防深静脉血栓形成宜早期肢体被动、主动及抗阻力活动，不得使用弹力袜，可以间歇性气压助动。患侧肢体避免静脉穿刺、外伤等。

（9）患者意识清楚后，尽早进行认知功能和单侧空间忽略的筛查，及时发现存在的风险并进行干预。参见脑损伤认知功能障碍、单侧空间忽略的护理常规。鼓励患者主动交流，了解患者听、理解、记忆等。

（10）随着患者病情好转，及时评估患者日常能力改善情况，向患者宣教治疗与早期康复的重要性，树立战胜疾病和康复的信心。

【健康指导】

1. 做好沟通工作，告知家属患者治疗和早期康复的重要性。

2. 按照医院规定，定时到监护室探视，增加患者与家人的交流、家人及时了解患者治疗和康复的效果，鼓励患者增强康复的信心。

3. 鼓励家人与医生、护士、康复治疗师密切配合联系，及时了解患者疾病、康复效果。

第二节　乳腺癌术后淋巴水肿康复护理

【护理评估】

1. 一般评估　包括生命体征、手术时间、伤口愈合情况、既往史、过敏史等。

2. 专科评估　肩关节活动范围测定、上肢周径测定、疼痛评估、日常生活活动能力、营养风险筛查、Braden 评分、跌倒风险评估、心理评估等。

【护理措施】

1. 患者入院当日，护士对患者一般情况、伤口、大小便、睡眠、心理、跌倒、坠床、压力性损伤风险等情况进行评估并实施相应的康复护理措施。

2. 入院 8~24 小时内完成患者肩关节活动范围测定、上肢周径测定、疼痛评估、日常生活活动能力、营养风险筛查、Braden 评分等评估，并给予相应的康复护理措施。

3. 责任护士全面掌握患者病情，并针对存在的问题进行个性化康复训练指导，如指导合理饮食、防跌倒及呼吸功能训练(缩唇呼吸、腹式呼吸、呼吸训练器使用等)、患肢功能锻炼(第 1 阶段：术后当天至拔除引流管前。患侧上肢内收抬高位，放松勿紧绷；可行指、腕、肘关节轻柔活动，起床时不用患侧上肢支撑；下床活动时用吊带托或健侧手将患侧上肢抬高于胸前。第 2 阶段：拔除引流管后至拆线前。活动肩关节，可行指、腕、手关节主动运动；进行摸耳、摸肩等。第 3 阶段：拆线后至术后 3 个月。循序渐进地增大肩关节活动度，按摩放松肩部及腋窝组织；肩关节可逐渐外展、上举、旋转等；用患肢梳头、刷牙、洗脸、爬墙、扣文胸、搓澡等，直到患肢逐渐恢复正常功能。第 4 阶段：术后 3~6 个月。坚持以上患侧上肢功能锻炼；选择适合自己的有氧运动，如散步、爬山、游泳、太极拳，避免剧烈运动，手法淋巴引流、压力绷带包扎等）。

4. 按时完成初、中、末期评价,制订康复护理短期及长期目标,根据目标制订康复护理措施并实施,依据评价结果及时修订康复护理计划。

5. 做好并发症的预防与护理,如伤口感染、伤口撕裂、关节挛缩、深静脉血栓、坠积性肺炎等并发症的预防与护理。

6. 加强患者安全教育,佩戴腕带并放置相关警示标识,有效预防跌倒、坠床、烫伤等各种意外事件的发生,认真做好交接班。

7. 做好心理护理,耐心倾听及了解患者心理状态,发现问题及时与主管医生沟通。鼓励患者积极配合医务人员,以良好心态接受康复治疗和护理。

8. 将康复护理服务延伸至家庭,做好患者出院后的随访及康复护理指导,认真做好随访记录。

【健康指导】

1. 告知患者进食富含优质蛋白、维生素食物的重要性。

2. 告知患者肢体功能锻炼的重要性并教会患者自我管理方法,预防疾病复发和并发症的发生等。

3. 告知患者坚持术后每月在月经干净后 2~3d 进行 1 次乳房自查的重要性,并指导乳房自查方法及注意事项,预防疾病复发或加重。

4. 告知患者及家属出院后定期随访的意义,了解患者康复护理效果、存在的问题,及时给予干预措施。

5. 将康复护理延伸至家庭,鼓励患者主动参与康复训练,并持之以恒。

第三节　糖尿病足康复护理

【护理评估】

1. 一般评估　包括生命体征、肢端血运、病变部位、行走情况、神经病变症状、血管病变症状、足部外观有无畸形、既往史、过敏史等。

2. 专科评估　包括糖尿病足分级、糖尿病足评定、神经病变评定(保护性感觉测试、振动觉测试)、10g 尼龙丝检测、血管病变评定(踝肱压力指数)、疼痛评估、日常生活活动能力、营养风险筛查、Braden 评分、跌倒风险评估、心理评估等。

3. 辅助检查　包括实验室检查、X 线检查、彩色超声多普勒检查、血管造影等。

【护理措施】

1. 患者入院当日,护士对患者一般情况、肢端血运、病变部位、行走情况、神经病变症状、血管病变症状、大小便、睡眠、心理、跌倒、坠床、压力性损伤风险等情况进行评估并检查足部外观有无畸形后给予实施相应的护理措施及宣教。

2. 入院 8~24 小时内完成患者糖尿病足分级、糖尿病足评定、神经病变评定(保护性感觉测试、振动觉测试)、10g 尼龙丝检测、血管病变评定(踝肱压力指数)、疼痛评估、日常生活活动能力、营养风险筛查、Braden 评分等评估,并给予相应的康复护理措施。

3. 入院 24~48 小时内完成 X 线检查、彩色超声多普勒检查、血管造影等检查、检验项目。

4. 责任护士全面掌握患者病情,并针对存在的问题进行个性化康复训练指导,如糖尿

病治疗"五驾马车"理论及康复训练指导,即饮食疗法、运动疗法、药物疗法、血糖监测、健康教育。具体指导如下:

(1) 饮食疗法:按照患者体重计算每日总热量并制订饮食清单,合理分配三餐进食种类、量,保证优质蛋白摄入占比超 50%,总热量不超成人糖尿病患者每天每公斤标准体重所需热量的正常范围,控制每日摄入盐量不超 6g。

(2) 运动疗法:排除运动禁忌证的情况下患者可做患肢伸直抬高运动、踝关节屈伸运动、抗阻运动、足趾背伸、趾屈运动等;足部保护性感觉丧失者可推荐的运动有游泳、划船、坐式运动及手臂的锻炼,禁忌长时间行走、跑步及爬楼梯。

(3) 药物疗法:主要指口服降糖药和胰岛素的应用,用药期间一定遵循按时、按量执行,切忌擅自停药。

(4) 血糖监测:开始胰岛素治疗阶段的阶段建议每日至少监测血糖 4~5 次,达治疗目标后可每天 2~4 次;血糖控制不稳定或病重者建议每天监测 4~8 次至病情稳定;达血糖控制目标后,可每周监测 1~2 天。

(5) 健康教育:目的在于是患者了解糖尿病的基本知识,认清并发症及危害。教育形式不限,可以为教育讲座、经验交流、视频等。

5. 按时完成初、中、末期评价,制订康复护理短期及长期目标,根据目标制订康复护理措施并实施,依据评价结果及时修订康复护理计划。

6. 做好并发症的预防与护理,如代谢综合征、胰岛素抵抗、肾病等并发症的预防与护理,以防止大血管及微血管病变的加重等。

7. 加强患者安全教育,佩戴腕带并放置相关警示标识,有效预防跌倒、坠床、烫伤等各种意外事件的发生,认真做好交接班。

8. 做好心理护理,耐心倾听及了解患者心理状态,发现问题及时与主管医生沟通。鼓励患者积极配合医务人员,以良好心态接受康复治疗和护理。

9. 将康复护理服务延伸至家庭,做好患者出院后的随访及康复护理指导,认真做好随访记录。

【健康指导】

1. 告知患者正确选择合适鞋袜的重要性,应尽量选择柔软舒适、鞋尖有足够空间让足趾活动,鞋内避免有粗糙的接线和缝合口,袜子尽量选择浅颜色。

2. 告知患者掌握降糖药的应用方法及不良反应观察的重要性,并指导患者/家属掌握。

3. 告知患者饮食疗法的重要性并指导其掌握热量计算及三餐分配方法

4. 告知患者掌握自我血糖监测及坚持监测的重要性,避免并发症的发生。

5. 告知患者日常保持足部皮肤清洁及保证足部良好血运循环的重要性,温水泡脚时需注意水温不超过 40℃ (因为糖尿病足患者足部感觉减弱,若水温过高易导致烫伤),浸泡时间不要过长,以 5~10 分钟适宜,洗完后用柔软的吸水性较强的棉质毛巾轻轻擦干,特别注意足趾缝间隙的皮肤以及皮肤褶皱处保持干燥。

6. 告知患者每日检查足部皮肤有无皮肤红肿或创面、水疱、脚气等的重要性,修剪脚趾甲时注意不要划伤脚趾头。

7. 告知患者及家属出院后定期随访的意义,了解患者康复护理效果、存在的问题,及时给予干预措施。

8. 将康复护理延伸至家庭,鼓励患者主动参与康复训练,并持之以恒。

第四节 慢性心力衰竭活动无耐力康复护理

【护理评估】

1. 一般评估 生命体征(如呼吸状况、脉搏快慢、节律、有无血压降低)、意识状况、精神心理状态、皮肤、患者配合程度、既往史(有无冠心病、高血压、心肌病等基础心脏疾病病史)、诱发因素等。

2. 专科评估

(1)症状:发病的时间、呼吸困难的特点、严重程度;有无咳嗽、咳痰或痰中带血;有无乏力、头晕、失眠等左心衰竭症状、是否有纳差、恶心、呕吐、腹胀、便秘、体重增加及身体低垂部位水肿等右心衰竭症状。尿量、相关检查结果、用药情况及效果。有无便秘;体位:是否采取半卧位或端坐位、心功能分期与分级。

(2)体征:①两肺有无湿啰音或哮鸣音,啰音的部位和范围。②心脏是否扩大,心尖搏动的位置和范围,心率是否加快,有无心尖部舒张期奔马律、病理性杂音等。③其他,有无皮肤黏膜发绀;有无颈静脉怒张、肝颈静脉反流征阳性;肝脏大小、质地;水肿的部位及程度,有无压力性损伤,有无胸腔积液征、腹水症。

(3)实验室及其他检查:重点了解胸部 X 线检查、超声心动图、BNP 等,以判断有无心力衰竭及严重程度。查看血常规、电解质、肝肾功能、血气分析结果、6 分钟步行试验结果。

【护理措施】

1. 患者入院当日,护士对患者一般情况、生命体征(如呼吸状况、脉搏快慢、节律、有无血压降低)、意识状况、精神心理状态、皮肤、患者配合程度、既往史(有无冠心病、高血压、心肌病等基础心脏疾病病史)、诱发因素等。皮肤、大小便、睡眠、心理等情况进行评估,同时评估跌倒、坠床、压力性损伤等风险因素,实施相应的护理措施。采用改良巴氏指数量表评估日常生活活动能力,并给予护理措施。

2. 入院 8 小时完成心功能分期与分级评估。

3. 入院 48 小时内完成患者营养风险评估。

4. 体位有明显呼吸困难者给予高枕卧位或半卧位。

5. 饮食护理 给予低盐、低脂、易消化饮食,少量多餐,伴低蛋白血症者可静脉补充白蛋白。钠摄入量 2g/d,告诉患者及家属低盐饮食的重要性并督促执行。心衰伴营养不良风险者应给予营养支持。

6. 保持大便通畅,避免用力排便。

7. 控制液体入量 严重心衰患者液量限制在 1.5~2.0L/d,有利于减轻症状和充血。避免输注氯化钠溶液。

8. 使用利尿药的护理 遵医嘱正确使用利尿药,注意药物不良反应的观察和预防。另外,非紧急情况下,利尿药的应用时间选择早晨或日间为宜,避免夜间排尿过频而影响患者的休息。

9. 病情监测 每天在同一时间、着同类服装、用同一体重计测量体重,时间安排在患者晨起排尿后、早餐前最适宜。准确记录 24 小时液体出入量,若患者尿量 <30ml/h,应报告医

生。有腹水者应每天测量腹围。

10. 使用药物不良反应的观察。

11. 保护皮肤 保持床褥清洁、柔软、平整、干燥,严重水肿者可使用气垫床。定时协助或指导患者变换体位,膝部及踝部、足跟处可垫软枕以减轻局部压力。使用便盆时动作轻巧,勿强行推、拉,防止擦伤皮肤。嘱患者穿柔软、宽松的衣服。用热水袋保暖时水温不宜太高,防止烫伤。心衰患者常因呼吸困难而被迫采取半卧位或端坐位,最易发生压力性损伤的部位是骶尾部,可用减压敷料保护局部皮肤,并保持会阴部清洁干燥。

12. 制订活动计划 告诉患者运动训练的治疗作用,鼓励患者体力活动(心衰症状急性加重期或怀疑心肌炎的患者除外),督促其坚持动静结合,循序渐进增加活动量。可根据心功能分级安排活动量。心功能Ⅳ级:患者卧床休息,日常生活由他人照顾。但长期卧床易致静脉血栓形成甚至肺栓塞,因此患者卧床期间应进行被动或主动运动,如四肢的屈伸运动、翻身、踝泵运动,每天温水泡脚,以促进血液循环;心功能Ⅲ级:严格限制一般的体力活动,鼓励患者日常生活自理,每天下床行走;心功能Ⅱ级:适当限制体力活动,增加午睡时间,不影响轻体力劳动或家务劳动,鼓励适当运动;心功能Ⅰ级:不限制一般体力活动,建议参加体育锻炼,但应避免剧烈运动。进行6分钟步行试验制订个体运动量。

13. 活动过程中监测 若患者活动中有呼吸困难、胸痛、心悸、头晕、疲劳、大汗、面色苍白、低血压等情况时应停止活动。如患者经休息后症状仍持续不缓解,应及时通知医生。ACC/AHA指出,运动治疗中需要进行心电监护的指征包括:LVEF<30%;安静或运动时出现室性心律失常;运动时收缩压降低;心脏性猝死、心肌梗死、心源性休克的幸存者等。

14. 及时了解多学科团队对患者的全面评估,掌握患者症状、体征、实验室及其他检查、6分钟步行试验结果,做好专科护理。

15. 责任护士全面掌握患者病情,存在活动无耐力与程度,康复训练效果,并进行个体化指导,如24小时体位管理、体位变化、关节被动活动、桥式运动、主动辅助运动等,鼓励患者尽早床上坐起,下床活动等。

16. 按时完成初、中、末期评价,制订康复护理短期及长期目标,根据目标制订康复护理措施并实施,依据评价结果及时修订康复护理计划。

17. 根据患者日常生活活动能力及康复训练内容、督促,指导患者在病区延续康复训练,帮助患者从被动护理逐步过渡到自我护理,从而实现康复护理目标。

18. 做好并发症的预防与护理,如肺部感染、体位性低血压、深静脉血栓、皮肤压力性损伤、心衰加重等并发症的预防与护理。

19. 加强患者安全教育,佩戴腕带并放置相关警示标识,有效预防跌倒、坠床、烫伤、走失等各种意外事件的发生,认真做好交接班。

20. 做好心理护理,耐心倾听及了解患者心理状态,发现问题及时与主管医生沟通。鼓励患者积极配合医务人员,以良好心态接受康复治疗和护理。

21. 将康复护理服务延伸至家庭,做好患者出院后的随访及康复护理指导,认真做好随访记录。

【健康指导】

1. 疾病预防指导 强调积极干预各种高危因素,包括控制血压、血糖、血脂、积极治疗原发病。避免可增加心力衰竭危险的行为,如吸烟、饮酒。避免各种诱发因素,如感染(尤其是呼吸道感染)、过度劳累、情绪激动、输液过快过多等。育龄妇女应在医师指导下决定是否可以妊娠与自然分娩。

2. 疾病知识指导　饮食宜低盐、低脂、易消化、富营养,每餐不宜过饱。肥胖者应控制体重,消瘦者应增强营养支持。运动锻炼可以减少神经激素系统的激活和延缓心室重塑的进程,有利于减缓心力衰竭的自然病程,是一种能改善患者临床状态的辅助治疗手段。所有稳定性慢性心力衰竭并且还能够参加体力适应计划者,都应当考虑运动锻炼。运动前应进行医学与运动评估,根据心肺运动试验制订个体化运动处方,运动方式以有氧运动为主,抗阻运动可作为有氧运动的有效补充。运动过程中应做好监测,随时调整运动量。

3. 用药指导与病情监测　坚持遵医嘱服药,告知患者药物的名称、剂量、用法、作用与不良反应。掌握自我调整基本治疗药物的方法:每天测量体重,若 3d 内体重增加 2kg 以上,应考虑已有水钠潴留(隐性水肿),需要利尿或加大利尿药剂量;根据心率和血压调整 β 受体阻断药、ACEI 或 ARB 的剂量。患者一般 1~2 个月随访 1 次,病情加重时(如疲乏加重、水肿再现或加重、静息心率增加≥15~20 次/min、活动后气急加重等)及时就诊。

4. 照护者指导教育家属给予患者积极的支持,帮助树立战胜疾病的信心,保持情绪稳定,积极配合治疗。必要时教会主要照护者掌握 CPR 技术。

5. 心脏康复锻炼根据运动处方指导患者进行抗组运动、有氧运动、平衡训练。

抗组运动类型主要分为:①肱二头肌屈身抗阻运动;②俯卧腿弯举抗阻运动;③上肢肌抗阻运动;④腓肠肌抗阻运动;⑤桥式运动肌耐力运动;⑥踩踏功率肌耐力运动;⑦半蹲肌耐力运动;⑧站立推墙肌耐力运动。

有氧运动类型主要分为:①耐力性(有氧)运动;②力量性(有氧)运动;③伸展(有氧)运动和健身操。

平衡训练类型主要分为:①仰卧位平衡训练;②坐位平衡训练;③站立位平衡训练。坚持进行心脏康复锻炼使患者恢复到最佳生理、心理和职业状态,防止冠心病或有高度易患因素的患者动脉粥样硬化的进展,减少冠心病猝死或再梗死的危险性,并缓解心绞痛,心脏康复的最终目的是尽量延长患者的寿命,并恢复患者的活动和工作能力。对于心血管疾病患者心脏康复所起的积极作用不容忽视。

第五节　冠心病胸痛康复护理

【护理评估】

1. 一般评估　生命体征、意识状况、精神心理状态、患者配合程度、既往史等。

2. 专科评估

(1) 评估患者此次发病有无明显的诱因,胸痛发作的特征,尤其是起病的时间、疼痛剧烈程度、疼痛的部位、是否进行性加重,有无恶心、呕吐、乏力、头晕、呼吸困难等伴随症状,是否有心律失常、休克、心力衰竭的表现。

(2) 患病及治疗经过评估患者有无心绞痛发作史,患者患病的起始时间,患病后的诊治过程,是否遵从医嘱治疗,目前用药及有关的检查等。

(3) 危险因素评估包括患者的年龄、性别、职业;有无家族史;了解患者有无肥胖、血脂异常、高血压、糖尿病等危险因素;有无摄入高脂饮食、吸烟等不良生活习惯,是否有充足的睡眠,有无锻炼身体的习惯;了解工作与生活压力情况及性格特征等。

(4) 一般状态 观察患者的精神意识状态,尤其注意有无面色苍白、表情痛苦、大汗或神志模糊、反应迟钝甚至晕厥等表现。

(5) 心脏听诊 注意心率、心律、心音的变化,有无奔马律、心脏杂音及肺部啰音等。

(6) 实验室及其他检查 心电图是否有 AMI 的特征性、动态性变化,连续心电监测有无心律失常等。实验室及其他检查重点了解肌钙蛋白情况。

【护理措施】

1. 休息与活动 胸痛发作时应立即停止正在进行的活动,就地休息。

2. 心理护理 安慰患者,解除紧张不安情绪,以减少心肌耗氧量。

3. 给氧 保证患者血氧饱和度在95%以上。

4. 疼痛 观察评估患者疼痛的部位、性质、程度、持续时间,观察患者有无面色苍白、大汗、恶心、呕吐等伴随症状。疼痛发作时测血压、心率,做心电图,为判断病情提供依据。

5. 用药护理

(1) 胸痛发作时给予舌下含服硝酸甘油(嚼碎后含服效果更好)。用药后注意观察患者胸痛变化情况,如服药后 3~5 分钟仍不缓解可重复使用。对于胸痛发作频繁者,可遵医嘱给予硝酸甘油静脉滴注,但应控制滴速,并告知患者及家属不可擅自调节滴速,以防低血压发生。部分患者用药后出现面部潮红、头部胀痛、头晕、心动过速、心悸等不适,应告知患者是由于药物所产生的血管扩张作用导致,以解除顾虑。

(2) 应用他汀类药物时,应严密监测转氨酶及肌酸激酶等生化指标,及时发现药物可能引起的肝脏损害和肌病。采用强化降脂治疗时,应注意监测药物的安全性。

6. 减少或避免诱因 疼痛缓解后,与患者一起分析引起胸痛发作的诱因。保持排便通畅,切忌用力排便,以免诱发胸痛。调节饮食,禁烟酒。保持心境平和,改变焦躁易怒、争强好胜的性格等。

7. 评估活动受限程度 评估患者由于胸痛发作而带来的活动受限程度。

8. 制订活动计划 胸痛发作时应立即停止活动,缓解期的患者一般不需要卧床休息。根据患者的活动能力制订合理的活动计划,鼓励患者参加适当的体力劳动和体育锻炼,最大活动量以不发生胸痛症状为宜,避免竞赛活动和屏气用力动作,避免精神过度紧张地工作和长时间工作。适当运动有利于侧支循环的建立,提高患者的活动耐力。对于规律性发作的劳力性胸痛,可进行预防用药,如于外出、就餐、排便等活动前含服硝酸甘油。

9. 观察与处理活动中不良反应 监测患者活动过程中有无胸痛、呼吸困难、脉搏增快等反应,出现异常情况应立即停止活动,并给予含服硝酸甘油、吸氧等处置。

【健康指导】

1. 疾病知识指导 ①进食低热量、低脂、低胆固醇、低盐饮食,多食蔬菜、水果和粗纤维食物如芹菜、粉米等,避免暴饮暴食,注意少量多餐。②戒烟限酒。③适量运动:运动方式应以有氧运动为主,注意运动的强度和时间因病情和个体差异而不同,必要时需要在监测下进行。④心理平衡:调整心态,减轻精神压力,逐渐改变急躁易怒性格,保持心理平衡。可采取放松技术或与他人交流的方式缓解压力。

2. 避免诱发因素 告知患者及家属过劳、情绪激动、饱餐、用力排便、寒冷刺激等都是心绞痛发作的诱因,应注意尽量避免。

3. 病情监测指导　教会患者及家属心绞痛发作时的缓解方法,胸痛发作时应立即停止活动或舌下含服硝酸甘油。如服用硝酸甘油不缓解,或胸痛发作比以往频繁、程度加重、疼痛时间延长,应立即到医院就诊,警惕心肌梗死的发生。告知患者应定期复查心电图、血压、血糖、血脂、肝功能等。

4. 用药指导　指导患者出院后遵医嘱服药,不要擅自增减药量,自我监测药物的不良反应。外出时随身携带硝酸甘油以备急需。硝酸甘油见光易分解,应放在棕色瓶内存放于干燥处,以免潮解失效。药瓶开封后每 6 个月更换 1 次,以确保疗效。

5. 心脏康复锻炼　根据运动处方指导患者进行抗组运动、有氧运动、平衡训练。

(1) 抗组运动类型主要分为:①肱二头肌屈身抗阻运动;②俯卧腿弯举抗阻运动;③上肢肌抗阻运动;④腓肠肌抗阻运动;⑤桥式运动肌耐力运动;⑥踩踏功率肌耐力运动;⑦半蹲肌耐力运动;⑧站立推墙肌耐力运动。

(2) 有氧运动类型主要分为:①耐力性(有氧)运动;②力量性(有氧)运动;③伸展(有氧)运动和健身操。

(3) 平衡训练类型主要分为:①仰卧位平衡训练;②坐位平衡训练;③站立位平衡训练。

坚持进行心脏康复锻炼使患者恢复到最佳生理、心理和职业状态,防止冠心病或有高度易患因素的患者动脉粥样硬化的进展,减少冠心病猝死或再梗死的危险性,并缓解心绞痛。心脏康复的最终目的是尽量延长患者的寿命,并恢复患者的活动和工作能力,其对于心血管疾病患者心脏康复所起的积极作用不容忽视。

第六节　烧伤康复护理

【护理评估】

1. 一般评估　生命体征、意识状况、精神心理状态、皮肤烧伤程度、患者配合程度、既往史等。

2. 专科评估　日常生活活动能力、肢体活动、肌力、肌张力、言语及吞咽功能、瘢痕性质及厚度、肢体感觉、认知水平等。

【护理措施】

1. 早期创面治疗,根据病情予以药物治疗,主要是预防和控制感染,促进肉芽和上皮生长,加速创面愈合。

2. 早期关节功能障碍的预防,保持正确的体位,可以预防关节挛缩,一般取抗挛缩体位,注意避免长期屈曲和内收体位,当患者不能自觉维持正确体位时,可采用毛巾垫、枕头或矫形器、牵引等维持肢体在恰当的位置上。

3. 保持关节活动范围的运动,防止关节挛缩,保持肌肉力量和功能,尽早开始运动,尽可能进行主动运动或助力运动,若无禁忌证,躯体运动在急性期就开始,以防形成体位畸形。

4. 责任护士全面掌握患者病情,存在障碍与程度,康复训练效果,并进行个体化指导,如 24 小时体位管理、体位变化、关节被动活动、桥式运动、主动辅助运动等,鼓励患者尽早床上坐起,下床活动等。

5. 做好并发症的预防与护理,如肥厚性的瘢痕和挛缩,肺部感染、全身感染、体位性低血压、深静脉血栓、皮肤压力性损伤、废用综合征、关节挛缩、肌肉萎缩等并发症的预防与护理。

6. 做好心理护理,耐心倾听及了解患者心理状态,发现问题及时与主管医生沟通。鼓励患者积极配合医务人员,以良好心态接受康复治疗和护理。

7. 将康复护理服务延伸至家庭,做好患者出院后的随访及康复护理指导,认真做好随访记录。

【健康指导】

1. 告知患者与照护者参与的重要性,督促教育落实到位。

2. 告知患者继续康复训练的必要性,教会患者自我管理方法,预防疾病复发和并发症的发生等。

3. 告知患者与照护者出院后定期随访的意义,了解患者康复护理效果、存在的问题,及时给予干预措施。

4. 将康复护理延伸至社区、家庭,鼓励患者主动参与康复训练,并持之以恒。

第七节　肿瘤康复护理

【护理评估】

1. 一般评估　生命体征、意识状况、精神心理状态、皮肤、患者配合程度、既往史等。

2. 专科评估　疼痛、感觉、躯体功能、关节活动范围能力、步行能力、日常生活活动能力、肢体活动、肌力、肌张力、言语及吞咽功能、认知水平、排便功能、排尿功能、心肺功能等。

【护理措施】

1. 患者入院当日,护士对患者一般情况皮肤、大小便、睡眠、心理等情况进行评估,同时评估跌倒、坠床、压力性损伤等风险因素,实施相应的护理措施。采用改良 Barthel 指数量表评估日常生活活动能力,并给予护理措施。

2. 长期卧床的患者定时翻身,保持适当的体位,防止压力性损伤。做好口腔护理、大小便护理等,随时保持皮肤干燥。

3. 支持性心理疗法　倾听患者的诉求,观察其表现,帮助分析,给予疏导、安慰和鼓励。使之得到心理支持,能乐观面对现实,度过心理危机。

4. 行为疗法　针对患者的心理,异常表现和不良行为,通过强化良好行为、抑制不良行为,建立正确的行为。

5. 其他康复治疗　对于躯体功能障碍、癌症、形象缺陷者进行针对性的康复治疗,减轻痛苦,改善躯体功能与外观形象,可使患者达到并适应新的平衡。

6. 将患者安排在安静、光线柔和、室温和湿度适宜的环境中,家属亲友对患者温和体贴,使患者平静。

7. 根据患者全身情况和消化系统功能,给予合理的肠内或肠外营养。

8. 嘱患者进行适当运动。进行日常生活活动能力训练,提高患者生活自理能力。

9. 职业康复　对于就业年龄、病情稳定、全身状态恢复较好的患者根据功能状况、劳动能力进行职业技能训练,帮助患者尽快回归社会。

【健康指导】

1. 告知患者与照护者参与照顾的重要性,给予患者足够的爱心。

2. 告知患者康复训练的必要性,教会患者自我管理方法,预防疾病复发和并发症的发生等。

3. 观察患者疼痛的部位、性质、了解疼痛的原因与诱因,指导其正确使用止痛药,教会患者减轻疼痛的方法与技巧。

4. 告知患者与照护者出院后定期随访的意义,了解患者康复护理效果、存在的问题,及时给予干预措施。

第七章 中医康复护理常规

第一节 中风康复护理

【护理评估】

1. 一般评估 生命体征、意识状况、瞳孔、肢体活动、生活自理能力、语言表达能力等;生活方式及休息、排泄等状况;认知水平及心理社会状况。

2. 辨证 风火闭窍、痰火闭窍、痰湿闭窍、元气衰败之中脏腑证;肝阳暴亢、风痰阻络、痰热腑实、气虚血瘀、阴虚风动之中经络证。

【护理措施】

1. 急性期患者卧床休息,避免移动,保持良肢位。定时为患者翻身拍背,预防压力性损伤等并发症,注意肢体的防寒保暖。

2. 呕吐、流涎者,将头偏向一侧,防窒息;躁动者加床挡或遵医嘱使用约束带;加强基础护理,用盐水或中药液清洗口腔;眼睑不能闭合者,覆盖生理盐水湿纱布;留置尿管者,定时进行会阴擦洗,确保尿管固定好且通畅,预防感染。

3. 病情危重者每30分钟观察其生命体征、意识、神志、瞳孔、肢体活动、语言表达等情况,并做好记录。

4. 发生头痛、颈项强直、呕吐、呕血时,及时报告医生,进行处理。

5. 服中药后避免受风寒,汗液用毛巾擦干。

6. 服药后观察患者病情的逆顺变化,及时记录服用至宝丹、牛黄解毒丸、苏和香丸等辛香开窍、急救醒脑之品的时间,神志清醒后及时报告医生;服降压药、脱水药时应观察血压变化,防止头晕,注意保护安全。

7. 饮食宜清淡、少油腻、易消化,以新鲜蔬菜、水果为主。昏迷和吞咽困难者,遵医嘱鼻饲。

8. 偏瘫患者可进行穴位按摩,上肢按摩手三里、肩贞以及肩井等部位;下肢按摩绝骨、环跳等穴位。

9. 遵医嘱给予患者刮痧拔罐护理,取脾俞、大肠俞、足三里、关元、天枢、气海等穴位皮肤映射区进行刮痧拔罐护理。

10. 遵医嘱给予患者穴位贴敷护理,取肩外俞、大椎、外关、曲池、环跳、合谷、足三里、阳陵泉、昆仑、阴市、风市、悬钟等穴位,单次4~6个穴位,单次贴4~6小时,每日1次,共10次为一个治疗周期。

11. 耐心做好情志护理,解除患者恐惧、急躁、焦虑、紧张等不良刺激。

12. 突然昏仆、不省人事者,遵医嘱针刺,取穴:人中、内关或灸神阙、气海、关元等穴,以益气固脱,回阳救逆。

13. 尿潴留者,可按摩中极、气海、关元,遵医嘱针刺取穴:三阴交、气海。

14. 便秘者可耳穴压豆,取穴:直肠下段、大肠,也可遵医嘱口服麻仁丸或用决明子泡水饮。

15. 病情许可的情况下,鼓励患者尽早进行主动、被动活动及肢体功能训练。

【健康指导】

1. 保持心情舒畅,避免急躁恼怒、情志过激而使疾病再度复发。

2. 生活起居有常,避免过劳,适当休息。随天气变化增减衣被。注意保暖。

3. 饮食以低盐、低脂肪、低胆固醇食物为宜,多吃新鲜水果、蔬菜及豆制品,不宜过饱,忌食辛辣、刺激之品,戒烟酒。

4. 保持大便通畅,避免用力过度,以免再发脑出血。经常食用含纤维素多的新鲜蔬菜、水果,以润肠通便。

5. 积极治疗原发病,按时服药,注意血压的变化,定期到医院复查。

6. 指导患者按康复计划内容进行康复训练,日常生活中做力所能及的事,适量运动,提高 ADL 自理能力,以尽早回归家庭、回归社会。

第二节　腰痛康复护理

【护理评估】

1. 一般评估　生命体征、意识状况、精神心理状态、患者配合程度、既往史等。

2. 专科评估　评估疼痛的诱因、性质、腰部活动、下肢感觉、运动情况、伴随症状等。

【护理措施】

1. 常见证候要点

(1) 血瘀气滞证:腰腿痛剧烈,痛有定处,腰部僵硬,俯仰活动艰难,舌质暗紫,或有瘀斑,舌苔薄白或薄黄。

(2) 寒湿痹阻证:腰腿部冷痛重者,转侧不利,虽静卧亦不减或反而加重,遇寒痛增,得热则减,伴下肢活动受限,舌质胖淡,苔白腻。

(3) 湿热痹阻证:腰筋腿痛,痛处伴有热感,或见肢节红肿,活动受限,口渴不欲饮,苔黄腻。

(4) 肝肾亏虚证:腰腿痛缠绵日久,反复发作,乏力,劳则加重,卧则减轻;包括肝肾阴虚及肝肾阳虚证。阴虚证症见:心烦失眠,口苦咽干,舌红少津。阳虚证症见:四肢不温,形寒畏冷,舌质淡胖。

2. 常见症状 / 证候施护

(1) 腰腿疼痛

1) 体位护理:急性期严格卧床休息,卧硬板床,保持脊柱平直。恢复期,下床活动时佩戴腰托加以保护和支撑,注意起床姿势,宜先行翻身侧卧,再用手臂支撑用力后缓缓起床,忌腰部用力,避免体位的突然改变。

2)注意腰部、腿部保暖,防止受凉。

3)遵医嘱腰部予中药贴敷、中药热熨、拔火罐、中药熏蒸、中药离子导入等治疗,观察治疗后的效果,及时向医师反馈。

4)给予骨盆牵引,牵引重量是患者体重 1/3~1/2 左右,也可根据患者的耐受进行牵引重量调节。

5)遵医嘱使用耳穴贴压(耳穴压豆),减轻疼痛。常用穴位:神门、交感、皮质下、肝、肾等。

(2)肢体麻木

1)协助患者按摩拍打麻木肢体,力度适中,增进患者舒适度,并询问感受。

2)麻木肢体做好保暖,指导患者进行双下肢关节屈伸运动,促进血液循环。

3)遵医嘱局部予中药熏洗、中药塌渍、艾灸等治疗,注意防止皮肤烫伤及损伤,观察治疗效果。

4)遵医嘱予穴位注射,常用穴位:足三里、环跳、承山等。

(3)下肢活动受限

1)进行健康教育,指导患者起床活动的注意事项,使用辅助工具行走。

2)卧床期间或活动困难患者,指导患者进行四肢关节主动运动及腰背肌运动,提高肌肉强度和耐力。

3)保持病室环境安全,物品放置有序,协助患者生活料理。

4)遵医嘱予物理治疗如中频脉冲、激光、微波等;或采用中药热熨、中药熏洗、穴位贴敷等治疗。

3. 中医特色治疗护理

(1)腰椎整复的护理

1)整复前告知患者整复方法及配合注意事项。

2)整复后注意观察患者腰部疼痛、活动度、双下肢感觉运动及大小便等情况。

3)卧床休息,定时双人直线翻身,增加患者舒适度,仰卧时腰部加腰垫,维持生理曲度。

4)复位 3d 后,在医护人员指导下佩戴腰托下床。下床时先俯卧位,在床上旋转身体,脚着地后缓慢起身,上床则反之。下床后扶持患者,观察有无头晕等不适,如厕时避免久蹲,防止因体位性低血压发生跌倒。

5)复位 3d 后逐渐进行腰背肌功能锻炼。

(2)腰椎牵引的护理

1)牵引治疗前做好解释工作,告知患者注意事项以取得配合。

2)遵医嘱选择合适的体位(三曲位、仰卧位、俯卧位)及牵引重量、牵引角度,牵引时上下衣分开,固定带松紧适宜,使患者舒适持久。

3)牵引时嘱患者全身肌肉放松,以减少躯干部肌肉收缩抵抗力,疼痛较甚不能平卧的患者可使用三角枕垫于膝下缓解不适。

4)牵引过程中随时询问患者感受,观察患者是否有胸闷、心慌等不适,及时调整。出现疼痛加重等不适立即停止治疗,通知医师处理。

5)注意防寒保暖,用大毛巾或薄被覆盖患者身体。

6）腰椎牵引后患者宜平卧20分钟再翻身活动。

（3）围手术期护理：

1）术前护理

① 做好术前宣教与心理护理,告知手术注意事项及相关准备工作,取得患者的配合。

② 术前2天指导患者练习床上大小便及俯卧位训练。

③ 对于吸烟者劝其戒烟,预防感冒;指导患者练习深呼吸、咳嗽和排痰的方法。

④ 为患者选择合适腰围,指导正确佩戴方法。

⑤ 常规进行术区皮肤准备、药物过敏试验及交叉配血等。

2）术后护理

① 术后妥善安置患者,搬运患者时,脊椎立线保持水平,防止扭曲,使用过床板平托过床。翻身时,采取轴线翻身方法。

② 根据不同的麻醉方式,正确指导患者进食,进食营养丰富易消化的食物。

③ 注意患者生命体征变化,观察双下肢感觉、运动、肌力等神经功能的变化。

④ 观察伤口敷料渗出情况,保持伤口负压引流管通畅,定时倾倒引流液,严格执行无菌操作。观察引流液色、质、量的变化,并正确记录,如引流液为淡黄色液体,怀疑脑脊液应通知医师及时处理,并将引流球负压排空,暂停负压引流。

⑤ 指导患者进行足趾、踝部等主动活动,促进血液循环。评估患者下肢疼痛改善情况,循序渐进指导患者进行蹬腿、直腿抬高、五点支撑及飞燕式等功能锻炼。

⑥ 根据手术方式,术后1~3天协助患者佩戴腰托取半坐卧位或坐于床边,适应体位变化后,慢慢练习下地行走,行走时姿势正确,抬头挺胸收腹,护理上做好安全防护。

⑦ 积极进行护理干预,预防肺部感染、尿路感染及下肢静脉栓塞等并发症的发生。

⑧ 对排尿困难者,可采取艾灸关元、气海、中极等穴位,或予中药热熨下腹部,配合按摩,以促进排尿。对于便秘患者,采取艾灸神阙、天枢、关元等穴位,或进行腹部按摩,每天4次,为晨起、午睡醒后、早餐及晚餐后1~3小时进行,顺时针方向按摩,以促进排便。

⑨ 卧床期间协助患者做好生活护理,满足各项需求。

【健康指导】

1. 生活起居

（1）急性期患者以卧床休息为主,采取舒适体位。下床活动时戴腰托加以保护和支撑,不宜久坐。

（2）做好腰部保护,防止腰部受到外伤,尽量不弯腰提重物,减轻腰部负荷。告知患者捡拾地上的物品时宜双腿下蹲、腰部挺直,动作要缓。

（3）指导患者在日常生活与工作中,注意对腰部的保健,提倡坐硬板凳,宜卧硬板床,垫子宜薄、软。工作时要做到腰部姿势正确,劳逸结合,防止过度疲劳,同时还要防止寒冷等不良因素的刺激。

（4）指导患者正确咳嗽、打喷嚏的方法,注意保护腰部,避免诱发和加重疼痛。

（5）腰椎间盘突出症病程长、恢复慢,鼓励患者应保持愉快的心情,用积极乐观的人生态度对待疾病。

（6）加强腰背肌功能锻炼,要注意持之以恒。主要锻炼方法有:卧位直腿抬高,交叉蹬腿及五点支撑、飞燕式的腰背肌功能锻炼,根据患者的具体情况进行指导。

1) 飞燕式锻炼:患者俯卧位,双下肢伸直,两手贴在身体两旁,下半身不动,抬头时上半身向后背伸,每日 3 组,每组做 10 次。逐渐增加为抬头上半身后伸与双下肢直腿后伸同时进行。腰部尽量背伸形似飞燕,每日 5~10 组,每组 20 次。

2) 五点支撑锻炼:患者取卧位,以双手叉腰作支撑点,两腿半屈膝 90°,脚掌置于床上,以头后部及双肘支撑上半身,双脚支撑下半身,成半拱桥形,当挺起躯干架桥时,膝部稍向两旁分开,速度由慢而快,每日 3~5 组,每组 10~20 次。适应后增加至每日 10~20 组,每组 30~50 次。以锻炼腰、背、腹部肌肉力量。

(7) 腰托使用健康指导

1) 腰托的选用及佩戴:腰托规格要与自身腰的长度、周径相适应,其上缘须达肋下缘,下缘至臀裂,松紧以不产生不适感为宜。

2) 佩戴时间:可根据病情掌握佩戴时间,腰部症状较重时应随时佩戴,轻症患者可在外出或较长时间站立及固定姿势坐位时使用,睡眠及休息时取下。

3) 使用腰托期间应逐渐增加腰背肌锻炼,防止和减轻腰部肌肉萎缩。

2. 饮食指导　根据患者的营养状况和辨证分型的不同,科学合理指导饮食,使患者达到最大程度的康复,在指导患者饮食期间,动态观察患者的胃纳情况和舌苔变化,随时更改饮食计划。

(1) 血瘀气滞型:饮食宜进行气活血化瘀之品,如黑木耳、金针菇、桃仁等。

(2) 寒湿痹阻型:饮食宜进温经散寒、祛湿通络之品,如砂仁、羊肉、干姜等。药膳方:肉桂瘦肉汤、鳝鱼汤、当归红枣煲羊肉。忌凉性食物及生冷瓜果、冷饮。

(3) 湿热痹阻型:饮食宜清热利湿通络之品,如丝瓜、冬瓜、赤小豆、玉米须等。药膳方:丝瓜瘦肉汤。忌辛辣燥热之品,如葱、蒜、胡椒等。

(4) 肝肾亏虚型

1) 肝肾阴虚者宜进食滋阴填精、滋养肝肾之品,如枸杞子、黑芝麻、黑白木耳等。药膳方:莲子百合煲瘦肉汤。忌辛辣香燥之品。

2) 肝肾阳虚者宜进食温壮肾阳,补精髓之品,如黑豆、核桃、杏仁、腰果、黑芝麻等。食疗方:干姜煲羊肉。忌生冷瓜果及寒凉食物。

3. 情志调理

(1) 了解患者的情绪,使用言语开导法做好安慰工作,使患者保持情绪平和、神气清净。

(2) 用移情疗法,转移或改变患者的情绪和意志,舒畅气机、怡养心神,有益患者的身心健康。

(3) 疼痛时出现情绪烦躁,使用安神静志法,要患者闭目静心全身放松,平静呼吸,以达到周身气血流通舒畅。

第三节　眩晕康复护理

【护理评估】

1. 一般评估　生命体征及眩晕发作的时间、程度、诱发因素、伴发症状;生活自理能力;认知水平及心理社会状况。

2. 辨证　风阳上扰证、痰浊上蒙证、气血亏虚证、肝肾阴虚证。

【护理措施】

1. 眩晕发作时,患者应卧床休息,头部稍抬高,呕吐时取侧卧位,做好口腔护理。保持室内安静,空气流通,光线调暗,避免光线刺激。改变体位时动作缓慢,避免深低头、旋转等动作,防止摔倒。

2. 观察眩晕发作的次数、程度、持续时间、伴随症状等。遵医嘱监测血压,若出现血压持续上升或伴有眩晕加重、头痛剧烈、呕吐、视物模糊等变化,及时通知医师,做好抢救准备。

3. 针对患者出现的症状进行指导。若由于眩晕导致严重呕吐者,暂时禁食,遵医嘱静脉补液,以防电解质紊乱;呕吐停止后,给予少量、清淡、易消化的食物。

4. 虚证眩晕者　病室宜稍温暖;中药汤剂宜热服。

5. 实证眩晕者　病室宜凉爽;中药汤剂宜温服。

6. 饮食应易消化,富有营养,气血亏虚时多服益气养血之品,如乌鸡、甲鱼、蛋类、瘦肉、猪肝、猪血及人参、大枣、桂圆、蜂蜜、枸杞子、黑芝麻等。肝阳上亢或痰浊上蒙者可服海带、海蜇、紫菜、木耳、山楂、洋葱、大蒜、芹菜、西红柿、西瓜、香蕉等,忌食动物内脏、猪头肉、公鸡肉等。

7. 病情许可的情况下,鼓励患者尽早进行主动、被动活动及肢体功能训练。

【健康指导】

1. 保持心情舒畅、乐观。

2. 注意劳逸结合,切忌过劳。

3. 加强体育锻炼,增强体质。

4. 避免强光刺激,外出时佩戴变色眼镜。

5. 不宜从事高空作业。

6. 高血压病史者要坚持服药,定期测量血压。

7. 指导患者按康复计划内容进行康复训练,日常生活中做力所能及的事,适量运动,提高 ADL 自理能力,尽早回归家庭、回归社会。

第四节　不寐康复护理

【护理评估】

1. 一般评估　生命体征及生活自理能力,睡眠史及睡眠障碍的原因;认知水平及心理社会状况。

2. 辨证　心虚胆怯证、心脾两虚证、阴虚火旺证、肝郁化火证、痰热内扰证。

【护理措施】

1. 观察患者睡眠总时数、睡眠型态及睡眠习惯、夜尿等情况,做好护理记录。

2. 服中药时,实证偏凉服用,虚证宜热服。

3. 遵医嘱给予耳穴压豆,取穴:神门、交感、心、脑点、肾等。

4. 虚证者,可多食红枣、山药、百合、银耳、黄芪粥等;实证者,可多食莲子、雪梨、竹茹等。

5. 遵医嘱给予患者穴位按摩护理。背部取督脉,从颈部到腰穴位和足太阳经背部侧线,自下而上捏 9 次,然后点压心俞、肝俞、脾俞、肺俞、肾俞,最后自上而下叩背;头部按摩印堂、鱼腰、太阳、百会、四神聪、风池、安眠穴;上肢按摩神门、内关;下肢按摩足三里、三阴交、涌泉。每个穴位按摩约 2 分钟。

6. 中药浸泡双足,水温 38~40℃为宜,每日浸泡 1~2 次,高度超过足三里,每次 30 分钟。肢体感觉功能障碍的患者,加强观察,防止烫伤。

7. 病情许可的情况下,鼓励患者尽早进行主动、被动活动及肢体功能训练。

【健康指导】

1. 嘱患者注意精神调摄,喜怒有节,心情愉快。

2. 每日应适当地活动,以增强体质。

3. 生活起居有规律,按时作息。

4. 指导患者按康复计划内容进行调养,日常生活中做力所能及的事,适量运动,清淡饮食。

第五节 麻木康复护理

【护理评估】

1. 一般评估 生命体征及麻木的原因、程度、持续时间;生活自理能力;认知水平及心理社会状况。

2. 辨证 虚证、实证。

【护理措施】

1. 麻木时,遵医嘱针刺。上肢取穴:合谷、曲池。下肢取穴:阳陵泉、足三里等。遵医嘱梅花针叩刺,以皮肤微微发红为度。局部还可遵医嘱用艾条灸。

2. 虚证者宜食红枣粥、百合莲子粥、鸡蛋、牛奶、瘦肉。实证者宜食豆腐、苦瓜、冬瓜、萝卜、荸荠、海蜇等。

3. 中药汤剂宜温服。

4. 遵医嘱给予患者中药熏洗护理。将中药煮开后文火煎煮 15~20 分钟,带药渣先熏后洗,应用蘸药水毛巾热敷患肢,每天 2 次。

5. 遵医嘱给予患者耳穴压豆护理,选耳穴肝、胆、交感、神门、皮质下穴位按压 15 分钟。两耳交换取穴,隔日 1 次。

6. 病情许可的情况下,鼓励患者尽早进行主动、被动活动及肢体功能训练。

【健康指导】

1. 嘱患者注意精神调摄,喜怒有节,心情愉快。

2. 饮食宜清淡、易消化,忌食辛辣、肥腻之品。

3. 每日应适当地活动,以增强体质。

4. 生活起居有规律,按时作息。

5. 指导患者按康复计划内容进行康复训练,日常生活中做力所能及的事,适量运动,提高 ADL 自理能力,尽早回归家庭、回归社会。

第六节 面瘫康复护理

【护理评估】

1. 一般评估 生命体征及面瘫的诱因、程度、持续时间、范围及伴随症状;生活自理能力;认知水平及心理社会状况;了解发病的具体诱因。

2. 辨证　风寒袭络、风热袭络。

【护理措施】

1. 注意观察患者口眼歪斜的程度和方向,教会患者做面肌运动(抬眉、闭眼、耸鼻、示齿、努嘴、鼓腮动作),遵医嘱予红外线照射患侧面部,每日 20 分钟,照射时用纱布遮挡双眼,适时调整间距,防止灼伤。偏瘫患者遵医嘱给予穴位按摩,取患侧太阳、承浆、四白、阳白、鱼腰、承泣、迎香、地仓、合谷等穴。

2. 眼睑闭合不全的患者,注意观察患侧眼睑闭合的程度,保持眼部卫生,擦拭时须闭眼,由上眼睑内侧向外下侧轻轻擦拭。在睡觉或出行时应配戴眼罩或有色眼镜,防止强光刺激眼球。遵医嘱给予润滑、营养、抗感染眼药水滴眼,以保护角膜及预防感染。

3. 颜面麻木的患者,指导做面肌运动,以训练表情肌为主,做睁眼、皱额、翘嘴唇、开口笑、提嘴角、吹口哨等动作,每次约20分钟,每日1次。遵医嘱给予耳穴压豆护理,取面颊、口、眼、肝、皮质下等穴。

4. 面部抽搐的患者,注意观察面肌抽搐发生的时间、程度、性质等。遵医嘱给予艾灸治疗,也可给予穴位按摩治疗,取患侧太阳、承浆、四白、阳白、鱼腰、承泣、迎香、地仓、合谷等穴。

5. 味觉障碍的患者,应注意食物的冷热度,避免坚硬的食物,注意饭后及时漱口,保持口腔清洁。偏瘫患者尽量将食物放在健侧舌后方,细嚼慢咽。

6. 遵医嘱给予患者拔罐护理,于患侧口旁闪罐,以皮肤微红为度。

7. 遵医嘱给予患者穴位贴敷护理,取患处颊车、地仓、太阳、翳风等穴,每日 1 次。

8. 风寒袭络者宜热食,忌生冷;风热灼络者,可服用薄荷、竹茹等疏风清热。

9. 中药汤剂宜温服。

10. 病情许可的情况下,鼓励患者尽早进行主动、被动活动及肢体功能训练。

【健康指导】

1. 急性期后可加强身体锻炼,以增强抵抗力。

2. 夏季避免头部位于风口窗隙处睡眠,冬季注意面部和耳后保暖。

3. 指导患者自行对镜按摩瘫痪的面肌,每日 3~4 次,每次 3~10 分钟,神经功能开始恢复后,可对镜练习瘫痪肌的各单个面肌的随意运动。

4. 按摩方法　用手掌紧贴瘫肌做环形按摩,也可顺瘫肌收缩的正常方向按摩,手法适宜轻柔。

5. 保持心情愉快,注意保暖,清淡饮食。

6. 指导患者按康复计划内容进行康复训练,日常生活中做力所能及的事,适量运动,提高 ADL 自理能力,尽早回归社会。

第二部分

康复护理技术操作规程及评分标准

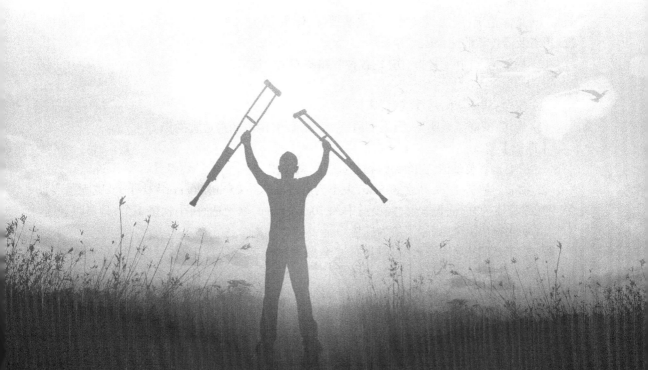

第一章 脑损伤康复护理技术操作规程及评分标准

第一节 良肢位(抗痉挛体位)技术

(一) 操作规程

【目的】

1. 防止肌肉痉挛、关节挛缩和异常姿势加重。

2. 减少健侧过度代偿和大脑的健侧皮质对患侧皮质的"交互性抑制作用",有助于患者上运动神经元的促通。

3. 增加正确感觉输入,使患者对患侧肢体能够及早恢复感觉、知觉。

4. 预防卧床引起的并发症,如预防压力性损伤、肺部感染、肩关节半脱位、深静脉血栓等。

【评估】

1. 患者

(1) 整体情况:病情、意识状况、皮肤情况、体重、心理认知水平、自理能力及肢体活动情况、患者及照护者的配合程度等。

(2) 局部情况:有无骨折、伤口、各种管路及固定情况等。

2. 环境

(1) 安全:病床床闸制动状态,床挡完好。

(2) 病房:安静宽敞明亮,温湿度适宜,空气清新,围帘遮挡适宜操作。

【准备】

1. 护士 着装整洁,去除尖锐物品,洗手,戴口罩。

2. 物品 肩垫1个,高度3~5cm,大小为肩胛面积约25cm×20cm;背枕1个,宽大紧实、易于支撑身体为宜;枕头3个,大小适中约70cm×40cm、软硬适宜;小软垫1个;必要时颈枕1个,足底支撑垫1个;病床床垫为棕垫。

3. 患者及照护者 了解操作目的、过程、注意事项及配合要点。

【操作步骤】

操作前确保床铺平整,头枕高度适宜、软硬适中,视病情调整床头角度取舒适卧位。

1. 仰卧位　头部不能过伸,过度前屈,颈部不能悬空,保持颈部中立位。

上肢:患侧肩关节稍外展小于45°,高度适宜的薄垫放置肩胛骨内侧缘,肩胛带前伸,两肩平行;患侧上肢软枕支撑高于心脏水平,前臂旋前,肘伸展,腕关节中立位,轻度背伸10°~20°,手指伸展,掌心向下。健侧上肢放置舒适的任意位置。

下肢:患侧骨盆下垫薄枕,髋关节内收内旋。患侧下肢伸髋、膝(膝关节下垫软小枕,呈5°屈曲),踝稍背屈或呈中立位,足心不用物支撑,或患侧下肢屈曲足踩床面。(足底置支撑垫,患侧足跟负重,出现小腿三头肌张力增高时,去除足下支撑垫,避免诱导出现下肢伸肌痉挛、踝关节跖屈内翻等错误模式)。健侧下肢放置舒适的任意位置。

2. 健侧卧位　协助翻身,较仰卧位略高枕头,避免过度屈曲和后仰,保持中立位。检查受压皮肤。

上肢:患侧肩关节前屈90°,肩胛带前伸,躯干略前倾,背后垫枕。患侧上肢软枕支撑,肘关节伸展,腕关节中立位,轻度背伸,手指自然伸展,掌心向下。健侧上肢放置舒适的任意位置。

下肢:患侧下肢软枕支撑,高度不出现髋关节内旋、内收,屈髋、屈膝,足(踝)不能悬空,避免足内翻。健侧下肢髋膝关节伸展或略屈曲。

3. 患侧卧位　协助翻身,头部稍前屈。检查受压皮肤。

上肢:患侧肩关节前屈不大于90°,肩胛带前伸,躯干略后仰、背后垫枕稍后倾。患侧上肢前臂旋后,肘关节伸展,腕关节中立位,轻度背伸,手指自然伸展,掌心向上,健侧上肢放在身体上方或后边的枕头上。

下肢:患侧下肢伸髋,稍屈膝,踝稍背屈或中立位。(足底置支撑垫,患侧足跟负重,出现小腿三头肌张力增高时,去除足下支撑垫,避免诱导出现下肢伸肌痉挛、踝关节跖屈内翻等错误模式)。健侧下肢髋膝关节屈曲并用枕头支撑避免压迫患侧下肢。

【注意事项】

1. 床铺保持平整,清洁。最好采用棕垫床垫,减少气垫床的使用时间。

2. 准确客观评估病情,根据评估结果采取技术操作,预防误用和过用综合征。

3. 操作过程中随时观察病情变化,与患者沟通有无不适。各种管路妥善固定,以免脱出。

4. 定时更换良肢位,防止压力性损伤的发生。同时给予患侧皮肤的非强力触摸,进行自我感觉输入与知觉、认知确认。

5. 尽量减少仰卧位,鼓励患侧卧位,适当健侧卧位。掌心、足底不放置物品,避免刺激诱发异常反射活动。

6. 患侧卧位时将患肩前伸,以免垂直受压,产生疼痛,影响患侧上肢血液循环。

7. 良肢位期间,鼓励或协助患者进行肢体、关节被动或主动运动,防止医用性、失用性综合症。

8. 根据患者日常生活能力、障碍情况等,更换体位时,患者应配合或协助完成。

9. 遵循节力的原则,动作轻柔、防止动作粗暴、用力适中,尤其患侧肢体保护。体位摆放舒适、安全。保护患者隐私。

（二）评分标准

良肢位（抗痉挛体位）技术操作考核评分标准

科室：　　　　　　　　　　考核者姓名：　　　　　　　　　　分数：

项目	分值	技术操作要求	得分
仪表	5分	仪表端庄，着装整洁（2分），去除尖锐物品，洗手、戴口罩（3分）	
操作前准备	评估 5分	病情、意识状况、皮肤情况、心理、认知水平（1分），自理能力及肢体活动、言语情况等（2分），有无骨折、伤口、各种管路及固定情况等（1分），病床床闸制动、床挡完好（1分）	
	沟通 2分	讲解良肢位更换目的及方法，取得配合（2分）	
	用物 3分	肩垫：高度3~5cm，大小：肩胛面积约25cm×20cm，1个（0.5分）背枕：宽大紧实、易于支持身体为宜1个（0.5分）枕头：大小适中约70cm×40cm、软硬适宜3个（0.5分），小软垫：1个（0.5分）必要时：颈枕1个（0.5分）；足底支撑垫：1个（0.5分）	
操作过程	准备 5分	床铺平整（1分），视病情调整床头角度取舒适（2分），检查枕头高度（2分）	
	仰卧位 25分	颈部中立位（1分），患侧肩关节稍外展小于45°（2分），薄垫放置肩胛骨内侧缘（3分），肩胛带前伸（2分），两肩平行（1分），患侧上肢软枕支撑高于心脏水平（1分），前臂旋前（1分），肘伸展，腕关节中立位、轻度背伸，手指伸展（3分），掌心向下（1分）；健侧上肢舒适的任意位置（1分）	
		患侧骨盆下垫薄枕、髋关节内收内旋（2分），患侧下肢伸髋、伸膝（膝关节下垫软小枕，呈5°屈曲）（2分），踝稍背屈或呈中立位（2分），足心不需用物支撑，或患侧下肢屈曲足踩床面（2分）；健侧下肢舒适的任意位置（1分）	
	健侧卧位 20分	协助翻身（1分），头颈部中立位（2分），检查受压皮肤（1分）	
		患侧肩关节前屈90°，肩胛带前伸（3分），躯干略前倾、背后垫枕（2分），患侧上肢软枕支撑（1分），肘关节伸展、腕关节中立位、轻度背伸，手指自然伸展（3分），掌心向下（1分）；健侧上肢放置舒适的任意位置（1分）	
		患侧下肢软枕支撑（1分），屈髋、屈膝、踝稍背屈或中立位（2分），足（踝）不能悬空，避免足内翻（1分），健侧下肢髋膝关节伸展或略屈曲（1分）	
	患侧卧位 20分	协助翻身（1分），头部稍前屈（2分），检查受压皮肤（1分）	
		患侧肩关节前屈不大于90°（3分），肩胛带前伸（2分），躯干略后仰、背后垫枕（2分），患侧上肢肘关节伸展，腕关节中立位、轻度背伸，手指自然伸展（2分），掌心向上（1分）；健侧上肢放置舒适的任意位置（1分）	
		患侧下肢伸髋、稍屈膝、踝稍背屈或中立位（3分），健侧下肢髋、膝关节屈曲并用枕头在下面支撑避免压迫患下肢（2分）	
操作后	态度 5分	态度和蔼（1分）、人文关怀（1分）、保护隐私（3分）	
	行为 5分	动作熟练（3分）、物品整理妥当（2分）	
提问	5分	掌握（5分）、部分掌握（3分）、未掌握（0分）	
总分	100分		

考官签字：　　　　　　　　　　　　　　　考核日期：　　年　　月　　日

第二节 桥式运动技术

（一）操作规程

【目的】

1. 训练骨盆控制能力。

2. 诱发下肢分离运动。

3. 缓解躯干、下肢痉挛。

4. 训练躯干平衡。

5. 减少照护者体力消耗,便于患者排便、穿脱裤子、更换床单等日常照护。

【评估】

1. 患者

（1）整体情况:病情、意识状况、皮肤情况、心理认知水平、自理能力及肢体活动情况、患者及照护者的配合程度等。

（2）局部情况:有无骨折、伤口、各种管路及固定情况等。

2. 环境

（1）安全:病床床闸制动状态,床挡完好。

（2）病房:安静宽敞明亮,温湿度适宜,空气清新,适宜操作。

【准备】

1. 护士　着装整洁,去除尖锐物品,洗手,戴口罩。

2. 物品　无特殊物品准备。

3. 患者及照护者　了解操作目的、过程、注意事项及配合要点。

【操作步骤】

1. 双侧桥式运动　患者仰卧位,双上肢放于体侧,双下肢屈曲,双足平踏于床面,伸髋,缓慢将臀部抬起,维持 5~10 秒慢慢放下,重复 5~10 组。操作者站于患侧进行指导及辅助,根据患者个体情况,协助其双下肢屈曲,辅助固定患侧膝、踝关节,观察患者全身状况,询问有无不适。

2. 单侧桥式运动　患者仰卧位,双上肢放于体侧,患侧下肢屈曲,患足独立平踏于床面,伸髋,缓慢将臀部抬起,维持 5~10 秒慢慢放下,重复 5~10 组。操作者站于患侧进行指导及辅助,根据患者个体情况,协助其患侧下肢屈曲,辅助固定患侧膝、踝关节,观察患者全身状况,询问有无不适。

患者能独立完成桥式运动,可进行抗阻训练,在患者两侧髋部,给予向下稍小于其向上的阻力。每次抗阻 10 秒,休息 10 秒,重复 10 次为 1 组,每日可做 2 组,训练过程中询问患者有无不适。

【注意事项】

1. 由于患者的病情、体力、年龄的不同,训练应制订个体化计划,循序渐进。

2. 训练时健侧带动患侧,但患侧也要主动活动,共同用力。

3. 训练时动作不要过快、过猛,要缓慢用力,避免引起疼痛。

4. 活动中避免憋气、防止下肢向两侧倾倒。

5. 协助患者摆放体位时不能拖、拉患侧肢体。

6. 注意患者的心率、血压、血氧饱和度的变化,颜面口唇颜色。如出现明显胸闷气短、晕厥、胸痛时应停止或调整训练强度。

(二)评分标准

桥式运动技术操作考核评分标准

科室: 考核者姓名: 分数:

项目	分值	技术操作要求	得分
仪表	5分	仪表端庄,着装整洁(2分),去除尖锐物品,洗手、戴口罩(3分)	
操作前	评估 8分	病情、意识状况、皮肤情况、心理、认知水平(2分),自理能力及肢体活动情况、患者及照护者的配合程度等(3分),有无骨折、伤口、各种管路及固定情况等(2分),病床床闸制动状态,床挡完好(1分)	
	沟通 2分	讲解桥式训练目的及方法,取得配合(2分)	
操作过程	准备 10分	床铺平整(2分),放平床头(2分),去除枕头(2分),患者仰卧位,双上肢放于体侧(4分)	
	双侧搭桥 30分	双下肢屈曲,双足平踏于床面(6分),伸髋,缓慢将臀部抬起(6分),维持5~10s慢慢放下,重复5~10组(6分),操作者站于患侧,辅助固定患侧膝关节(6分),观察患者全身状况,询问有无不适(6分)	
	单侧搭桥 30分	患侧下肢屈曲,患足独立平踏于床面(6分),伸髋,缓慢将臀部抬起(6分),维持5~10s慢慢放下,重复5~10组(6分),操作者站于患侧,辅助固定患侧膝关节(6分),观察患者全身状况,询问有无不适(6分)	
操作后	态度 5分	态度和蔼(1分)、人文关怀(1分)、保护隐私(3分)	
	行为 5分	动作熟练(3分)、物品整理妥当(2分)	
提问	5分	提问:掌握(5分)、部分掌握(3分)、未掌握(0分)	
总分	100分		

考官签字: 考核日期: 年 月 日

第三节 摆动式翻身技术

(一)操作规程

【目的】

1. 使用科学、节力的方法指导或辅助患者更换体位。

2. 改善患者躯体活动范围,提高其日常生活能力。

3. 改变患者体位,预防压力性损伤、肺部感染等并发症发生。

4. 为躯体转移训练做好准备。

【评估】

1. 患者

(1) 整体情况:病情、意识状况、体重、心理认知水平、自理能力及肢体活动情况、患者及照护者的配合程度等。

(2) 局部情况:有无骨折、伤口、各种管路及固定情况等。

2. 环境

(1) 安全:病床床闸制动状态。

(2) 病房:安静宽敞明亮,温湿度适宜,空气清新,适宜操作。

【准备】

1. 护士　着装整洁,去除尖锐物品,洗手,戴口罩。

2. 物品　床单位床铺平整,枕头高度合适。

3. 患者及照护者　了解操作目的、过程、注意事项及配合要点。

【操作步骤】

1. 向患侧卧位翻身　患者仰卧位,健侧下肢屈髋屈膝,双上肢 Bobath 握手上举至肩前屈 90°,头转向患侧,健侧上肢带动患肢向患侧摆动 2~3 次,带动躯干向患侧转,健足向侧后方蹬床,使骨盆和下肢转向患侧,健侧下肢向前摆动并置于患腿前方,向患侧翻身。

2. 向健侧翻身　患者仰卧位,健足从患侧腘窝处插入患侧小腿下方,用健足勾起患足,双上肢 Bobath 握手上举至肩前屈 90°,头转向健侧,健侧上肢带动患肢向健侧摆动 2~3 次,利用躯干的旋转和上肢的摆动惯性向健侧翻身。

3. 辅助翻身　操作者站在翻身的一侧,让患者双上肢 Bobath 握手上举至肩前屈 90°,头转向翻身侧,帮助患侧下肢屈髋、屈膝,一手扶住患者肘部,一手扶住双膝,协助患者来回摆动 2~3 次后,借助惯性向健侧或者患侧翻身。

【注意事项】

1. 向患侧或健侧翻身时,应先转头和颈,然后正确地连续转肩和上肢躯干、腰、骨盆及下肢。

2. 确认床边留有足够的空间患者翻身,以确保翻身后的安全和舒适。

3. 确保患侧肩部有足够支撑,不能拖拽患侧肢体。

4. 摆动式翻身时动作不要过快、过猛。不建议年龄大、血压不稳定的患者采用此翻身方法。

(二) 评分标准

摆动式翻身技术操作考核评分标准

科室:　　　　　　　　　　考核者姓名:　　　　　　　　　　　　　　分数:

项目	分值	技术操作要求	得分
仪表	5分	仪表端庄,着装整洁(2分),去除尖锐物品,洗手,戴口罩(3分)	
操作前准备	评估 5分	病情、意识状况、体重、心理认知水平(1分),自理能力及肢体活动情况、患者及照护者的配合程度等(2分),有无骨折、伤口、各种管路及固定情况等(1分),病床床闸制动状态(1分)	

续表

项目	分值	技术操作要求	得分
操作前准备	沟通 2分	讲解摆动式翻身的目的及方法,取得配合(2分)	
	用物 3分	床铺平整(1分),枕头高度合适(2分)	
操作前过程	向患侧卧位 25分	患者仰卧位(2分),健侧下肢屈髋屈膝(3分),双上肢 Bobath 握手上举至肩前屈 90°(4分),头转向患侧(4分),健侧上肢带动患肢向患侧摆动 2~3 次(4分),带动躯干向患侧转,使骨盆和下肢转向患侧(4分),健侧下肢向前摆动并置于患腿前方(4分)	
	向健侧卧位 25分	患者仰卧位(2分),健足从患侧腘窝处插入患侧小腿下方(3分),用健足勾起患足(4分),双上肢 Bobath 握手上举至肩前屈 90°(4分),头转向健侧(4分),健侧上肢带动患肢向健侧摆动 2~3 次(4分),利用躯干的旋转和上肢的摆动惯性向健侧翻身(4分)	
	辅助翻身 20分	操作者站在翻身的一侧(1分),让患者双上肢 Bobath 握手上举至肩前屈 90°(3分),头转向患侧(3分),帮助患侧下肢屈髋、屈膝(3分),一手扶住患者肘部(2分),一手扶住双膝(2分),协助患者来回摆动 2~3 次后(3分),借助惯性向健侧或患侧翻身(3分)	
操作后	态度 5分	态度和蔼(1分)、人文关怀(1分)、保护隐私(3分)	
	行为 5分	动作熟练(3分)、物品整理妥当(2分)	
提问	5分	掌握(5分)、部分掌握(3分)、未掌握(0分)	
总分	100分		

考官签字:　　　　　　　　　　　　　　　　考核日期:　　年　　月　　日

第四节　轮椅移乘技术

(一) 操作规程

【目的】

1. 扩大患者的活动范围。

2. 改善躯体运动功能,预防压力性损伤、肺部感染等并发症的发生,提高其日常生活能力。

3. 为患者回归家庭和社会做准备。

【评估】

1. 患者

(1) 整体情况：病情、意识状况、活动耐力、体重、心理认知水平、自理能力及肢体活动情况、患者及照护者的配合程度等。

(2) 局部情况：有无骨折、伤口、各种管路及固定情况等。

2. 环境

(1) 安全：病床床闸制动状态，床挡完好，轮椅制动性能良好。

(2) 病房：安静宽敞明亮，温湿度适宜，空气清新，适宜操作。

【准备】

1. 护士　着装整洁，去除尖锐物品，洗手，戴口罩。

2. 物品　选择合适性能良好的轮椅、必要时增加轮椅坐垫、体位垫等物品。

3. 患者及照护者　了解操作目的、过程、注意事项及配合要点。

【操作步骤】

1. 床 - 轮椅转移

(1) 轮椅放置患者健侧床边，与床头成 30°~45°夹角，制动手闸，翻起脚踏板，制动病床。

(2) 根据患者肢体障碍程度，协助患者坐于床边，两足平踏地面，健足较患足略向前。

(3) 根据患者肢体障碍程度，需要协助时分三种方式：护士双下肢分开位于患者患腿两侧，夹紧患膝并固定，患者 Bobath 握手环抱护士颈部；护士抵住患侧膝关节，患者 Bobath 握手环抱护士颈部；患者用健手环抱住患侧上肢。然后患者身体前倾，护士双手抓住患者腰带，共同喊"1、2、3"，同时站起。护士观察轮椅的位置，协助患者以健腿为轴转动躯干，对准轮椅缓缓坐下。不需要协助时，患者健手扶着轮椅远端的扶手，健腿支撑站起，待站稳后以健腿为轴缓慢转动身体，对准轮椅缓缓坐下，调整坐姿。

(4) 协助患者调整好坐姿，保持充分的轮椅端坐位，患肢处于中立位，健足勾住患足放于脚踏板上，健足自行放于另一脚踏板上，系好安全带。整理好衣物。

(5) 护患配合良好，操作节力。

2. 轮椅 - 床转移

(1) 轮椅放置患者健侧床边，与床尾成 30°~45°夹角，制动轮椅及病床，健足勾住患足放于地面上，健足移开双侧脚踏板，健足较患足略向前。解开安全带，协助患者将躯干前移。

(2) 根据患者肢体障碍程度，需要协助时同前面三种方式，护士观察床的位置，协助患者以健腿为轴转动躯干，对准床边缓缓坐下。不需要协助时，患者健手扶着床边，健腿支撑站起，待站稳后以健腿为轴缓慢转动身体，对准床边缓缓坐下。

(3) 协助患者躺好，为良肢位(抗痉挛体位)，拉好床挡。

(4) 护患配合良好，操作节力。

【注意事项】

1. 转移过程中注意观察患者面色、呼吸等病情变化，如有不适及时终止转移。

2. 转移过程中注意患者的安全，保护好患侧肢体，避免跌倒、骨折等意外的发生，乘坐轮椅须系好安全带。

（二）评分标准

轮椅转移技术操作考核评分标准

科室：　　　　　　　　考核者姓名：　　　　　　　　　　　分数：

项目	分值	技术操作要求	得分
仪表	5分	仪表端庄，着装整洁(2分)，去除尖锐物品，洗手，戴口罩(3分)	
操作前	评估 5分	病情、意识状况、活动耐力、体重、心理认知水平(1分)，自理能力及肢体活动情况、患者及照护者的配合程度(2分)，有无骨折、伤口、各种管路及固定情况等(1分)，病床床闸制动状态，床挡完好，轮椅制动性能良好(1分)	
	沟通 2分	讲解轮椅移乘目的及方法，取得配合(2分)	
	用物 3分	选择合适的轮椅(1分)，检查轮椅性能(2分)	
操作过程	床—轮椅转移 35分	轮椅放置患者健侧床边(2分)，与床头成30°~45°夹角(2分)，制动手闸，翻起脚踏板(2分)，制动病床(2分)	
		根据患者肢体障碍程度，协助患者坐于床边(2分)，两足平踏地面(1分)。	
		护士抵住患侧膝关节(2分)，患者Bobath握手环抱护士颈部，身体前倾(2分)，护士双手抓住患者腰带(2分)，共同喊"1、2、3"，同时站起(2分)。护士观察轮椅的位置(2分)，协助患者以健腿为轴转动躯干(2分)，对准轮椅缓缓坐下(2分)	
		协助患者调整好坐姿(1分)，整理好衣物(1分)，正确放置患肢位置(1分)。患者双足放于脚踏板上(1分)，系好安全带(1分)	
		护患配合良好，操作节力(5分)	
	轮椅—床转移 35分	轮椅放置患者健侧床边(2分)，与床尾成30°~45°夹角(2分)，制动轮椅，制动病床(2分)，移开脚踏板(2分)，解开安全带(2分)，协助患者前移(1分)	
		护士抵住患侧膝关节(2分)，患者用健手抱住患侧上肢，身体前倾(2分)，护士双手抓住患者腰带(2分)，共同喊"1、2、3"，同时站起(2分)。护士观察床的位置(2分)，协助患者以健腿为轴转动躯干(2分)，对准床边缓缓坐下(2分)	
		协助患者躺好，为良肢位，拉好床挡(5分)	
		护患配合良好，操作节力(5分)	
操作后	态度 5分	态度和蔼(1分)、人文关怀(1分)、保护隐私(3分)	
	行为 5分	动作熟练(3分)、物品整理妥当(2分)	
提问	5分	掌握(5分)、部分掌握(3分)、未掌握(0分)	
总分	100分		

考官签字：　　　　　　　　　　　　　　　考核日期：　　年　　月　　日

第五节 日常生活能力指导技术

（一）操作规程

【目的】

1. 提高患者日常生活活动能力，依赖减少到最低程度。

2. 改善患者躯体功能的灵活性、协调性，增强活动能力。

3. 提高患者生活质量，促进其早日回归家庭或社会。

【评估】

1. 患者

（1）整体情况：病情、意识状况、皮肤情况、心理认知水平、坐位与立位平衡、自理能力及肢体活动情况、患者及照护者的配合程度等。

（2）局部情况：有无骨折、伤口、各种管路及固定情况等。

2. 环境

（1）安全：病床床闸制动状态，床挡完好，轮椅制动性能良好，地面干燥。

（2）病房：安静宽敞明亮，温湿度适宜，空气清新，适宜操作。

【准备】

1. 护士 着装整洁，去除尖锐物品，洗手，戴口罩。

2. 物品 病床、轮椅、餐具、脸盆、温水及合适的衣裤等。

3. 患者及照护者 了解操作目的、过程、注意事项及配合要点。

【操作步骤】

1. 穿脱衣裤、鞋、袜训练

（1）穿脱套头式上衣：患者取坐位，健侧手将上衣背面朝上放在膝上，将患肢插入衣袖，患手伸至衣袖口，拉衣服相应部位于肘部与腋下，再将健侧肢插入衣袖并伸出，然后将衣服后衣襟部分收起并抓住，头从领口钻出，最后整理衣服。脱衣时，低头，用健手从颈后将衣服拉过头部，先退出头部，再脱去健侧上肢的衣袖，最后用健侧手脱去患侧上肢的衣袖。

（2）穿脱前开襟上衣：患者取坐位，健侧手将袖口自患侧手穿过，患侧手要伸出衣袖口，衣领拉至肩部，健侧手沿衣领自颈后绕过，并将健侧上肢穿进袖口，整理衣服系扣。脱上衣时，患者取坐位，先将患侧肩露出，再将健侧衣袖脱下，最后用健侧手脱下患侧衣袖。

（3）穿脱裤子训练：训练穿裤子时，先穿患侧至大腿处，再穿健侧至大腿处，缓慢站起把裤子提至腰部，整理。脱裤子时，先脱健侧，后脱患侧。

（4）穿脱袜子、鞋：穿袜子时，患者取坐位，将患腿抬起置于健腿膝上，用健手协助穿上袜子和鞋。

2. 个人卫生训练

（1）修饰训练：包括梳头、洗脸和刷牙。

1）梳头：健侧手拿起梳子，完成梳头动作；训练患侧手时，如患侧手不能抓握或患侧上肢关节活动范围受限时，可加粗或加长梳子手柄。

2）洗脸：坐在稳固椅子上用健手开关水龙头并测试调节水温，用健手清洗面部，将毛巾绕在水龙头上,用健手拧干,擦脸。

3) 刷牙:健手辅助患手取漱口液,患侧手固定牙膏,用健手拧开盖子,将牙膏挤在牙刷上,用健手刷牙。

(2) 沐浴训练:患者坐在椅子上,健侧手测试调节水温,使用长柄刷擦洗背部,还可以将湿毛巾搭在椅背上,通过背部摩擦毛巾擦洗背部,擦干背部用同样方法。

(3) 如厕训练:使用轮椅至厕所,转移至坐便器,穿脱裤子方法同前。手功能障碍者,可将卫生纸缠绕在手上使用,也可使用抽纸巾,用健手完成擦拭。

3. 进食指导训练

(1) 患者坐在餐桌前,患侧上肢放在桌面上。

(2) 用健手使用饭勺或筷子进食。

(3) 防止餐具在桌面上滑动,可在餐具下垫上湿毛巾或橡胶垫。

【注意事项】

1. 穿衣裤、鞋、袜训练

(1) 训练时,患者坐位平衡功能Ⅱ级及以上,旁边要有人保护。

(2) 选择衣裤,质地要软、宽松勿紧身,穿着舒适,穿脱方便。

(3) 首选开衫散口方扣或圆扣的衣服,如果功能较好的患者可选用鸡心领口套头衣服;选用具有松紧性裤腰带的裤子。

(4) 尽量选择搭扣式、粘扣式鞋,避免选用系带鞋;鞋子松紧大小适宜,防止感觉障碍者发生皮肤损伤。

2. 个人卫生训练

(1) 应根据个人具体情况而定,并对家居环境给予一定的指导性意见和建议,保证患者回归家庭后的生活安全。

(2) 进行训练时患者应坐位平衡功能Ⅱ级及以上。

(3) 使用热水时,健手测试水温,注意水温恒定,防止烫伤。

(4) 训练时有人在旁保护,防止跌倒。

(5) 洗澡时间不宜过长,以免发生意外。

3. 进食指导训练

(1) 根据患者入院评估吞咽筛查表判定患者进食情况。

(2) 患者进食时,出现呼吸急促、大汗、呛咳等窒息表现应立即停止进食动作。

(3) 结合患者功能障碍情况,合理摆放餐食及选择合适的进食工具。

(二) 评分标准

日常生活能力指导技术操作考核评分标准

科室:　　　　　　　　　　考核者姓名:　　　　　　　　　　　　　　　分数:

项目	分值	技术操作要求	得分
仪表	5分	仪表端庄,着装整洁(2分),去除尖锐物品,洗手,戴口罩(3分)	
操作前准备	评估5分	病情、意识状况、皮肤情况、心理认知水平(1分),坐位与立位平衡、自理能力及肢体活动情况、患者及照护者的配合程度(2分),有无骨折、伤口、各种管路及固定情况等(1分),床闸制动状态,床挡完好,轮椅制动性能良好,地面干燥(1分)	

续表

项目	分值	技术操作要求	得分
操作前准备	沟通2分	讲解生活自理能力训练目的及方法,取得配合(2分)	
	用物3分	常用的日常生活活动的用物(3分)	
操作过程	穿着训练40分	讲解穿着自理的重要性、方法,取得配合(2分)及注意事项(2分)	
		训练穿、脱套头上衣,穿脱程序正确(10分)	
		训练穿、脱开身上衣,穿脱程序正确(10分)	
		训练穿、脱裤子,穿脱程序正确(10分)	
		训练穿、脱袜子,穿脱程序正确(3分)	
		训练穿、脱鞋,穿脱程序正确(3分)	
	个人卫生训练20分	讲解清洁自理重要性、方法,取得配合(3分)及注意事项(2分)	
		指导修饰梳洗方法正确(6分)	
		指导入浴方法正确(6分)	
		指导如厕方法正确(3分)	
	进食指导10分	指导进食姿势正确(2分)	
		指导进食方法正确(4分)	
		指导患者进食适宜食物(2分),根据需要选择合适餐具(2分)	
操作后	态度5分	态度和蔼(1分)、人文关怀(1分)、保护隐私(3分)	
	行为5分	动作熟练(3分)、物品整理妥当(2分)	
提问	5分	掌握(5分)、部分掌握(3分)、未掌握(0分)	
总分	100分		

考官签字：　　　　　　　　　　　　　　　　　考核日期：　　　年　　月　　日

第六节　平衡功能训练技术

(一) 操作规程

【目的】

1. 改善患者平衡功能。

2. 预防患者跌倒。

3. 提升患者日常生活自理能力。

【评估】

1. 患者

(1) 整体情况:病情、意识状况、认知、肌力、关节活动范围、肢体控制能力、协调性、运动速度、肌张力、感觉功能、患者及照护者的配合程度等。

(2) 局部情况:有无骨折、伤口、各种管路及固定情况等。

2. 环境

(1) 安全:病床处于刹车状态,床挡性能完好。

(2) 病房:安静宽敞明亮,无障碍物、温湿度适宜,适宜操作。

【准备】

1. 护士 着装整洁,去除尖锐物品,洗手,戴口罩。

2. 物品 洗手液、泡沫垫、平衡杠(必要时)。

3. 患者 向患者及家属讲解平衡功能训练的目的、方法、注意事项及配合要点。

【操作步骤】

1. 坐位训练

(1) 逐步抬高患者头部和上身,以防体位性低血压,采用可调式斜床或靠背,从30°开始抬高上身及头部,根据患者的情况逐渐延长坐位时间和次数。

(2) 3~6天逐渐将床头摇高至60°,根据患者情况逐渐延长坐位时间和次数。

(3) 一周后逐渐将床头摇高增至90°端坐位,根据患者的情况逐渐延长坐位时间和次数。

2. 坐位平衡训练

(1) 一级平衡(静态平衡)

1) 患者坐位,护士坐于其患侧,一手放在患侧腋下,一手放在其健侧腰部,指导患者将重心移向患侧,再逐渐将重心移至健侧,左右来回进行。

2) 患者坐位,护士协助其将身体向前或向后倾斜,然后缓慢恢复至中立位,前后反复训练。

(2) 二级平衡(自动态平衡)

1) 患者坐位下独立完成身体重心转移。

2) 躯干屈曲、伸展、左右倾斜及旋转运动。

3) 坐位拾取身边周围物品。

4) 坐位下进行其他作业活动,能保持良好的坐位平衡。

(3) 三级平衡(他动态平衡)

患者坐位,双手抱肘于胸前,护士从前、后、左、右方向加外力推患者,能保持良好的坐位平衡。

3. 站立位平衡训练

(1) 一级平衡:患者背靠墙,两足分开站立,护士站在患侧,用膝盖控制患者下肢,开始两足间距大,逐步缩小两足间距,增加难度。(根据患者需求可选择扶栏杆或者其他支持物)。

(2) 二级平衡

1) 患者在站立下独立完成身体重心转移。

2) 躯干屈曲、伸展、左右倾斜及旋转运动。

3) 站立位拾取身体周围物品。

4) 站位作业,能保持良好的站立位平衡。

(3) 三级平衡

患者站立位,护士从前、后、左、右方向施加外力推患者,能保持良好的站立位平衡;注意保护患者预防跌倒。

【注意事项】

1. 平衡训练前,应要求患者放松,消除恐惧紧张心理,若存在肌肉痉挛问题,应先设法缓解肌肉痉挛。

2. 加强安全措施。应选择与患者平衡功能水平相当的平衡训练,一般从简单到复杂。

3. 加强患者安全教育,特别要注意让患者穿软底、平跟、合脚的鞋。

4. 平衡训练首先要保持头和躯干的稳定,尽量让患者注意力集中,加强训练过程中的安全防范及监护。

5. 动态平衡训练时,他人施加的外力不应过强。

6. 若训练过程中发生头晕、头痛或恶心症状时,应减少运动量或暂停训练。

(二)评分标准

平衡功能训练技术操作考核评分标准

科室:　　　　　　　　　考核者姓名:　　　　　　　　　　　　　　分数:

项目	分值	技术操作要求	得分
仪表	5分	着装符合要求(2分),剪指甲、洗手、戴口罩(3分)	
操作前准备	评估 10分	病情、意识状况、认知、配合程度(3分),肌力、关节活动范围、肢体控制能力、协调性、运动速度、肌张力、感觉功能(3分),有无骨折、伤口、各种管路及固定情况等(3分),环境安静宽敞无障碍物(1分)	
	沟通 2分	讲解平衡功能训练目的及方法,取得配合(2分)	
	用物 3分	物品齐全、正确(3分)	
指导训练内容	长坐位训练 20分	逐步抬高头部和上身,以防体位性低血压,用可调式斜床或靠背,从30°开始抬高上身及头部,根据患者的情况逐渐延长坐位时间和次数(5分)	
		3~6d逐渐将床头摇高至60°,根据患者情况逐渐延长坐位时间和次数(5分)	
		一周后逐渐将床头摇高增至90°端坐位,根据患者的情况逐渐延长坐位时间和次数(5分)	
		应从臀部开始抬高,不能仅在颈部,以防头过度前屈(5分)	
	坐位平衡训练 25分	一级平衡训练:①患者坐位,护士坐于其患侧,一手放在患侧腋下,一手放在其健侧腰部,指导患者将重心移向患侧,再逐渐将重心移至健侧,左右来回进行(3分);②患者坐位,护士协助其将身体向前或向后倾斜,然后缓慢恢复至中立位,前后反复训练(2分)	
		二级平衡训练:患者坐位下独立完成身体重心转移(2分),躯干屈曲、伸展、左右倾斜及旋转(2分),坐位拾取身边物品(2分),坐位下进行其他左右活动,能保持良好坐位平衡(2分)	
		三级平衡训练:患者站立位(1分),护士从前、后、左、右方向施加外力推患者(4分),患者能保持良好站立位平衡(1分)	
		训练过程中双下肢接触地面,注意安全保护,避免向患侧倾倒。平衡训练应保持头和躯干稳定。动态平衡训练时,他人施加的外力不应过强(6分)	

项目	分值	技术操作要求	得分
指导训练内容	站立位平衡训练25分	一级平衡训练:患者背靠墙(1分),两足分开站立(1分),护士站在患侧(1分),用膝盖控制患者下肢(1分),开始两足间距大,逐步缩小两足间距,增加难度(2分)。根据患者需求可选择扶栏杆或者其他支持物(2分)	
		二级平衡训练:①患者在站立下独立完成身体重心转移(2分);②躯干屈曲、伸展、左右倾斜及旋转运动(2分);③站立位拾取身体周围物品(2分);④站位作业,能保持良好的站立位平衡(2分)	
		三级平衡训练:患者站立位(1),护士从前、后、左、右方向施加外力推患者(4分),患者能保持良好的站立位平衡(2分),注意保护患者预防跌倒(2分)	
提问	10分	掌握(10分)、部分掌握(5分)、未掌握(0分)	
总分	100分		

考官签字: 考核日期: 年 月 日

第七节　间歇经口管饲技术(IOE)

(一) 操作规程

【目的】

1. 保持消化道的生理功能,符合正常进食规律。

2. 通过反复的刺激训练,改善患者吞咽、呼吸协调性,预防误吸。

3. 降低食物反流、吸入性肺炎的发生,因营养管不需进入胃内,不影响贲门括约肌的功能,鼻咽腔也处于关闭状态。

4. 提高患者的营养状况,利于吞咽功能恢复,增强机体抵抗力。

5. 增强舒适感,改善形象,增强自信。

【评估】

1. 患者

(1) 整体情况:病情、意识状况、皮肤情况、心理认知水平、自理能力及肢体活动、坐位平衡情况、患者及照护者的配合程度等。

(2) 局部情况:口腔黏膜是否完整、有无溃疡,口腔清洁情况,无痰痂及分泌物,吞咽功能情况,食管功能和胃肠功能正常。

2. 环境

(1) 安全:床闸制动状态,床挡完好,床头椅扶手完好,轮椅性能完好。

(2) 病房:安静宽敞明亮,温湿度适宜,空气清新,适宜操作。

【准备】

1. 护士　着装整洁,去除尖锐物品,洗手,戴口罩。

2. 物品　一次性薄膜手套1双,营养管1条(型号:1416号),注食器1个,流质食物1份(温度:38~40℃,500ml),温水2份,纸巾1包。

3. 患者及照护者　了解操作目的、过程、注意事项及配合要点。

【操作步骤】

1. 体位　协助患者取适合体位,坐位时要尽量坐直,床头至少抬高 60°或提供有扶手的椅子或坐在轮椅上,戴上安全带;半卧位时要上床挡,体位稳妥;体位性低血压者酌情调整。

2. 润滑　检查营养管日期,打开包装,判断导管是否完好,润滑营养管。

3. 置管　从口腔插入导管至食管,深度为 18~23cm,动作宜轻柔,观察患者反应。插至咽喉部(10~15cm)时嘱患者做吞咽动作,放松,听指令配合;插管过程中注意观察生命体征及患者反应:如出现咳嗽、呼吸困难、发绀等现象,应立即停止置管并拔出,待稍作休息后再插或在喉镜下插管。

4. 确认位置　确认导管插入食管,将导管末端置于盛水的治疗碗中,无连续气泡溢出;嘱患者发"yi"音,声音清晰示导管未入气管。

5. 固定　将导管妥善固定。

6. 注食　在导管开口端注入少量温水(10~20ml),观察患者有无呛咳;缓慢管饲食物或药液,边注边嘱患者做吞咽动作;每次管饲量 300~500ml 或遵医嘱,速度 50ml/min,每天 3~6 次;药片研碎,溶解后管饲;管饲完毕后再次注入少量温水。

7. 拔除导管　缓慢拔出导管,维持进食体位 30 分钟以上。

8. 整理　协助患者清理口腔分泌物或痰液;整理床单位、餐具,洗手。

9. 指导要点　告知患者(家属)间歇经口管饲的注意事项,鼓励患者持之以恒,配合训练。

10. 记录　记录管饲量,食物内容以及患者反应。

【注意事项】

1. 插管过程中注意观察生命体征,如出现咳嗽、呼吸困难、发绀等现象,表明误插入气管,应立即拔出,休息后重插。

2. 反复插管失败的患者,为避免重复插管导致喉头水肿,勿强行再插。

3. 未经医务人员允许及培训,禁止患者或家属自行给患者管饲注食,以免发生误吸、窒息。

4. 每次注食前均需确定导管在食管内方能注食。

5. 每次注食总量 300~500ml 或遵医嘱,小孩酌减;注食速度 50ml/min,每天 4~6 次。

6. 注食后必须保持半坐卧位 30 分钟以上,才能转换为平卧位,以防食物反流引起误吸。

7. 夜间胃肠功能逐渐减弱,胃排空延迟,容易造成食物反流引起误吸死亡,21 点后尽量避免经管饲注食。

8. 管饲过程中发现患者烦躁不安、呛咳、食物经口腔反流、面色口唇发绀,应立即终止注食。

9. 置管前及拔管后均应清洁口腔及咽部,减少及预防肺部感染的发生。

(二)评分标准

间歇经口管饲技术(IOE)操作考核评分标准

科室：　　　　　　　　　　　考核者姓名：　　　　　　　　　　　　分数：

项目	分值	技术操作要求	得分
仪表	5 分	仪表端庄,着装整洁(2 分),去除尖锐物品,洗手,戴口罩(3 分)	
操作前准备	评估5 分	病情、意识状况、皮肤情况、心理认知水平(1 分),自理能力、肢体活动情况、吞咽功能、患者及照护者的配合程度等(2 分),口腔黏膜及清洁情况,无痰痂及分泌物(1 分),食管功能和胃肠功能正常(1 分)	

续表

项目	分值	技术操作要求	得分
操作前准备	沟通 2分	讲解间歇经口管饲技术目的及方法,取得配合(2分)	
	用物 3分	一次性薄膜手套1双(0.5分),营养管1条(型号:14号或16号)(0.5分),注食器1个(0.5分),流质食物1份(38~40℃,500ml)(0.5分),温水2份(0.5分),纸巾(0.5分)	
操作过程	体位 5分	协助患者取合适体位(2分),坐位时要尽量坐直,床头至少抬高60°或提供有扶手的椅子或坐在轮椅上,戴上安全带(1分),半卧位时要上床挡,体位稳妥(1分),体位性低血压者酌情调整(1分)	
	润滑 5分	检查营养管日期(1分),打开包装,判断导管是否完好(1分),润滑营养管(3分)	
	置管 15分	从口腔插入导管至食管,深度为18~23cm(3分),动作宜轻柔,观察患者反应(3分),插至咽喉部时嘱患者做吞咽动作,嘱其放松(2分),插管过程中注意观察生命体征及患者反应:如出现咳嗽、呼吸困难、发绀等现象(5分),应立即停止置管并拔出,待稍作休息后再插或在喉镜下插管(2分)	
	确认位置 10分	确认导管插入食管(4分),将导管末端置于盛水的治疗碗中,无连续气泡溢出(3分),嘱患者发"yi"音,声音清晰示导管未入气管(3分)	
	固定 5分	将导管妥善固定(5分)	
	注食 10分	在导管开端注入少量温水(10~20ml)(1分),观察患者有无呛咳(1分)。缓慢管饲食物或药液(1分),边注边嘱患者做吞咽动作(1分)。每次管饲量300~500ml或遵医嘱(2分),速度50ml/min(1分),每天3~6次(1分)。药片研碎,溶解后管饲(1分)。管饲完毕后再次注入少量温水(1分)	
	拔除导管 5分	缓慢拔出导管,用纸巾擦拭口唇(3分),维持进食体位30分钟以上(2分)	
	整理 5分	协助患者清理口腔分泌物或痰液(3分),整理床单位、餐具,洗手(2分)	
	指导要点 5分	告知患者(家属)间歇经口管饲的注意事项,鼓励患者持之以恒,配合训练(5分)	
	记录 5分	记录管饲量(2分),食物内容以及患者的反应(3分)	
操作后	态度 5分	态度和蔼(1分)、人文关怀(1分)、保护隐私(3分)	
	行为 5分	动作熟练(3分)、物品整理妥当(2分)	
提问	5分	掌握(5分)、部分掌握(3分)、未掌握(0分)	
总分	100分		

考官签字: 考核日期: 年 月 日

第二章　脊髓损伤康复护理技术操作规程及评分标准

第一节　截瘫患者功能位技术

（一）操作规程

【目的】

1. 预防关节挛缩。

2. 预防或减轻痉挛。

3. 保持骨折部位的稳定。

4. 预防压力性损伤、肺部感染等并发症发生。

5. 协助患者更换体位,增加舒适度。

【评估】

1. 患者

（1）整体情况:意识状况、手术部位、脊柱稳定性、脊髓损伤平面程度、肌张力、生命体征、认知水平、皮肤、心理、自理能力、患者配合程度等。

（2）局部情况:有无外固定支架或石膏托、各种管路及固定情况等。

2. 环境

（1）安全:病床床闸制动状态,床挡完好。

（2）病房:安静宽敞明亮,温湿度适宜,空气清新,适宜操作。

【准备】

1. 护士　着装整洁,去除尖锐物品,洗手,戴口罩。

2. 物品　大小不同软枕 4~6 个、肩枕 2 个、梯形小方垫 1 个、轮椅 1 台。

3. 患者及照护者　了解操作目的、过程、注意事项及配合要点。

【操作步骤】

1. 仰卧位　头部垫枕,头、颈部中立位,头颈躯干在一条直线上;上肢可随意放置;双侧髋部垫薄枕(根据患者实际情况酌情选择),保持髋关节外展不外旋;双膝下垫小软枕,膝关节呈 5°~10°屈曲,踝关节垫小软枕,足跟悬空,双足底放体位垫(或枕头),保持踝关节中立位。双下肢肌张力较高时,可在双下肢之间放置 1~2 个软枕,避免髋内收,膝踝关节受压。

2. 侧卧位　头部垫枕,背部垫枕,根据侧卧位角度(30°、60°、90°)选择背枕高度,下方肩关节前屈,双上肢自由放置。

(1) 30°、60°侧卧位时,双下肢稍屈髋、屈膝,双下肢之间垫软枕(或体位垫),上方下肢放于下方下肢后方(保证患者功能位及舒适度)。

(2) 90°侧卧位时,双下肢稍屈髋、屈膝,上方下肢垫体位垫(或软枕),放于下方下肢前方,双上肢自由放置,保持舒适。

(3) 侧卧位时下肢所垫体位垫(或软枕)应延伸至踝关节,保持踝关节中立位,避免足内翻。

3. 轮椅坐位　固定轮椅,调整轮椅上坐姿,臀部紧贴轮椅后靠背,躯干直立,不倚靠轮椅扶手;双上肢屈肘平放于两侧扶手上;髋、膝、踝关节均保持90°;双膝间放梯形小方垫(或腿部支撑器),减少下肢张力过高引起的髋关节内收;双足平放在脚踏板上;系安全带。

【注意事项】

1. 床单位保持清洁、平整、干燥。

2. 注意检查皮肤受压情况,制订翻身计划,无减压床垫时至少2小时变换一次体位。

3. 体位变换前将患者的各种管路妥善固定,确保管路安全。

4. 胸腰椎稳定性差的患者,轴线翻身时保持躯干在一条直线上,避免躯干扭曲引起二次损伤。

5. 侧卧位时,将下方肩部托出,以免长时间受压影响上肢血液循环及疼痛产生。患者主诉肩痛时侧卧位尽量选择30°,根据脊柱稳定性和骶尾部受压情况选择骨盆旋转或不旋转的下肢体位。

6. 保持患者的舒适度,充分利用患者的肢体残存功能。

7. 根据患者身高体重选择大小合适轮椅,一般轮椅座席宽度约为坐位时臀部最宽处加5cm,座席深度约为坐位时臀部向后最突出至小腿腓肠肌间的水平距离减5cm,座席高度约为坐位时腘窝至足跟的距离加5cm,踏板离地面5cm。扶手高度约为坐位时上臂自然下垂屈肘,肘下缘至椅面的距离加2.5cm。

(二) 评分标准

截瘫患者功能位技术操作考核评分标准

科室:　　　　　　　　　　考核者姓名:　　　　　　　　　　　　　　分数:

项目	分值	技术操作要求	得分
仪表	5分	仪表端庄,着装整洁(2分),去除尖锐物品,洗手,戴口罩(3分)	
操作前准备	评估 5分	意识状况、手术部位、脊柱稳定性、脊髓损伤平面程度、肌张力、生命体征、认知水平、皮肤、心理、自理能力、患者配合程度(3分),有无外固定支架或石膏托、各种管路及固定情况(1分),病床床闸制动状态、床挡完好(1分)	
	沟通 2分	讲解功能位摆放的目的及方法,取得配合(2分)	
	用物 3分	软枕4~6个、肩枕2个、梯形小方垫1个、轮椅1台(3分)	

续表

项目	分值	技术操作要求	得分
操作过程	仰卧位20分	头部垫枕(2分),头、颈部中立位,头颈躯干在一条直线上(2分);上肢自由放置(2分)	
		双侧髋部保持外展但不外旋(可垫薄枕)(1分);双膝下垫软枕,膝关节呈5°~10°屈曲(4分);踝关节垫软枕,足跟悬空(4分),足底垫体位垫(软枕)(3分);踝呈中立位(2分)	
	侧卧位25分	头部垫枕(2分),根据侧卧位角度(30°、60°、90°)进行背后垫枕(3分);将下方肩关节拉出,双上肢自由放置(1分)	
		30°、60°时　双下肢稍屈髋、屈膝(3分),双下肢之间垫软枕(或体位垫)(4分),放于下方下肢后方(2分)	
		90°时　双下肢稍屈髋、屈膝(3分),上方下肢垫软枕(或体位垫)(4分),放于下方下肢前方(2分),上方下肢软枕(或体位垫)应延伸至踝关节(1分)	
	轮椅坐位25分	轮椅大小适宜(2分),固定轮椅(2分),调整轮椅上坐姿,臀部紧贴轮椅后靠背,躯干直立,不倚靠轮椅扶手(5分);髋、膝、踝关节均保持90°(6分);双上肢屈肘平放于两侧扶手上(2分);双膝间放梯形小方垫(5分);双足平放在脚踏板上(2分);系安全带(1分)	
操作后	态度5分	态度和蔼(1分)、人文关怀(1分)、保护隐私(3分)	
	行为5分	动作熟练(3分)、物品整理妥当(2分)	
提问	5分	掌握(5分)、部分掌握(3分)、未掌握(0分)	
总分	100分		

考官签字：　　　　　　　　　　　　　　考核日期：　　　年　　月　　日

第二节　截瘫患者轮椅转移技术

(一) 操作规程

【目的】

1. 协助截瘫患者完成轮椅至床间的相互转移。

2. 提高生活自理能力。

3. 扩大活动范围。

【评估】

1. 患者

(1) 整体情况:意识状况、骶尾部有无压力性损伤、有无骨盆骨折,双上肢肌力及坐位平衡能力;生命体征、认知水平、皮肤、心理、自理能力、患者配合程度等。

(2) 局部情况:各种管路及固定情况等。

2. 环境

(1) 安全:病床床闸制动状态,床挡完好,轮椅制动良好。

(2) 病房:安静宽敞明亮,温湿度适宜,空气清新,适宜操作。

【准备】

1. 护士 着装整洁,去除尖锐物品,洗手,戴口罩。

2. 物品 轮椅1个,大小、高度合适,两侧的扶手可以卸开,轮胎充气状态,刹车及脚踏板性能良好。

3. 患者及照护者 了解操作目的、过程、注意事项及配合要点。

【操作步骤】

1. 床—轮椅 轮椅推至床旁与床呈30°~45°夹角,制动轮椅,制动床轮,卸去靠近床沿一侧的轮椅扶手。将患者移至床旁,协助坐起,患者双足前后交错(靠轮椅侧脚在前)置于地面上,协助者双腿夹住患者双膝,患者下颌放在协助者远离轮椅一侧肩上,双手交叉环抱协助者的颈部,再次确认床与轮椅之间的距离。协助者双手抱紧患者臀部或拉住裤带,提起并将患者转移到轮椅上,将患者双足放于脚踏板上,调整坐姿,整理好衣物,系好安全带。

2. 轮椅—床 轮椅推至床旁与床呈30°~45°夹角,制动轮椅,制动床轮,松开轮椅安全带,协助患者坐于轮椅边缘处,卸去靠近床沿一侧的轮椅扶手,收起脚踏板将患者双足前后交错(靠病床侧脚在前)置于地面上,协助者双腿夹住患者双膝,患者双上肢放在协助者的肩上,下颌放在协助者离床远的一侧肩上,指导患者双手交叉环抱协助者的颈部,再次确认轮椅与床之间的距离,协助者双手抱紧患者臀部或拉住裤带,提起并将患者转移到床上,协助患者取舒适卧位,整理床单位,拉好床挡。

【注意事项】

1. 转移前护理人员应评估患者的能力,全身及局部肢体的活动情况,对轮椅坐位耐受的程度,使用轮椅的认知程度及接受程度。

2. 体位转移前需消除患者的紧张、对抗心理,以配合转移训练,护理人员应详细讲解转移的方法和步骤技巧,并对患者全身皮肤进行检查,有无压红、破溃等。

3. 床面与轮椅面尽可能在同一水平上。

4. 在转移过程中,动作要轻柔,不可暴力拉、拽,避免碰伤肢体、臀部、踝部的皮肤。

5. 操作过程中鼓励患者积极参与,逐步过渡到自行轮椅移乘。

(二) 评分标准

截瘫患者轮椅转移技术操作考核评分标准

科室: 考核者姓名: 分数:

项目	分值	技术操作要求	得分
仪表	5分	仪表端庄、着装整洁(2分),去除尖锐物品,洗手,戴口罩(3分)	
操作前	评估 5分	意识状况、骶尾部有无压力性损伤、有无骨盆骨折,双上肢肌力及坐位平衡能力;生命体征、认知水平、皮肤、心理、自理能力、患者配合程度等(3分),有无外固定支架或石膏托、各种管路及固定情况(1分),病床床闸制动状态、床挡完好、轮椅制动良好(1分)	

续表

项目	分值	技术操作要求	得分
操作前	沟通 2分	讲解轮椅移乘的目的及方法,取得配合(2分)	
	用物 3分	选择合适的轮椅(1分),检查轮椅性能(2分)	
操作过程	床—轮椅转移 35分	轮椅与床呈30°~45°夹角(2分),制动轮椅(1分),制动病床(1分),卸去靠床沿一侧的轮椅扶手(1分)翻起脚踏板(1分)	
		再次评估患者肢体障碍程度(2分),协助患者坐于床边(2分),转移方法正确,护士操作节力(2分)	
		将患者双足前后交错置于地面上(4分),夹紧双膝并固定(2分),指导患者双手交叉环抱协助者的颈部(2分),下颌放在协助者离轮椅远端一侧肩上(2分),协助者双手抱紧患者臀部或拉住裤带(2分),再次确认床与轮椅之间的距离(2分),将患者提起转移到轮椅上(3分),将双足放于脚踏板上(1分),调整坐姿(1分),整理好衣物(1分),系好安全带(1分)。护患配合良好和操作节力(2分)	
	轮椅—床转移 35分	轮椅与床呈30°~45°夹角(2分),制动轮椅(1分),制动病床(1分),松开轮椅安全带(2分),协助患者坐于轮椅边缘处(3分),卸去靠床沿一侧的轮椅扶手(1分),翻起脚踏板(1分),将患者双足前后交错置于地面上(4分)	
		协助者双腿夹住患者双膝(2分),指导患者双手交叉环抱协助者的颈部(2分),下颌放在协助者离床远端一侧肩上(2分),协助者双手抱紧患者臀部或拉住裤带(2分),再次确认轮椅与床之间的距离(2分),将患者提起转移到床上(3分)	
		协助患者躺好并摆好体位(5分),操作方法正确,护患配合良好且操作节力(2分)	
操作后	态度 5分	态度和蔼(1分)、人文关怀(1分)、保护隐私(3分)	
	行为 5分	动作熟练(3分)、物品整理妥当(2分)	
提问	5分	掌握(5分)、部分掌握(3分)、未掌握(0分)	
总分	100分		

考官签字：　　　　　　　　　　　　　　　　　　考核日期：　　年　　月　　日

第三节　四肢瘫患者功能位技术

（一）操作规程

【目的】

1. 预防关节挛缩。

2. 预防或减轻痉挛。

3. 保持骨折部位的稳定。

4. 预防压力性损伤、肺部感染等并发症的发生。

5. 协助患者变换体位,增加舒适度。

【评估】

1. 患者

(1) 整体情况:意识状况、手术部位、脊柱稳定性、脊髓损伤平面程度、肌张力、生命体征、认知水平、皮肤、心理、自理能力、患者配合程度等。

(2) 局部情况:有无外固定支架或石膏托、各种管路及固定情况等。

2. 环境

(1) 安全:病床床闸制动状态,床挡完好。

(2) 病房:安静宽敞明亮,温湿度适宜,空气清新,适宜操作。

【准备】

1. 护士　着装整洁,去除尖锐物品,洗手,戴口罩。

2. 物品　颈托(必要时)、大小不同的软枕 4~6 个、肩枕 2 个、方垫 1 个、梯形小方垫 1 个、轮椅 1 台。

3. 患者及照护者　了解操作目的、过程、注意事项及配合要点。

【操作步骤】

1. 仰卧位　头部垫枕,头、颈部中立位,头颈躯干在一条直线上;双侧肩胛下垫薄枕(根据患者病情酌情选择),保持双侧肩关节稍外展,肘伸展,前臂旋前,腕关节背伸 30°~40°,手指轻度屈曲,掌心向下;双侧髋部垫软枕(根据患者病情酌情选择),髋关节轻度外展不外旋;双膝下垫小软枕,膝关节呈 5°~10° 屈曲,踝关节垫小软枕,足跟悬空,足底放体位垫(或枕头),保持踝关节中立位。双下肢肌张力较高时,可在双下肢之间放置 1~2 个软枕,避免髋内收,膝踝关节受压。

2. 侧卧位　必要时佩戴颈托,头部垫枕,背部垫枕,根据侧卧位角度(30°、60°、90°)选择背枕高度;下方肩关节前屈,下方上肢向前平伸,肘伸展,前臂旋前,手指轻度屈曲,掌心向上;上方上肢自然屈肘,腕关节背伸 30°~40°。

(1) 30°、60° 侧卧位时,双下肢稍屈髋、屈膝,上方下肢垫体位垫(或软枕),放于下方下肢后方。

(2) 90° 侧卧位时,双下肢稍屈髋、屈膝,上方下肢垫体位垫(或软枕),放于下方下肢前方,下方下肢自然屈曲。

(3) 侧卧位时下肢所垫体位垫(或软枕)延伸至踝关节,保持踝关节中立位,避免足内翻。

3. 轮椅坐位　根据病情选择轮椅,固定轮椅,调整轮椅上坐姿,臀部紧贴轮椅后靠背,躯干直立,不倚靠轮椅扶手;髋、膝、踝关节均保持 90°;膝上放厚方垫或轮椅扶手上放置垫板,肘关节屈曲约 90° 放置在方垫上或垫板上,帮助躯干维持坐位平衡;双膝间放梯形小方垫(或腿部支撑器),减少下肢张力过高引起的髋关节内收;双足平放在脚踏板上;系安全带。

【注意事项】

1. 床单位保持清洁、平整、干燥。

2. 注意检查皮肤受压情况,制订翻身计划,无减压床垫时至少 2 小时变换一次体位。

3. 体位变换前将患者各种管路妥善固定,确保体位变换时管路安全。

4. 颈椎稳定性差的患者,轴线翻身时保持头、颈、躯干在一条直线上,避免颈椎扭曲造成二次损伤。

5. 侧卧位时,一定要将下侧肩部托出,以免长时间受压,肩关节后缩畸形以及疼痛产生。患者主诉肩痛时尽量选择 30°侧卧位,根据骶尾部受压情况选择骨盆旋转或不旋转的下肢体位。

6. 颈髓损伤患者,早期颈部伤口未愈合、呼吸功能差等原因,尽量不采取俯卧位。

7. 体位变换过程中要随时询问和观察患者的舒适度,操作过程中加强患者参与度。

8. 根据患者身高体重选择大小适宜的轮椅,一般轮椅座席宽度约为坐位时臀部最宽处加 5cm,座席深度约为坐位时臀部向后最突出至小腿腓肠肌间的水平距离减 5cm,座席高度约为坐位时腘窝至足跟距离加 5cm,高靠背轮椅座席高度约为从座席面到肩部或后枕部的实际高度,踏板离地面 5cm。扶手高度约为坐位时上臂自然下垂屈肘,肘下缘至椅面的距离加 2.5cm。

(二) 评分标准

四肢瘫患者功能位技术操作考核评分标准

科室：　　　　　　　　考核者姓名：　　　　　　　　　　　　分数：

项目	分值	技术操作要求	得分
仪表	5 分	仪表端庄,着装整洁(2 分),去除尖锐物品,洗手,戴口罩(3 分)	
操作前准备	评估 5 分	意识状况、手术部位、脊柱稳定性、脊髓损伤平面程度、肌张力、生命体征、认知水平、皮肤、心理、自理能力、患者配合程度等(3 分),有无外固定支架或石膏托、各种管路及固定情况(1 分),病床床闸制动状态、床挡完好(1 分)	
	沟通 2 分	讲解功能位摆放的目的及方法,取得配合(2 分)	
	用物 3 分	颈托 1 个(必要时),软枕 4~6 个,肩枕 2 个,方垫 1 个,梯形小方垫 1 个,轮椅 1 台(3 分)	
操作过程	仰卧位 20 分	头部垫枕,使头部不高于肩膀(2 分);头、颈部中立位,头颈躯干在一条直线上(2 分);双侧肩胛下垫薄枕(2 分),保持双侧肩关节稍外展;肘伸展,前臂旋前(1 分);腕关节背伸(1 分);手指轻度屈曲(1 分)	
		双侧髋部垫薄枕(2 分),髋关节轻度外展;双下肢膝下垫软枕,膝关节呈 5°~10°屈曲(2 分);双踝关节垫软枕(2 分),足跟悬空(2 分);足底垫软枕(2 分),踝呈中立位(1 分)	
	侧卧位 30 分	戴颈托(1 分),头部垫枕使头部不高于肩膀(1 分),根据侧卧位角度(30°、60°、90°)进行背后垫枕(3 分);将下方肩关节拉出,避免受压后缩(4 分),肘伸展,前臂旋前(2 分);上方上肢下垫软枕,稍屈肘,前臂旋前,腕关节背伸(2 分);手指轻度屈曲(2 分)	
		30°时	双下肢稍屈髋、屈膝(2 分),上方下肢体位垫(或软枕)(4 分),放于下方下肢后方(2 分)	
		90°时	双下肢稍屈髋、屈膝(2 分),上方下肢体位垫(或软枕)(4 分),放于下方下肢前方,体位垫延伸至踝关节(1 分)	

项目	分值	技术操作要求	得分
操作过程	轮椅坐位20分	固定轮椅(2分),调整轮椅上坐姿,臀部紧贴轮椅后靠背,躯干直立,不倚靠轮椅扶手(4分);髋、膝、踝关节均保持90°(4分);膝上放厚方垫或轮椅扶手上放垫板,肘关节屈曲约90°放置在方垫上或垫板上,帮助躯干维持坐位平衡(4分);双膝间放梯形小方垫或腿部支撑器,减少下肢张力过高引起的髋关节内收(4分);双足平放在脚踏板上(1分);系安全带(1分)	
操作后	态度5分	态度和蔼(1分)、人文关怀(1分)、保护隐私(3分)	
	行为5分	动作熟练(3分)、物品整理妥当(2分)	
提问	5分	掌握(5分)、部分掌握(3分)、未掌握(0分)	
总分	100分		

考官签字: 考核日期: 年 月 日

第四节 四肢瘫患者轮椅转移技术

(一) 操作规程

【目的】

1. 协助四肢瘫患者完成轮椅至床间的相互转移。

2. 提高生活自理能力。

3. 扩大活动范围。

【评估】

1. 患者

(1) 整体情况:意识状况、骶尾部有无压力性损伤、有无骨盆骨折、生命体征、认知水平、皮肤、心理、自理能力、患者配合程度等。

(2) 局部情况:各种管路及固定情况等。

2. 环境

(1) 安全:病床床闸制动状态,床挡完好,轮椅制动良好。

(2) 病房:安静宽敞明亮,温湿度适宜,空气清新,适宜操作。

【准备】

1. 护士 着装整洁,去除尖锐物品,洗手,戴口罩。

2. 物品 高靠背轮椅1个,轮椅大小、高度合适,轮胎充气状态,刹车及脚踏板性能良好。

3. 患者及照护者 了解操作目的、过程、注意事项及配合要点。

【操作步骤】

1. 床—轮椅 轮椅至床旁与床呈30°~45°夹角,制动轮椅,制动床轮。卸去靠近床沿一侧的轮椅扶手,收起脚踏板。将患者移至床旁,协助坐起,患者双足前后交错(靠轮椅侧脚在前)置于地面上。协助者夹住患者双膝,患者下颌放在协助者离轮椅远端一侧肩上,双臂或抱住协助者的颈部,或垂挂于膝前。再次确认床与轮椅之间的距离,协助者双手抱紧患者臀部或拉住裤带,将患者抱起呈站立状,并转移至轮椅上,双足置于脚踏板上,调整坐姿,双下肢放一垫枕,肘关节自然屈曲放于垫枕上,系好安全带。

2. 轮椅—床　轮椅至床旁与床呈 30°~45°夹角,制动轮椅,制动床轮。卸去靠近床沿一侧的轮椅扶手,收起脚踏板。患者双足前后交错(靠病床侧脚在前)置于地面上,协助者夹住患者双膝,患者下颌搭在协助者离床远端一侧肩上,双臂或抱住协助者的颈部,或垂挂于膝前。再次确认轮椅与床之间的距离,协助者的双手抱紧患者臀部或拉住裤带,将患者抱起呈站立状,并转移至床上,协助患者舒适卧位,整理床单位,拉好床挡。

【注意事项】

1. 转移前护理人员协助者应评估患者的能力,全身及局部肢体的活动情况,轮椅坐位耐受程度,使用轮椅的认知程度及接受程度。

2. 体位转移前需消除患者紧张、对抗心理,以配合转移训练,护理人员协助者应详细讲解转移方法和步骤技巧,并对患者全身皮肤进行检查,有无压红、破溃等。

3. 床面与轮椅面尽可能在同一水平上。

4. 在转移过程中,动作要轻柔,不可暴力拉、拽,避免碰伤肢体、臀部、踝部的皮肤。

5. 操作过程中提高患者参与度,实现从完全协助过渡到部分协助。

(二)评分标准

四肢瘫患者轮椅转移技术操作考核评分标准

科室:　　　　　　　　　　考核者姓名:　　　　　　　　　　　　　　　　　分数:

项目	分值	技术操作要求	得分
仪表	5分	仪表端庄,着装整洁(2分),去除尖锐物品,洗手、戴口罩(3分)	
操作前	评估 5分	意识状况、骶尾部有无压力性损伤、有无骨盆骨折、生命体征、认知水平、皮肤、心理、自理能力、患者配合程度等(3分),有无外固定支架或石膏托、各种管路及固定情况(1分),病床床闸制动状态、床挡完好、轮椅制动良好(1分)	
	沟通 2分	讲解轮椅移乘的目的及方法,取得配合(2分)	
	用物 3分	选择合适的轮椅(1分),检查轮椅性能(2分)	
操作过程	床—轮椅转移 37分	轮椅与床呈 30°~45°夹角(2分),制动轮椅(1分),制动病床(1分),卸去靠床沿一侧的轮椅扶手(1分)翻起脚踏板(1分)	
		再次评估患者肢体障碍程度(2分),患者双足前后交错置于地面上(4分),护士操作节力(2分)	
		患者下颌搭在协助者离轮椅远端一侧肩上(2分),双臂抱住协助者的颈部,或垂挂于膝前(2分),协助者夹住患者双膝(3分),再次确认床与轮椅之间的距离(2分),协助者双手抱紧患者臀部或拉住裤带(2分),将患者抱起呈站立状(2分),将其转移至轮椅上(2分),双足置于脚踏板上(2分),双下肢放一垫枕,肘关节自然屈曲放于垫枕上(2分),调整坐姿(2分)、系好安全带(2分)	

项目	分值	技术操作要求	得分
操作过程	轮椅—床转移 33分	轮椅与床呈 30°~45°夹角(2分),制动轮椅(1分),制动病床(1分),解开轮椅安全带(1分),协助患者坐于轮椅边缘处(2分),卸去靠床沿一侧的轮椅扶手(1分),翻起脚踏板(1分),患者双足前后交错置于地面上(4分)	
		患者下颌搭在协助者离床远端一侧肩上(2分),双臂抱住协助者的颈部,或垂挂于膝前(2分),协助者夹住患者双膝(3分),再次确认轮椅与床之间的距离(2分),协助者双手抱紧患者臀部或拉住裤带(2分),将患者抱起呈站立状(2分),将其转移至病床上(2分)	
		协助患者躺好并摆舒适体位(2分),整理床单位、拉好床挡(1分),操作方法正确,护患配合良好且操作节力(2分)	
操作后	态度 5分	态度和蔼(1分)、人文关怀(1分)、保护隐私(3分)	
	行为 5分	动作熟练(3分)、物品整理妥当(2分)	
提问	5分	掌握(5分)、部分掌握(3分)、未掌握(0分)	
总分	100分		

考官签字：　　　　　　　　　　　　　　　　　　　考核日期：　　　年　　　月　　　日

第五节　轴线翻身技术(二人法)

(一) 操作规程

【目的】

1. 协助颅骨牵引,颈椎损伤,脊椎损伤患者更换体位。

2. 减轻局部组织压力,预防脊椎再次损伤、压力性损伤等并发症。

3. 保持患者舒适。

【评估】

1. 患者

(1) 整体情况:意识状况、手术部位、脊柱稳定性、损伤节段、体重、生命体征、认知水平、皮肤、心理、自理能力、患者配合程度等。

(2) 局部情况:有无外固定支架或石膏托、各种管路及固定情况等。

2. 环境

(1) 安全:病床床闸制动状态,床挡完好。

(2) 病房:安静宽敞明亮,温湿度适宜,空气清新,适宜操作。

【准备】

1. 护士　护理人员 2 名,着装整洁,去除尖锐物品,洗手,戴口罩。

2. 物品　软枕 3~4 个,翻身记录卡 1 份。

3. 患者及照护者　了解操作目的、过程、注意事项及配合要点。

【操作步骤】

1. 操作者固定病床床闸,拉起对侧床挡,患者呈平卧位。

2. 去除枕头,松开被尾,检查各留置管路,并妥善固定。

3. 患者仰卧,两臂交叉放于胸前。

4. 两名护士站在床的同侧,护士 A 双手置于患者肩、背部,护士 B 双手置于患者腰背、髋部,护士 A 喊口令,二人同时用力将患者移至近侧。

5. 护士 B 位于对侧,二人双手置于患者肩、腰背部、髋部,大腿等处,护士 A 喊口令,二人动作一致将患者整个身体呈轴线翻转至侧卧。

6. 软枕放于患者背部支撑身体,根据患者病情选择不同角度的侧卧位,检查四肢有无受压,确保患者舒适。

【注意事项】

1. 有牵引者,轴线翻身时应专人维持牵引,牵引不能放松。

2. 观察患者颈后、背部、臀部等受压处皮肤情况及伤口敷料有无渗血。

3. 有引流管者,轴线翻身后开放并固定引流管,检查其是否通畅;使用仪器者检查各导线连接完好情况。

4. 移动和翻动患者时避免拖、拉、拽,减少局部皮肤的摩擦。

5. 患者在翻身过程中出现呼吸困难等不适,应立即停止翻身并通知医生。

（二）评分标准

轴线翻身技术操作考核评分标准（二人法）

科室：　　　　　　　　　　考核者姓名：　　　　　　　　　　　　　分数：

项目	分值	技术操作要求	得分
仪表	5分	仪表端庄,着装整洁(2分),去除尖锐物品,洗手,戴口罩(3分)	
操作前准备	评估 4分	意识状况、手术部位、脊柱稳定性、损伤节段、体重、生命体征、认知水平、皮肤、心理、自理能力、患者配合程度等(2分),有无外固定支架或石膏托、各种管路及固定情况(1分),病床床闸制动状态、床挡完好(1分)	
	沟通 3分	讲解轴线翻身的目的及方法,取得配合(3分)	
	用物 3分	软枕 3~4 个(2分)、翻身记录卡(1分)	
操作过程	二人协助轴线翻身法 70分	床面平整(2分),固定病床床闸(2分),拉起对侧床挡,患者呈平卧位(2分),移去枕头,松开被尾(2分),检查管路并妥善安置(3分)	
		移动患者:患者平卧,两臂交叉放于胸前(4分),两名护士站在病床同侧(2分),护士 A 双手置于肩、背部(4分),护士 B 双手置于腰背、髋部(4分),护士 A 喊口令,二人同时用力将患者移至近侧(6分),再次确认患者手臂放于胸前,拉起床挡(6分)	
		协助侧卧:护士 B 位于对侧(4分),二人双手分别置于患者肩、腰背部、髋部、大腿处(8分),护士 A 喊口令,二人动作一致地将患者呈轴线翻转至侧卧(4分)	

项目	分值	技术操作要求	得分
操作过程		安置体位:患者背部放一软枕支撑身体,根据患者病情选择不同角度的侧卧位(6分),检查留置管路,妥善安置(2分);检查四肢有无受压,保持功能位,确保患者舒适(4分),整理床单位(2分),填写翻身卡,正确记录时间、卧位、全身皮肤情况(3分)	
操作后	态度5分	态度和蔼(1分)、人文关怀(1分)、保护隐私(3分)	
	行为5分	动作熟练、轻稳、使用节力原则(3分)、物品整理妥当(2分)	
提问	5分	掌握(5分)、部分掌握(3分)、未掌握(0分)	
总分	100分		

考官签字: 考核日期: 年 月 日

第六节 轴线翻身技术(三人法)

(一) 操作规程

【目的】

1. 协助颅骨牵引,颈椎损伤,脊椎损伤患者更换体位。

2. 减轻局部组织的压力,预防脊椎再次损伤、压力性损伤等并发症。

3. 保持患者舒适。

【评估】

1. 患者

(1) 整体情况:意识状况、手术部位、脊柱稳定性、损伤节段、体重、生命体征、认知水平、皮肤、心理、自理能力、患者配合程度等。

(2) 局部情况:有无外固定支架或石膏托、各种管路及固定情况等。

2. 环境

(1) 安全:病床床闸制动状态,床挡完好。

(2) 病房:安静宽敞明亮,温湿度适宜,空气清新,适宜操作。

【准备】

1. 护士 护理人员3名,着装整洁,去除尖锐物品,洗手,戴口罩。

2. 物品 软枕3~4个,颈托1个(必要时使用),翻身记录卡1份。

3. 患者及照护者 了解操作目的、过程、注意事项及配合要点。

【操作步骤】

1. 操作者固定床闸,拉起对侧床挡,患者呈平卧位。

2. 去除枕头,佩戴颈托,松开被尾,检查各留置管路,并妥善固定。

3. 患者仰卧,两臂交叉放于胸前。

4. 护士A位于患者头侧,固定患者头颈部,纵轴向上略加牵引,使头、颈部随躯干慢慢移动,另外两名护士位于患者同侧;护士 B 双手置于患者肩、背部;护士 C 双手置于患者腰背部、髋部,使患者头、颈、胸、腰、髋保持在同一水平线上,护士 A 喊口令,三人同时移动患者至近侧,再次确定患者手臂置于胸前。

5. 护士 C 位于对侧,双手摆放位置同前,护士 A 喊口令,三人同时向同一方向协助患者翻转至侧卧,翻转角度不超过 60°。

6. 将一小软枕垫于患者头颈部,一软枕放于患者背部支撑身体,根据患者病情选择不同角度侧卧位,检查四肢有无受压,确保患者舒适。

【注意事项】

1. 有牵引者,轴线翻身时应专人维持牵引,牵引不能放松。

2. 对于颈椎损伤患者,采用三人协助轴线翻身法,注意固定头颈部。

3. 观察患者颈后、背部、臀部等受压处皮肤情况及伤口敷料有无渗出。

4. 有引流管者,轴线翻身后开放并固定引流管,检查其是否通畅;使用仪器者检查各导线连接完好情况。

5. 移动和翻动患者时避免拖、拉、拽,减少局部皮肤的摩擦。

6. 如患者在翻身过程中出现呼吸困难等不适,应立即停止翻身并通知医生。

(二) 评分标准

轴线翻身技术操作考核评分标准(三人法)

科室:　　　　　　　　考核者姓名:　　　　　　　　　　　　　　　分数:

项目	分值	技术操作要求	得分
仪表	5 分	仪表端庄,着装整洁(2 分),去除尖锐物品,洗手,戴口罩(3 分)	
操作前准备	评估 4 分	意识状况、手术部位、脊柱稳定性、脊髓损伤平面程度、体重、生命体征、认知水平、皮肤、心理、自理能力、患者配合程度等(2 分),有无外固定支架或石膏托、各种管路及固定情况(1 分),病床床闸制动状态、床挡完好(1 分)	
	沟通 3 分	讲解轴线翻身的目的及方法,取得配合(3 分)	
	用物 3 分	翻身软枕 3~4 个、颈托 1 个必要时用(2 分)、翻身记录卡(1 分)	
操作过程	三人协助轴线翻身法 70 分	床面平整(2 分),固定床闸(2 分),拉起对侧床挡,患者呈平卧位(2 分),去除枕头(必要时佩戴颈托),松开被尾(3 分),检查管路并妥善安置(3 分)	
		移动患者:患者平卧,两臂交叉放于胸前(4 分),护士 A 位于患者头侧,固定患者头颈部、纵轴向上略加牵引,使头颈部随躯干一起慢慢移动(4 分),护士 B 双手置于患者肩、背部(4 分),护士 C 双手置于腰背部、髋部(4 分),使患者头、颈、胸、腰、髋保持在同一水平,护士 A 喊口令,三人同时移动患者至近侧(8 分),再次确定患者手臂置于胸前(6 分)	
		转向侧卧:使患者头、颈、胸、腰、髋保持在同一水平,护士 A 喊口令,三人同时向同一方向协助患者翻转至侧卧(8 分),翻转角度不超过 60° (2 分)	
		安置体位:将一软薄枕垫于患者头颈部,背部放一软枕支撑身体,根据患者病情选择不同角度侧卧位(6 分),检查留置管路,妥善安置(2 分),检查四肢有无受压,保持功能位,确保患者舒适(4 分),整理床单位(2 分),填写翻身卡,正确记录时间、卧位、全身皮肤情况(4 分)	

项目	分值	技术操作要求	得分
操作后	态度 5分	态度和蔼(1分)、人文关怀(1分)、保护隐私(3分)	
	行为 5分	动作熟练、轻稳、使用节力原则(3分)、物品整理妥当(2分)	
提问	5分	掌握(5分)、部分掌握(3分)、未掌握(0分)	
总分	100分		

考官签字：　　　　　　　　　　　　　　　　　考核日期：　　　年　　月　　日

第七节 修 饰 技 术

（一）操作规程

【目的】

1. 第 5 颈髓及以下脊髓损伤患者在治疗师的指导下学会修饰技术,护士在病区督促并指导患者利用肢体残存的功能独立完成日常修饰动作技术。

2. 提高患者日常生活能力,减少对照护者的依赖。

3. 提高患者自信心及自尊。

【评估】

1. 患者

(1) 整体情况:病情、意识状况、皮肤情况、心理认知水平、屈肘肌力 3 级以上、躯干控制能力、自理能力及肢体活动情况、患者及照护者的配合程度等。

(2) 局部情况:双上肢无外伤、骨折等,骶尾部无压力性损伤。

2. 环境

(1) 安全:轮椅制动性能良好。

(2) 病房:安静宽敞明亮,温湿度适宜,空气清新,适宜操作,操作台高低适宜,台面下有空隙可方便轮椅座位进出。

【准备】

1. 护士　着装整洁,去除尖锐物品,洗手,戴口罩。

2. 物品　根据患者损伤节段及操作内容选择辅助用具。窄柄牙刷 / 电动牙刷、牙膏、水杯及长吸管、毛巾、腕部支具、按压式肥皂液、电动剃须刀或普通剃须刀。

3. 患者及照护者　了解操作目的、过程、注意事项及配合要点。

【操作步骤】

1. 口腔护理　适用于颈 5 及以下完全性脊髓损伤患者。

用物准备:窄柄牙刷 / 电动牙刷、牙膏、水杯及长吸管。

(1) 根据患者诊断提供辅助器具(颈 5 固定牙刷的设备;颈 6~8 可以使用电动牙刷)。

(2) 所有用物放在患者便于取放的位置。

(3) 照护者协助患者备好漱口水及长吸管。

（4）患者乘轮椅在操作台前坐好,固定轮椅,漱口,将牙膏挤压至口中,佩戴辅助用具(颈6及以下患者可抓握电动牙刷,用牙齿操作开关或在柜子上蹭开开关),按照顺序进行口腔清洁,漱口,摘下辅助用具,乘轮椅离开操作台。

2. 面部清洁　适应于颈5及以下完全性脊髓损伤患者。

用物准备:毛巾、依据病情选择腕部支具、按压式肥皂液。

患者乘坐轮椅至操作台前坐好,固定轮椅,照护者将湿毛巾平铺交给患者,颈5完全性脊髓损伤患者借助辅助具辅助双手拿毛巾洗脸,颈6完全性脊髓损伤患者抓握毛巾,颈7、8完全性脊髓损伤患者可用手指拿起毛巾。肥皂液宜选用按压式。操作完毕,患者乘轮椅离开操作台。

3. 刮胡须　适用于颈5及以下完全性脊髓损伤患者。

用物准备:依据病情选择电动剃须刀或普通剃须刀。

颈5至胸1完全性脊髓损伤患者借助辅助具可独立完成。

患者乘坐轮椅至操作台前坐好,固定轮椅,颈5、6患者用牙齿或在桌面蹭开电动剃须刀电源开关,双腕掌侧固定剃须刀完成;颈7、8患者可单手抓握剃须刀完成。清洁面部,乘轮椅离开操作台。

4. 护理人员督促患者独立完成日常生活动作,并保障患者安全。

【注意事项】

1. 第5颈髓损伤患者进行日常生活活动需要借助辅助用具,同时需要照护者监督协助。

2. 充分评估患者的病情及独立生活意愿。

3. 不同节段脊髓损伤患者独立完成日常生活活动方法不完全相同,需要差别对待。

4. 评估患者皮肤情况,根据患者操作时间对受压部位皮肤进行减压。

5. 鼓励患者主动参与日常生活活动,照护者协助督促及鼓励患者。

(二) 评分标准

修饰技术操作考核评分标准

科室：　　　　　　　　　　考核者姓名：　　　　　　　　　　　　　　　分数：

项目	分值	技术操作要求	得分
仪表	5分	仪表端庄,着装整洁(2分),去除尖锐物品,洗手、戴口罩(3分)	
操作前准备	评估5分	病情、意识状况、皮肤情况、心理认知水平、屈肘肌力3级以上、躯干控制能力、自理能力及肢体活动情况、患者及照护者的配合程度等(3分),双上肢无外伤、骨折等,臀部无压力性损伤(1分),轮椅制动性能良好(1分)	
	沟通2分	讲解日常修饰的目的及方法,取得配合(2分)	
	用物3分	根据患者病情选择适宜的辅助用具。窄柄牙刷/电动牙刷、牙膏、水杯及长吸管(1分),毛巾、腕部支具、按压式肥皂液(1分),电动剃须刀或普通剃须刀(1分)	
操作过程	口腔护理35分	用物准备:窄柄牙刷/电动牙刷(根据患者诊断提供辅助器具:颈5固定牙刷的设备;颈6~8可以使用电动牙刷)、牙膏、水杯及长吸管	

续表

项目	分值	技术操作要求	得分
操作过程	面部清洁20分	患者乘轮椅在操作台前坐好,固定轮椅(3分),使用长吸管或运动水杯漱口(5分),将牙膏挤压至口中(5分),正确佩戴辅助用具(5分),颈6及以下患者可抓握电动牙刷,用牙齿操作开关或在柜子上蹭开开关(5分),按照顺序进行口腔清洁(5分),漱口(5分),摘下辅助用具,患者乘轮椅离开操作台(2分)	
		用物准备:毛巾、依据病情选择腕部支具、按压式肥皂液。患者乘坐轮椅至操作台前坐好,固定轮椅(3分),照护者将湿毛巾平铺交给患者,颈5完全性脊髓损伤患者借助辅助用具辅助双手拿毛巾洗脸(5分),颈6完全性脊髓损伤患者抓握毛巾(5分),颈7、8完全性脊髓损伤患者可用手指拿起毛巾(5分)。肥皂液宜选用按压式。操作完毕,患者乘轮椅离开操作台(2分)	
	刮胡子15分	用物准备:依据病情选择电动剃须刀或普通剃须刀。患者乘坐轮椅至操作台前坐好,固定轮椅(3分),颈5、6患者用牙齿或桌面蹭开电动剃须刀电源开关,双腕掌侧固定剃须刀完成(5分);颈7、8患者可单手抓握剃须刀完成(4分)。清洁面部,乘轮椅离开操作台(2分)。应用抗凝药物及辅助具控制能力不佳者使用电动剃须刀(1分)	
操作后	态度5分	态度和蔼(1分)、人文关怀(1分)、安全意识(3分)	
	行为5分	动作熟练(3分)、物品整理妥当(2分)	
提问	5分	掌握(5分)、部分掌握(3分)、未掌握(0分)	
总分	100分		

考官签字:　　　　　　　　　　　　　　　　　　　考核日期:　　　年　　月　　日

第八节　进食技术

(一) 操作规程

【目的】

1. 第5颈髓及以下脊髓损伤患者在治疗师的指导下学习进食技术,护士在病区督促并指导患者利用肢体残存的功能完成日常进食活动,补充营养。

2. 提高患者日常生活能力,减少对照护者的依赖。

3. 提高患者自信心和自尊。

【评估】

1. 患者

(1) 整体情况:病情、意识状况、皮肤情况、心理认知水平、屈肘肌力3级以上、躯干控制能力、自理能力及肢体活动情况、患者及照护者的配合程度等。

(2) 局部情况:双上肢无外伤、骨折等,骶尾无压力性损伤等。

2. 环境

（1）安全：轮椅制动性能良好。

（2）病房：安静宽敞明亮，温湿度适宜，空气清新，适宜操作。

【准备】

1. 护士　着装整洁，去除尖锐物品，洗手，戴口罩。

2. 物品　根据患者损伤节段及操作内容选择辅助用具。腕部固定支具、万能套、带吸盘的碗和盘子、手柄改良后加粗便于抓握的勺子或叉子、改良后顶端用金属或塑料链连接的筷子、敞口杯或带 U 形把手的杯子。

3. 患者及照护者　了解操作目的、过程、注意事项及配合要点。

【操作步骤】

1. 进食　颈 5 脊髓损伤患者，进食需要装备如腕部固定支具、带吸盘的碗，食物要切成小块。穿戴支具可以用双手相对夹住支具，同时腕部向下推，再用嘴巴固定，同样的方式把餐具放到合适位置。颈 6 脊髓损伤患者，进食需要他人准备。餐具适当修剪后，可用万能套固定在手中进食。患者可以用牙齿或对侧拇指独立完成改良后的穿戴。

2. 饮水　颈 5 脊髓损伤患者，双腕夹住水杯可进行饮水。颈 6 脊髓损伤患者，一只手固定抓握杯子，另一只手托住杯底进行饮水动作。可以在杯子外面增加"U"形把手，辅助固定。

3. 督促患者完成进食动作，保障患者安全，必要时给予协助。

【注意事项】

1. 轮椅刹车制动性能良好。

2. 鼓励患者独立完成进食动作的训练，提高生活质量。

3. 家属主动参与患者日常生活能力训练过程中，给予支持鼓励。

（二）评分标准

进食技术操作考核评分标准

科室：　　　　　　考核者姓名：　　　　　　　　　　分数：

项目	分值	技术操作要求	得分
仪表	5 分	仪表端庄，着装整洁(2 分)，去除尖锐物品，洗手，戴口罩(3 分)	
操作前准备	评估 5 分	病情、意识状况、皮肤情况、心理认知水平、屈肘肌力 3 级以上、躯干控制能力、自理能力及肢体活动情况、患者及照护者的配合程度等(3 分)，双上肢无外伤、骨折，骶尾无压力性损伤(1 分)，轮椅制动性能良好(1 分)	
	沟通 2 分	讲解独立进食的目的及方法，取得配合(2 分)	
	用物 3 分	根据患者情况准备食物、餐具、辅助用具(3 分)	
操作前过程	用物准备 30 分	桌子：高度适宜，桌面防滑(5 分) 椅子：高度适宜，患者双足能够平放在地面上，屈髋屈膝踝背伸均为 90°；有靠背与扶手(5 分)	

项目	分值	技术操作要求	得分
操作前过程	进食20分	碗、盘:有吸盘,不易碎,必要时可以改良单侧边缘高突或附加挡板(5分) 勺子(叉子):手柄改良后加粗,便于抓握(5分) 筷子:两根筷子改良后顶端用金属或塑料链连接(5分) 水杯:敞口杯或带U形把手(5分)	
		颈5脊髓损伤患者,进食需要装备如腕部固定支具、带吸盘的碗,食物要切成小块(5分)。穿戴支具可以用双手相对夹住支具,同时腕部向下推,再用嘴巴固定,同样的方式把餐具放到合适位置(5分)	
		颈6脊髓损伤患者,进食需要他人准备。餐具适当修剪后,可用万能套固定在手中进食(5分)。患者可以用牙齿或对侧拇指独立完成改良后的穿戴(5分)	
	饮水20分	颈5脊髓损伤患者,双腕夹起水杯可独立饮水(5分),达到200ml/次(5分)	
		颈6脊髓损伤患者,一只手固定抓握杯子,另一只手托住杯底进行饮水动作。可以在杯子外面增加U形把手,辅助固定(5分),达到200ml/次(5分)	
操作后	态度5分	态度和蔼(1分)、人文关怀(1分)、患者安全(3分)	
	行为5分	动作熟练(3分)、物品整理妥当(2分)	
提问	5分	掌握(5分)、部分掌握(3分)、未掌握(0分)	
总分	100分		

考官签字:　　　　　　　　　　　　　　　　考核日期:　　年　　月　　日

第九节　更 衣 技 术

（一）操作规程

【目的】

1. 第6颈髓及以下脊髓损伤患者在治疗师的指导下学习更衣技术,护士在病区督促并指导患者独立完成日常更衣动作。

2. 提高患者日常生活能力。

3. 提高患者自信心和尊严。

【评估】

1. 患者

（1）整体情况:病情、意识状况、皮肤情况、心理认知水平、屈肘及腕背伸肌力3级及以上、躯干控制能力、自理能力及肢体活动情况、患者及照护者的配合程度等。

（2）局部情况:双上肢无外伤、骨折等,臀部无压力性损伤等。

2. 环境

（1）安全:病床床闸及轮椅制动状态,床挡完好。

（2）病房:安静宽敞明亮,温湿度适宜,空气清新,适宜操作。

【准备】

1. 护士　着装整洁,去除尖锐物品,洗手,戴口罩。

2. 物品　套头衫/开衫,长裤,袜子,鞋。

3. 患者及照护者　了解操作目的、过程、注意事项及配合要点。

【操作步骤】

1. 穿脱上衣　患者在轮椅上或床上完成穿衣动作。

(1) 套头衫穿脱:患者长坐位于床上或轮椅上,套头衫平放在患者大腿上,左手插入同侧衣袖内,在右手协助下使左手手腕露出袖口;重复同样动作完成右侧衣袖,然后双手上举,套入并钻出领口,整理衣服。

脱衣时,躯干尽量前屈,双手将衣服由后领向上拉,直至褪出头部。褪一侧肩和手臂,再褪另一侧肩和手臂。

(2) 开衫穿脱:患者长坐位于床上或轮椅上,衣服里面向上(衣领靠近患者腹部),左手插入同侧衣袖内,在右手协助下使左手手腕露出袖口;重复同样动作完成右侧衣袖,然后双手上举,同时头向前伸低头,将衣服越过头部,整理衣服。

(3) 脱衣时,解开衣扣,躯干尽量前屈。双手将衣服由后领向上拉并使衣服过头,恢复身体坐位,一只手拇指勾住对侧衣袖腋窝处使手退出衣袖,同样退出另一只手。也可保留开衫最上面2个衣扣不系,按照套头衫方法穿脱衣服。

2. 穿脱长裤

(1) 四肢瘫患者:患者长坐位于床上,髋屈曲至少90°,衣服放在可及处。右手放在同侧膝关节下面向上拉,使膝关节屈曲,把裤腿套在右足上;同法穿好另一条裤腿;利用屈膝及手掌滑动将裤子套在腿上,并尽可能向上拉。躺下双手交叉重复进行左右摆动完成左侧卧位,右手伸至背后,拇指勾住皮带环拉至右侧臀部以上,同法穿好另一侧。

(2) 截瘫患者:患者长坐位于床上,髋屈曲至少90°,衣服放在可及处。先把裤腿套在足上,并提到腿上,必要时可用肘部支撑身体,同法穿好另一侧。右肘支撑身体右侧卧位,左手将裤子提到左臀以上,交替反复将裤子提到腰部。

(3) 脱裤子时,方法相反。

3. 穿脱袜子　患者长坐位或者坐在轮椅上,把足放在对侧膝盖上,利用在袜子一侧缝上拉环带或者利用其他辅助工具完成动作。

4. 穿脱鞋　患者长坐位或者坐在轮椅上,把足放在对侧膝盖上,双手夹住鞋子,将其穿在足趾上,然后提上足跟。足部肿胀时,不要让袜子穿得有皱褶或者穿过紧的鞋子,以免足部感觉缺失造成皮肤压力性溃疡。

5. 截瘫患者相对颈部脊髓损伤患者更为简单,可以完全独立完成,而且可以在轮椅上完成,但操作过程中必须保证轮椅刹车固定好。护理人员在操作过程中给予指导,协助完成自理活动,保障患者安全。

【注意事项】

1. 床铺保持平整、清洁。

2. 床位及轮椅刹车制动良好。

3. 衣物及袜子舒适不紧绷,无多余线头;鞋舒适较正常尺码大一码。

4. 每日检查全身皮肤,及时发现皮肤异常。

5. 鼓励患者独立完成日常生活活动,提高生活质量。

6. 家属主动参与患者的日常生活活动锻炼中,协助保障患者安全。

(二)评分标准

更衣技术操作考核评分标准

科室:　　　　　　　　　考核者姓名:　　　　　　　　　　　　　　分数:

项目	分值	技术操作要求	得分
仪表	5分	仪表端庄,着装整洁(2分),去除尖锐物品,洗手,戴口罩(3分)	
操作前准备	评估 5分	病情、意识状况、皮肤情况、心理认知水平、屈肘及腕背伸肌力3级及以上、躯干控制能力、自理能力及肢体活动情况、患者及照护者的配合程度等(3分),双上肢无外伤、骨折,臀部无压力性损伤(1分),病床床闸及轮椅制动状态、床挡完好(1分)	
	沟通 2分	讲解穿衣技术的目的及方法,取得配合(2分)	
	用物 3分	轮椅、床套头衫(开衫)、长裤、袜子、鞋(3分)	
操作前过程	穿脱上衣 25分	穿法:患者长坐位于床上或坐在轮椅上(1分),套头衫(开衫衣服里面朝上,衣领靠近患者)平放在患者大腿上,左手插入同侧衣袖内,在右手协助下使左手手腕露出袖口(3分);重复同样动作完成右侧衣袖(3分),然后双手上举,套入并钻出领口(5分),整理衣服(2分) 脱法:躯干尽量前屈,双手将衣服由后领向上拉,直至褪出头部(5分),褪一侧肩和手臂(3分),再褪另一侧肩和手臂(3分)	
	穿脱长裤 25分	四肢瘫患者:患者长坐位于床上,髋屈曲至少90°,衣服放在可及处(5分)。右手放在同侧膝关节下面向上拉,使膝关节屈曲,把裤腿套在右足上;同法穿好另一条裤腿(10分);利用屈膝及手掌滑动将裤子套上腿上,并尽可能向上拉。躺下双手交叉重复进行左右摆动完成左侧卧位(5分),右手伸至背后,拇指勾住皮带环拉至右侧臀部以上,同法穿好另一侧(5分) 截瘫患者:患者长坐位于床上,髋屈曲至少90°,衣服放在可及处(5分)。先把裤腿套在足上,并提到腿上,必要时可用肘部支撑身体,同法穿好另一侧(10分)。右肘支撑身体右侧卧位,左手将裤子提到左臀以上,交替反复将裤子提到腰部(10分)	
	穿脱袜子 10分	长坐位或者坐在轮椅上(3分),把足放在对侧膝盖上(2分) 利用在袜子一侧缝上拉环带或者利用其他辅助工具完成两只足穿袜动作(5分)	
	穿脱鞋 10分	把足放在对侧膝盖上(2分),双手夹住鞋子(3分),将其穿在足趾上(3分),然后提上足跟(2分)	
操作后	态度 5分	态度和蔼(1分)、人文关怀(1分)、安全意识(3分)	
	行为 5分	动作熟练(3分)、物品整理妥当(2分)	
提问	5分	掌握(5分)、部分掌握(3分)、未掌握(0分)	
总分	100分		

考官签字:　　　　　　　　　　　　　　　　　考核日期:　　　年　　月　　日

第十节 平车转移技术

(一) 操作规程

【目的】

1. 第 5 颈髓及以下脊髓损伤患者在治疗师的指导下学习平车至床转移技术,护士在病区督促并指导患者独立完成平车与床转移动作。

2. 提高患者日常生活能力。

3. 提高患者自信心及自尊。

【评估】

1. 患者

(1) 整体情况:病情、意识状况、皮肤情况、心理认知水平、双上肢肌力及躯干控制能力、自理能力及肢体活动情况、患者及照护者的配合程度等。

(2) 局部情况:双上肢无外伤、骨折等。

2. 环境

(1) 安全:病床床闸制动状态,床挡完好,平车制动性能良好。

(2) 病房:安静宽敞明亮,温湿度适宜,空气清新,适宜操作。

【准备】

1. 护士 着装整洁,去除尖锐物品,洗手,戴口罩。

2. 物品 平车,病床,两者高度相同。

3. 患者及照护者 了解操作目的、过程、注意事项及配合要点。

【操作步骤】

1. 将平车推至患者床边,放下平车与床相邻侧床挡。

2. 平车与床位平行放置,紧密相连,固定病床及平车车闸,护理人员在平车另一侧拉起护栏,保证患者安全。

3. 患者可坐在床面上,利用双上肢支撑,平车一侧上肢不能离躯干过远,避免力量不足,另一侧上肢尽量靠近躯干,双上肢同时用力,将臀部抬离床面并移向平车,再分别移动双足,反复数次,直至移至平车上,将平车护栏拉起。调整体位。

4. 从平车向病床转移方法相反。操作过程中,护理人员保障患者安全,并给予动作指导。

【注意事项】

1. 床铺保持平整,清洁。

2. 移乘过程中避免拖拉现象,保证臀部转移时能够离开床面。

3. 平车及床闸制动性能良好。

4. 每日检查全身皮肤情况,及时发现转移过程中出现的皮肤破溃。

5. 转移过程中应有照护者保护,避免意外伤害发生。

(二) 评分标准

平车转移技术操作考核评分标准

科室：　　　　　　　　　　　　考核者姓名：　　　　　　　　　　　　　　分数：

项目	分值	技术操作要求	得分
仪表	5分	仪表端庄,着装整洁(2分),去除尖锐物品,洗手,戴口罩(3分)	
操作前准备	评估 5分	病情、意识状况、皮肤情况、心理认知水平、双上肢肌力及躯干控制能力、自理能力及肢体活动情况、患者及照护者的配合程度等(3分),双上肢无外伤、骨折(1分),病床床闸制动状态,床挡完好,平车制动性能良好(1分)	
	沟通 2分	讲解平车至床转移技术的目的及方法,取得配合(2分)	
	用物 3分	平车、床(3分)	
操作前过程	转移前 20分	将平车推至患者床边,将平车与床相邻侧床挡放下(5分) 护理人员将平车与床位平行放置,紧密相连(5分),固定病床及平车车闸(5分),护理人员在平车另一侧倚靠平车,保证患者安全(5分)	
	转移过程 50分	患者可坐在床面上(5分),利用双上肢支撑,平车一侧上肢不能离躯干过远,避免力量不足,另一侧上肢尽量靠近躯干(15分),双上肢同时用力,将臀部抬离床面并移向平车(15分),再分别移动双足(10分),反复数次,直至移至平车上,将平车床挡拉起(3分)。调整体位(2分)	
操作后	态度 5分	态度和蔼(1分)、人文关怀(1分)、安全意识(3分)	
	行为 5分	动作熟练(3分)、物品整理妥当(2分)	
提问	5分	掌握(5分)、部分掌握(3分)、未掌握(0分)	
总分	100分		

考官签字：　　　　　　　　　　　　　　考核日期：　　　年　　　月　　　日

第十一节　轮椅使用技术

(一) 操作规程

【目的】

1. 脊髓损伤患者学会轮椅使用技术,提高其日常生活能力,扩大活动范围。

2. 提高患者自信心。

3. 帮助患者离床活动,促进血液循环和体力恢复。

4. 改善呼吸,增加肺活量,咳嗽时易于排出肺内痰液。

5. 坐姿进食有利于增强吞咽反射。

6. 运送不能行走但能坐起的患者。

【评估】

1. 患者

(1) 整体情况:病情、意识状况、皮肤情况、心理认知水平、对轮椅坐位的耐受程度、自理能力、双上肢肌力及肢体活动情况、患者及照护者的配合程度等。

(2) 局部情况:有无骨折、伤口、各种管路及固定情况等。

2. 环境

(1) 安全:病床床闸制动状态,床挡完好,轮椅制动性能良好。

(2) 病房:安静宽敞明亮,温湿度适宜,空气清新,适宜操作。

【准备】

1. 护士　着装整洁,去除尖锐物品,洗手,戴口罩。

2. 物品　轮椅功能良好,大小适宜,准备约束带,根据季节准备保暖用品,必要时备软枕和轮椅坐垫。

3. 患者及照护者　了解操作目的、过程、注意事项及配合要点。

【操作步骤】

操作前向患者讲解轮椅使用的目的及配合要点,妥善固定各种管路,系好安全带。

1. 正确坐姿　臀部紧贴后靠背,坐姿端正,上身稍前倾,踝、膝、髋关节屈曲,髋与膝部处同一高度,间距与骨盆同宽。

2. 减压训练　用手支撑扶手减压,将上身离开坐垫或一侧臀部离开坐垫,持续 15 秒。每 30 分钟减压一次。

3. 平地驱动　双眼注视前方,身体保持平衡;向前驱动时,双上肢后伸,稍屈肘,双手紧握轮环的后半部,推动时上身前倾,双上肢同时向前推并伸直肘关节。当肘完全伸直后,放开轮环,如此反复进行。向后驱动时,动作相反。

4. 转向训练　以向左转为例,转大圈时,左右手均用力推动轮环,右手推动的力度要大于左手;转小圈时方法①为左手握住轮环不用力,用右手推动轮环。向右转时,动作相反。方法②为双手紧握轮环,左侧手向后驱动,右侧手向前驱动,同时进行,完成转圈动作。

5. 上下坡训练　上坡时,上身前倾,重心前移,其他方法同平地向前驱动;下坡时,须倒行,上身放低,双手握住轮环,控制下坡速度。

6. 轮椅跨越障碍物

(1) 患者在他人协助下完成时,护理人员双手握住手把套并下压,抬起前轮越过障碍物,然后再双手提起后轮越过障碍物。

(2) 独立完成时,将轮椅驱动到障碍物前停止,身体重心向前,驱动轮环向后滑动5~10cm,再向前推动使前轮抬起,小轮越过障碍物后,再驱动轮环将大轮越过障碍物,训练时需保护其安全。

【注意事项】

1. 乘坐轮椅过程中注意观察患者有无病情变化,如有任何不适,随时终止训练。

2. 乘坐轮椅过程中如果出现体位性低血压时立即将轮椅后仰,若不能缓解,及时通知医生。

3. 在转移过程中,动作要轻柔,不可暴力拖、拉、拽患者,避免碰伤肢体、臀部、踝部的皮肤,并尽可能发挥患者的残存能力进行转移。

4. 乘坐轮椅前确保轮椅椅面平整无杂物,乘坐轮椅时至少每 30 分钟减压 1 次,防止损伤患者皮肤。

5. 避免在患者感觉障碍的肢体上放置水杯等物品,防止烫伤。

6. 确保训练过程中的安全,系好安全带,避免跌倒及外伤等意外事件的发生。

7. 乘坐轮椅时妥善固定各种管路。

(二) 评分标准

轮椅使用技术操作考核评分标准

科室：　　　　　　　　　　考核者姓名：　　　　　　　　　　　　　　　分数：

项目	分值	技术操作要求	得分
仪表	5分	仪表端庄、着装整洁(2分),去除尖锐物品,洗手、戴口罩(3分)	
操作前准备	评估 6分	病情、意识状况、皮肤情况、心理认知水平、对轮椅坐位的耐受程度、自理能力及肢体活动情况、患者及照护者的配合程度等(3分),有无骨折、伤口、各种管路及固定情况等(2分),病床床闸制动状态,床挡完好,轮椅制动性能良好(1分)	
	沟通 2分	讲解轮椅使用训练的目的及方法,取得配合(2分)	
	用物 2分	选择合适的轮椅、检查轮椅的性能(2分)	
操作过程	正确坐姿 10分	系好安全带,坐于轮椅正中部位,臀部紧贴后靠背(3分),坐姿端正(1分),上身稍前倾(2分),踝、膝、髋关节屈曲(2分),髋与膝部处同一高度,间距与骨盆同宽(2分)	
	减压训练 10分	双手支撑法:用手支撑扶手减压(2分),将上身离开坐垫使臀部悬空(3分)左右交替法:躯干前屈、侧倾(2分),使一侧臀部离开坐垫(2分),左右交替进行(1分)	
	平地驱动 10分	双眼注视前方,身体保持平衡,保持正确坐姿,系好安全带(2分);向前驱动时,双上肢后伸,稍屈肘,双手紧握轮环的后半部(3分),推动时上身前倾,双上肢同时向前推并伸直肘关节(3分)。当肘完全伸直后,放开轮环,如此反复进行(1分)。向后驱动时,动作相反(1分)	
	转向训练 10分	系好安全带(1分),以左转向为例:转大圈,左右手均用力推动轮环,右手推动的力度要大于左手(3分)。转小圈,方法①为双手紧握轮环,左侧手握轮环不用力,右侧手推动轮环,完成转圈动作(3分);方法②为双手紧握轮环,左侧手向后驱动,右侧手向前驱动,同时进行,完成转圈动作(3分)	
	上下坡训练 10分	上坡:上身前倾,重心前移,双手用力驱动轮环上坡(5分)下坡:倒行,上身放低,双手轻握轮环控制下坡速度(5分)	
	跨越障碍物 10分 (协助下)	系好安全带(1分),护理人员双手握住手把套向下压(3分),抬起前轮越过障碍物(3分),然后再双手提起后轮越过障碍物(3分)	
	跨越障碍物 10分 (无协助下)	系好安全带(1分),将轮椅驱动到障碍物前停止,身体重心向前(3分),驱动轮环向后滑动 5~10cm,再向前推动使前轮抬起(4分),小轮越过障碍物后,再驱动轮环将大轮越过障碍物(2分)	

续表

项目	分值	技术操作要求	得分
操作后	态度 5分	态度和蔼(1分)、人文关怀(1分)、保护隐私(3分)	
	行为 5分	动作熟练(3分)、物品整理妥当(2分)	
提问	5分	掌握(5分)、部分掌握(3分)、未掌握(0分)	
总分	100分		

考官签字：　　　　　　　　　　　　考核日期：　　年　　月　　日

第十二节　轮椅减压技术

（一）操作规程

【目的】

保证患者皮肤完整性,防止长时间久坐的患者局部受压,出现压力性损伤。

【评估】

1. 患者

（1）整体情况:意识状况、受伤时间、损伤部位、肢体运动功能、双上肢肌力、感觉功能、生命体征、认知水平、皮肤、心理、自理能力、患者配合程度等。

（2）局部情况:各种管路及固定情况等。

2. 环境

（1）安全:轮椅制动良好。

（2）病房:安静宽敞明亮,温湿度适宜,空气清新,适宜操作。

【准备】

1. 护士　着装整洁,去除尖锐物品,洗手,戴口罩。

2. 物品　轮椅1个,大小、高度合适,轮胎充气状态,刹车及脚踏板性能良好。

3. 患者及照护者　了解操作目的、过程、注意事项及配合要点。

【操作步骤】

1. 截瘫患者双上肢肌力四级以上

（1）患者端坐于轮椅正中部位,背向后靠并抬头,髋关节尽量保持在90°左右并保证患者安全。

（2）将轮椅制动,患者双手支撑轮椅扶手,双臂用力将身体撑起,使臀部悬空并保持15~20秒。鼓励每隔30分钟做一次,以达到减压效果。消瘦患者可使用辅助用具减轻皮肤压力,如使用轮椅垫。

2. 截瘫患者双上肢肌力四级以下

（1）轮椅制动,患者身体向一侧倾斜,臀离开椅面,再向另一侧倾斜,臀离开椅面;保持15~20秒进行臀部减压。

（2）患者端坐于轮椅正中部位，制动轮椅，在协助者保护下身体向前倾，臀离椅面，保持15~20秒进行臀部减压，观察患者有无不适。

3. 四肢瘫患者　颈髓损伤患者端坐于轮椅正中部位，背向后靠并抬头，髋关节尽量保持在90°，协助者站在轮椅后，固定轮椅，双手分别从患者腋下抓住患者交叉于胸前的手臂，用力将患者抬起，患者臀部悬空保持15~20秒，完成减压动作。

【注意事项】

1. 减压前护理人员应评估患者的能力，全身及局部肢体的活动情况，双上肢肌力，对轮椅坐位耐受的程度，使用轮椅的认知程度及接受程度。

2. 减压前需消除患者的紧张、对抗心理，以配合减压训练，护理人员应详细讲解减压方法和步骤技巧，并对患者全身皮肤进行检查，有无压红、破溃等。

3. 检查轮椅的手刹是否固定好。

（二）评分标准

轮椅减压技术操作考核评分标准

科室：　　　　　　　　　　考核者姓名：　　　　　　　　　　　　　　　　分数：

项目	分值	技术操作要求	得分
仪表	5分	仪表端庄、着装整洁（2分），去除尖锐物品，洗手，戴口罩（3分）	
操作前准备	评估 5分	意识状况、受伤时间、损伤部位、肢体运动功能、双上肢肌力、感觉功能、生命体征、认知水平、皮肤、心理、自理能力、患者配合程度等（3分），各种管路及固定情况（1分），轮椅制动良好（1分）	
	沟通 2分	讲解轮椅减压的目的及方法，取得配合（2分）	
	用物 3分	选择合适的轮椅（1分），检查轮椅性能（2分）	
操作过程	轮椅减压 70分	截瘫患者双上肢肌力四级以上： 患者端坐于轮椅正中部位（2分），背向后靠并抬头（1分），髋关节尽量保持在90°（2分）。制动轮椅（2分），双手支撑轮椅扶手双臂用力将身体撑起（5分）。臀部悬空（5分），悬空保持15~20s（3分）	
		截瘫患者双上肢肌力四级以下： 轮椅制动（2分），身体先向一侧倾斜臀离开椅面（5分），再向另一侧倾斜臀离开椅面（5分），保持15~20s（2分）。患者端坐于轮椅正中部位（2分），制动轮椅（2分），在协助者保护下身体向前倾臀离开椅面（5分），保持15~20s进行臀部减压（3分），观察患者有无不适（2分）	
		四肢瘫患者： 患者端坐于轮椅正中部位（2分），背向后靠并抬头（1分），髋关节尽量保持在90°（2分）。制动轮椅（2分），协助者站在轮椅后（2分），双手分别从患者腋下抓住患者交叉于胸前的手臂（5分），用力将患者抬起（5分），患者臀部悬空保持15~20s（3分）	

续表

项目	分值	技术操作要求	得分
操作后	态度 5 分	态度和蔼(1)、人文关怀(1)、保护隐私(3)	
	行为 5 分	动作熟练(3)、物品整理妥当(2)	
提问	5 分		
总分	100 分		

考官签字：　　　　　　　　　　　　　　　考核日期：　　　年　　月　　日

第十三节　排　痰　技　术

(一) 操作规程

【目的】

1. 改善颈脊髓损伤患者及胸 6 节段以上脊髓损伤患者呼吸功能。

2. 促进患者呼吸肌力量恢复,增加有效肺活量,促进排痰。

3. 预防肺部感染、肺不张,降低气管切开率。

【评估】

1. 患者

(1) 整体情况:意识状况、呼吸情况、肺部情况、咳嗽咳痰能力;损伤部位、伤口情况、全身导管情况;有无手术、骨折和牵引;进餐时间、方式;生命体征、认知水平、患者配合程度等。

(2) 局部情况:使用叩诊、听诊或根据影像结果等方法判断需要引流、叩背的位置。

2. 环境

(1) 安全:病床床闸制动状态,床挡完好。

(2) 病房:安静宽敞明亮,温湿度适宜,空气清新,适宜操作。

【准备】

1. 护士　着装整洁,去除尖锐物品,洗手,戴口罩。

2. 物品　护理车、根据需要准备枕头 1~4 个、纸巾、听诊器、血氧监测仪、吸痰装置、手消液、护理记录单。

3. 患者及照护者　了解操作目的、过程、注意事项及配合要点。

【操作步骤】

1. 体位引流法

(1) 嘱患者放松,根据病变部位摆放正确排痰体位。

(2) 左肺上叶尖后段:取头高足低右侧卧位,胸部依次叠加 3 个枕头;摇高床头 45°。

(3) 左肺下叶:取右侧卧位,腹部依次叠加 3 个枕头;摇高床尾 45°,足部垫一枕头。

(4) 右肺上叶:取左侧卧位,腹部垫 2 个枕头,叩击锁骨与肩胛骨之间的位置。

(5) 右肺下叶:取头低足高左侧卧位,枕头垫在两腿之间,摇高床尾 30°;叩击左侧胸部肋骨。

(6) 右肺中叶:左侧卧位,枕头垫在左肩至左侧臀部之下;摇高床尾 15°,叩击胸廓。

(7) 变换体位时注意保护管路,同时在需要引流部位进行叩击操作及震颤操作,必要时嘱患者做深度的咳嗽。

2. 叩背法

(1) 根据痰液潴留部位及病情,协助患者取合适舒适体位。

(2) 患者取侧卧或坐位,叩击部位用薄毛巾或其他保护物包盖以保护皮肤,叩击时五指并拢呈空杯状,利用腕力快速有节奏叩击背部,每次 30~60 秒。

(3) 叩击频率:80~100 次/min,每个部位 2~5 分钟。

(4) 叩击原则:从下至上、从外至内,避开乳房、心脏、脊柱及肩胛等骨突部位。

(5) 鼓励患者咳嗽,排痰后再次肺部听诊。

3. 推腹助力法

(1) 协助患者平卧,颈脊髓损伤者佩戴围领,保持颈椎稳定。

(2) 操作者手掌交叠,掌根置于剑突下方,要求患者深吸气,在吸气末,嘱患者屏气,用力咳嗽,操作者快速向上、向内按压,对患者腹部加压助咳。

(3) 清洁面部,擦拭咳出痰液,气切患者可经气管吸痰。

【注意事项】

1. 体位排痰时合理应用防护栏,保证患者安全。引流时注意观察患者神志、呼吸、血氧,是否有紫绀,注意防止发生意外。引流时间:10~15min/次。

2. 叩背排痰选择在餐后 2 小时至餐前 30 分钟进行,操作中严密观察患者的神志、面色、呼吸频率、节律、有无胸闷、憋气等。

3. 记录痰液的颜色、性质、量,生命体征变化。

4. 注意禁忌证,包括身体极度虚弱,无法耐受该项操作,无力排痰患者;胸廓或脊柱骨折、严重骨质疏松;颅内高压、急性心肌梗死、严重高血压、生命体征不稳定者;抗凝治疗患者。

(二) 评分标准

排痰技术操作考核评分标准

科室:　　　　　　　　　　考核者姓名:　　　　　　　　　　　　　　　分数:

项目	分值	技术操作要求	得分
仪表	5分	仪表端庄,着装整洁(2分),去除尖锐物品,洗手,戴口罩(3分)	
操作前准备	评估 5分	意识状况、呼吸情况、肺部情况、咳嗽咳痰能力;损伤部位、伤口情况、全身导管情况;有无手术、骨折和牵引;进餐时间、方式;生命体征、认知水平、患者配合程度等(3分),使用叩诊、听诊或根据影像结果等方法判断需要引流、叩背的位置(1分),病床床闸制动状态,床挡完好(1分)	
	沟通 2分	讲解排痰的目的及方法,取得配合(2分)	
	用物 3分	护理车、枕头数个、纸巾、听诊器、血氧监测仪、吸痰装置、手消液、护理记录单(3分)	

项目	分值	技术操作要求	得分
操作过程	体位引流 20 分	携用物至患者床旁,核对(1 分) 左肺上叶尖后段:头高足低右侧卧位,胸部依次叠加 3 个枕头,摇高床头 45°(2 分) 左肺下叶:右侧卧位,腹部依次叠加 3 个枕头;摇高床尾 45°,足部垫一枕头(2 分) 右肺上叶:左侧卧位,腹部垫 2 个枕头,叩击锁骨与肩胛骨之间的位置(2 分) 右肺下叶:头低足高左侧卧位,枕头垫在两腿之间,摇高床尾 30°;叩击左侧胸部肋骨(2 分) 右肺中叶:左侧卧位,枕头垫在左肩至侧臀部之下,摇高床尾 15°,叩击胸廓(2 分) 变换体位时注意保护管路(1 分);体位排痰时合理应用防护栏,保证患者安全(1 分),需要引流部位进行叩击操作及震颤操作,必要时嘱患者做深度的咳嗽(3 分)	
		观察患者神志、呼吸、血氧,是否有紫绀,防止发生意外(2 分)	
		引流时间:10~15min/ 次(2 分)	
	叩背 30 分	根据痰液潴留部位及病情,协助患者取合适舒适体位(3 分)	
		餐后 2h 至餐前 30min 进行(1 分),患者取侧卧或坐位,叩击部位用薄毛巾或其他保护物包盖以保护皮肤(1 分),五指并拢呈空杯状(2 分),利用腕力快速有节奏叩击背部,每次 30~60s(3 分),叩击频率:80~100 次 /min(1 分);每个部位 2~5min(1 分),叩击顺序正确(2 分)	
		鼓励患者咳嗽(3 分),操作中严密观察患者的神志、面色、呼吸频率、节律、有无胸闷、憋气等(3 分),排痰后再次肺部听诊(3 分),清洁患者面部,协助取舒适体位(1 分),洗手(3 分),记录痰液的颜色、性质、量(3 分)	
	推腹助力 20 分	协助患者平卧,颈脊髓损伤者佩戴围领,保持颈椎稳定(3 分)	
		操作者手掌交叠,掌根置于剑突下方(3 分),要求患者深吸气,在吸气末,嘱患者屏气,用力咳嗽,操作者快速向上、向内按压,对患者腹部加压助咳(5 分)	
		清洁面部,擦拭痰液,气切患者可经气管吸痰(3 分),洗手(3 分),记录痰液的颜色、性质、量,对引流的忍受程度,生命体征(3 分)	
操作后	态度 5 分	态度和蔼(1 分)、人文关怀(1 分)、保护隐私(3 分)	
	行为 5 分	动作熟练(3 分)、物品整理妥当(2 分)	
提问	5 分	掌握(5 分)、部分掌握(3 分)、未掌握(0 分)	
总分	100 分		

考官签字:　　　　　　　　　　　　　　　　　　考核日期:　　　年　　月　　日

第十四节 呼吸功能训练技术

(一) 操作规程

【目的】

1. 尽可能恢复有效的腹式呼吸,改善呼吸功能。

2. 消除气道内分泌物,减少气道刺激因素。

3. 锻炼膈肌肌力,减少每分钟呼吸次数和增加每次通气量。

4. 增加最大呼吸肌肌力,减少呼吸困难,改善运动耐力。

5. 提高患者心功能和全身体能,尽可能恢复活动能力,回归社会或家庭。

【评估】

1. 患者

(1) 整体情况:生命体征、意识状况、认知水平;全身有无管路、伤口、骨折和牵引;进餐时间、方式;膀胱是否排空;胸片结果、影像学有无肺不张、胸腔积液、胸腹部肿瘤、骨质疏松;肢体功能、肩关节活动度、自理能力、患者配合程度等。

(2) 局部情况:有无腹肌痉挛、胸廓束带感、基础肺活量、膈肌肌力;呼吸频率、呼吸模式、咳嗽咳痰能力、痰液黏稠度、有无气管切开、呼吸困难、胸闷憋气、借助氧源。

2. 环境

(1) 安全:病床床闸制动状态,床挡完好。

(2) 病房:安静宽敞明亮,温湿度适宜,空气清新,适宜操作。

【准备】

1. 护士 着装整洁,去除尖锐物品,洗手,戴口罩。

2. 物品 软枕 3~5 个(视病情而定)、0.5~1kg 沙袋 1~2 个、呼吸训练仪 1、纸片或布条 1、体位排痰仪 1、弯盘 2、纸巾若干、血氧检测仪 1、急救设备 1、呼吸功能训练记录单。

3. 患者及照护者 了解操作目的、过程、注意事项及配合要点。

【操作步骤】

操作前核对医嘱、患者信息。向患者解释呼吸功能训练技术的目的、配合要点及注意事项。

1. 放松训练

(1) 患者取坐位,上半身尽量放松,身体前倾,双手放于膝盖上。

(2) 指导患者正常呼吸,必要时可播放轻音乐帮助患者放松。

2. 缩唇呼吸训练

(1) 方法:在患者进行放松训练后,取坐位,将布条/纸片放置于距患者口唇15~20cm处,指导患者经鼻吸气、经口呼气,呼气时将嘴唇缩用O形,深吸慢呼,吸呼比1:(1.5~2),将布条/纸片徐徐吹动。

(2) 频率:15~20min/ 次,3~4 次 /d。

3. 腹式呼吸训练

(1) 指导患者经鼻深吸气,腹部隆起,使膈肌尽量下移,吸气至不能再吸时稍屏息 2~3 秒

（根据患者耐受度可适当逐渐延长至 5~10 秒）。

（2）缩唇缓慢呼气，腹部尽量回收，缓缓呼气达 4~6 秒，同时患者可将双手放于腹部并随着呼气开始逐渐向腹部加压，促进膈肌上移（双手活动障碍的患者可由操作者帮助进行）。

（3）对于呼吸肌无力的患者操作者可将两手置于肋弓，在呼气时加压以缩小胸廓，促进气体排出。

（4）呼吸要深而缓，吸呼比 1∶（1.5~2）。

（5）频率：8~10 次 /min，持续 3~5 分钟，每天数次，熟练后增加训练次数。

4. 呼吸肌训练（呼吸训练器、沙袋使用）

（1）呼吸训练器训练法

1）讲解呼吸训练器的结构及作用。

2）连接呼吸训练器。

3）吸气：患者取坐位 / 站位，指导患者在呼气末立即用嘴含住含嘴做深慢的吸气，吸至不能再吸时移开含嘴并缓慢缩唇呼气。

4）呼气：患者取坐位 / 站位，指导患者在吸气末立即含住含嘴并做呼气动作，呼至不能再呼时移开含嘴并缓慢用鼻子吸气。

5）频率：8~10 次 /min，持续 5~10 分钟，每天 3~4 次。

（2）沙袋加压训练法

1）方法：患者取仰卧位，根据评估结果选择适当重量的沙袋放置于患者上腹部，指导患者经鼻吸气，经口呼气，呼气时将口唇缩成 O 形，深吸慢呼，吸呼比 1∶（1.5~2）。

2）频率：5~10 次 /min，持续 3~5 分钟，每天 3~4 次，患者耐受后可逐步增加沙袋重量及训练次数。

5. 操作后整理床单位，用物分类处理。观察患者呼吸功能训练的效果、做好相关记录。患者按病情取舒适体位。护士洗手。

【注意事项】

1. 了解患者的体力、耐受度及耐受体位。

2. 严格掌握适应证和禁忌证。

3. 训练过程中有无发绀、头晕、出虚汗等不耐受体征。

4. 耐受度差的患者训练初期应监测生命体征。

5. 呼吸训练器为单人单用，不可交叉使用。

6. 记录单应每次记录训练结果，以做对比。

【禁忌证】

1. 病情不稳定、感染未控制者。

2. 严重认知功能障碍，不能进行有效沟通者。

3. 不稳定心绞痛及近期心梗等严重心肺疾患者。

4. 呼吸衰竭者。

（二）评分标准

呼吸功能训练技术操作考核评分标准

科室： 考核者姓名： 分数：

项目	分值	技术操作要求	得分
仪表	5分	仪表端庄、着装整洁(2分)，去除尖锐物品，洗手、戴口罩(3分)	
操作前准备	评估5分	生命体征、意识状况、认知水平；全身有无管路、伤口、骨折和牵引；进餐时间、方式；膀胱是否排空；胸片结果、影像学有无肺不张、胸腔积液、胸腹部肿瘤、骨质疏松；肢体功能、肩关节活动度、自理能力、患者配合程度等(2分)，有无腹肌痉挛、胸廓束带感、基础肺活量、膈肌肌力；呼吸频率、呼吸模式、咳嗽咳痰能力、痰液黏稠度、有无气管切开、呼吸困难、胸闷憋气、借助氧源(2分)，病床床闸制动状态、床挡完好(1分)	
	沟通2分	讲解呼吸训练的目的及方法，取得配合(2分)	
	用物3分	简易呼吸器功能训练器、沙袋1~2个(1~2kg/个)、快速手消毒剂1瓶、软枕头3~5个(视病情而定)、纸片或布条1个、体位排痰仪1台、弯盘2个、纸巾若干、血氧检测仪1台、急救设备1台、呼吸功能训练记录单(3分)	
操作过程	缩唇呼吸20分	根据病情取平卧位或坐位(2分)	
		指导患者用鼻吸气、经口呼气，呼气时将口唇缩用O形，深吸慢呼(5分)	
		吹气时徐徐吹气(3分)，吸：呼=1：(1.5~2)(3分)	
		吹动距口唇15~20cm纸片/布条，并逐步增加纸片、布条距离(以30cm为限)(3分)	
		患者反应良好、舒适(2分)，无过度换气(2分)	
	腹式呼吸20分	根据病情取舒适体位(平卧位、侧卧位、半坐卧位、坐位)(2分)	
		指导患者匀速呼吸，将手放在腹直肌上，感受吸呼气时腹部起伏情况(2分)	
		指导患者用鼻吸气(3分)，观察腹部隆起(2分)，有无过度换气(2分)	
		指导患者经口呼气(3分)，观察腹部下降(2分)，有无过度换气(2分)	
		使患者掌握腹式呼吸训练的要领(2分)	
	呼吸肌训练30分	呼吸训练器训练：患者取坐位(2分)，正确运用简易呼吸器(8分)	
		正确观察浮球所指刻度(2分)	
		沙袋加压法训练：患者取仰卧位(2分)，正确选择0.5~2kg重量不等的沙袋放置于患者上腹部(7分)	
		吸气：呼气=1：(1.5~2)(3分)，观察沙袋随腹部隆起(2分)	
		观察患者无不良反应(2分)，正确处理不良反应(2分)	
操作后	态度5分	态度和蔼(1分)、人文关怀(1分)、保护隐私(3分)	
	行为5分	洗手并正确记录呼吸功能训练记录单(2分)、动作熟练(2分)、物品整理妥当(1分)	
提问	5分	掌握(5分)、部分掌握(3分)、未掌握(0分)	
总分	100分		

考官签字： 考核日期： 年 月 日

第十五节　神经源性肠道训练技术

（一）操作规程

【目的】

1. 建立正常的排便机制。

2. 调整饮食结构控制大便。

3. 提升患者生活质量。

【评估】

1. 患者

（1）整体情况：损伤节段、残损分级、胃肠功能现状、腹部体征、饮食情况及排便情况（排便习惯、性质、量、时间）、生命体征、意识状态、认知水平、心理、自理能力、肢体活动、患者配合程度。

（2）局部情况：有无痔疮及肛周情况。

2. 环境

（1）安全：保护措施良好。

（2）病房：安静私密，宽敞明亮，温湿度适宜，空气清新，适宜操作。

【准备】

1. 护士　着装整洁，去除尖锐物品，洗手，戴口罩。

2. 物品　有保护设施的坐便器、开塞露、排便日记本。

3. 患者及照护者　了解操作目的、过程、注意事项及配合要点。

【操作步骤】

1. 排便时间　采用受伤前的排便习惯，也可根据自己时间进行选择，必须保证同一时间段排便，即使没有便意，也应每日坐位 15 分钟左右，联合提肛运动和排便的动作，建立定时排便的习惯。

2. 排便姿势　以坐位最佳，便于增加腹压，同时借助重力作用使大便易于排出，如病情不允许以左侧卧位较好。

3. 诱导排便的方法　餐后 30 分钟及排便前 15 分钟开始进行。

（1）腹部按摩：用手掌按结肠走向，从右下腹到左下腹，进行环形按摩、推、揉腹部。

（2）用手掌拍打患者的臀部。

（3）肛门内正确挤入开塞露 20~40ml，深度 3~15cm，使用前检查开口端是否光滑，局部润滑后使用。

（4）直肠刺激：确认直肠内有坚硬的大便可用手抠出，若为软便，戴上手套，抹上润滑剂，手指轻柔插入直肠做环形运动，顺时针刺激肠壁 1 分钟。

（5）排便技巧：排便时嘱患者深呼吸，增加腹压，往下腹部用力，也可意念性用力，做排便的动作，将大便排出。

（6）运动辅助训练：每天站立和肌肉运动非常重要，可防止便秘，增加肠道蠕动。腹肌和骨盆肌的力量在排便过程中起到重要的作用，病情允许，应尽早进行站立训练。

（7）口服药指导：在医生的指导下选择安全的泻药，一般在排便前 8~10 小时使用。尽量少用口服泻药，养成良好的饮食习惯。

4. 康复专科训练

（1）直肠功能训练：腹式呼吸、腹式按摩、穴位刺激、肛周刺激、肛门内外括约肌刺激等，坚硬的大便应该用手抠出。

（2）使用栓剂（如开塞露）应贴近肠壁，注意勿损伤肠壁。

（3）每日 1~2 次模拟排便。

（4）如患者 90°坐位可耐受，让患者坐在坐便椅上，利用重力排便。

5. 记录　详细记录每日排便频次、单次排便耗时、量、性质、颜色、需要的辅助排便措施、体位、姿势、诱导排便方法。

【注意事项】

1. 加强沟通，鼓励患者建立信心，养成良好的习惯。

2. 正确使用辅助排便工具，防止肠壁损伤。

3. 每日记录排便情况，方便寻找规律，订制个性化计划。

（二）评分标准

神经源性肠道训练技术操作考核评分标准

科室：　　　　　　　　　考核者姓名：　　　　　　　　　　　　分数：

项目	分值	技术操作要求	得分
仪表	5分	仪表端庄，着装整洁(2分)，去除尖锐物品，洗手，戴口罩(3分)	
操作前准备	评估 5分	损伤平面、胃肠功能现状、腹部体征、饮食情况及排便情况(排便习惯、性质、量、时间)、生命体征、意识状态、认知水平、心理、自理能力、肢体活动、患者配合程度、有无痔疮及肛周情况等(5分)	
	沟通 2分	讲解神经源性肠道训练的目的及方法，取得配合(2分)	
	用物 3分	有保护设施的坐便器(1分)，开塞露(1分)，排便日记本(1分)	
操作前过程	排便时间及姿势 20分	安静私密，宽敞明亮，温湿度适宜，空气清新，适宜操作(5分)	
		采用受伤前的排便习惯(2分)，保证同一时间段排便(2分)，如没有便意，坚持每日坐位 15min 左右(2分)，联合提肛运动和排便的动作(2分)，建立定时排便的习惯(2分)	
		以坐位最佳，便于增加腹压(3分)，同时借助重力作用使大便易于排出，如病情不允许以左侧卧位较好(2分)	
	诱导排便术 45分	餐后 30min 及排便前 15min 开始进行(5分)	
		腹部按摩，用手掌按结肠走向，从右下腹到左下腹，进行环形按摩、推、揉腹部(10分)，用手掌拍打患者的臀部(5分)，肛门内正确挤入开塞露 20~40ml(2分)，深度 3~15cm(2分)，使用前检查开口端是否光滑(2分)，局部润滑后使用(2分)。直肠刺激，戴上手套，抹上润滑剂，手指轻柔插入直肠做环形运动，顺时针刺激肠壁 1min(10分)，嘱患者深呼吸(2分)，增加腹压，往下腹部用力，也可意念性用力，做排便动作，将大便排出(5分)	

续表

项目	分值	技术操作要求	得分
操作前过程	记录 5分	详细记录每日排便频率、单次排便耗时、量、性质、颜色、需要的辅助排便措施、体位、姿势、诱导排便方法(5分)	
操作后	态度 5分	态度和蔼(1分)、人文关怀(1分)、保护隐私(3分)	
	行为 5分	动作熟练(3分)、物品整理妥当(2分)	
提问	5分	掌握(5分)、部分掌握(3分)、未掌握(0分)	
总分	100分		

考官签字: 考核日期: 年 月 日

第三章　骨与关节损伤康复护理技术操作规程及评分标准

第一节　辅助器具应用指导技术

（一）操作规程

【目的】

1. 保持平衡。

2. 支持保护。

3. 增强肌力。

4. 恢复功能。

5. 预防并发症。

【评估】

1. 患者

（1）整体情况：病情、意识及配合情况；手臂、肩部无伤痛，活动不受限制；衣着宽松舒适；穿舒适防滑的平底鞋。

（2）局部情况：有无骨折、伤口、各种管路及固定情况等。

2. 环境

（1）安全：空间开阔，地面干燥、无潮湿、无障碍物，房门打开。

（2）场地：安静宽敞明亮，温湿度适宜，空气清新，适宜操作。

【准备】

1. 护士　着装整洁，去除尖锐物品，洗手，戴口罩。

2. 物品　拐杖1副，高度适当；拐杖各螺丝均已旋紧；底端橡皮座无变形或损坏。

3. 患者及照护者　了解操作目的、过程、注意事项及配合要点。

【操作步骤】

1. 四点步态法　右侧拐杖→左脚→左侧拐杖→右脚。适用于双脚可支撑身体部分重量时，为最安全的方法但速度慢。

2. 三点步态法　两侧拐杖→患肢→健侧前进（也可两侧拐杖与患肢同时前进）。适用于一脚部分或完全不能支撑身体重量，另一脚可支撑全身重量的患者，患者须具有良好的平衡力及双臂有足够的力量来支撑身体重量。

3. 两点步态法　右侧拐杖与左脚同时向前—左侧拐杖与右脚再向前。适用于双脚可支撑身体部分重量时。

4. 使用双拐上下楼梯的方法

(1) 上楼梯：准备上楼时，协助患者的护士应站在患者的后面，患者移动身体靠近最底层楼梯，两手各持一拐杖，同时支撑，将健肢向前迈上一级楼梯，体重保持支撑在健肢上，再移动双拐和患肢，上到同一层楼梯，不断重复，上楼。

(2) 下楼梯：协助患者的护士应站在患者的前面，患者移动身体靠近待下楼梯最高层，两手各持一拐杖，将双拐移至下一层楼梯上，同时患肢跟上，双手支持稳定后，重心下移，再移动健肢下一层楼梯，不断重复，下楼。

5. 单拐的使用方法　将拐置于健侧，将拐杖由健侧向前跨出一步，身体前倾，将身体力量集中于健侧上肢，使前臂有力支撑拐杖，患侧下肢向前移动一步，但不负重，健侧下肢向前摆出，使健侧足迈至患侧下肢平行处。

6. 助行架训练

(1) 协助患者站在助行架内中心位置，左右扶手置于患者身体两侧。

(2) 患者双手握紧扶手向前移动助行架约一步距离后将助行架向前放置平稳。

(3) 双手支撑握住扶手，患肢向前迈出，重心前移，迈腿时助行架保持不动。

(4) 健肢向前移动一步，站稳后再将助行架向前移动。

【注意事项】

1. 患者拄拐行走前，应先练习好上臂的肌肉力量，肌力5级。

2. 患者在练习拄拐行走的过程中，医务人员应在旁进行保护，密切观察患者的情况，并及时听取患者主诉。

3. 在使用拐杖过程中，主要力量应用在上肢，而非腋窝处。拐杖顶部距腋下要留有5~10cm的间隙，太高时会压迫臂丛神经，而导致手臂麻痹或麻木；太低时增加腰椎后弯，引起姿势不良，背部疼痛。使用不当时会发生跌倒，臂丛神经受损，甚至影响患肢的复原。

4. 应及早发现患者的不正确站立和行走姿势，及时予以纠正。

5. 患者需要休息时为患者准备一把椅子。

6. 渐进性增加行走的活动量。

7. 助行架使用坐下及起身时不要倚靠在助行架上，否则易使助行架翻倒。

（二）评分标准

辅助具应用指导技术操作考核评分标准

科室：　　　　　　考核者姓名：　　　　　　　　　分数：

项目	分值	技术操作要求	得分
仪表	5分	仪表端庄、着装整洁(2分)，去除尖锐物品，洗手、戴口罩(3分)	
操作前准备	评估5分	病情、意识、配合情况(1分)，手臂、肩部有无伤痛(1分)，衣着宽松舒适、防滑平底鞋(1分)，疼痛及各种管路固定情况(1分)，空间开阔、地面干燥、无潮湿、无障碍物(1分)	

项目	分值	技术操作要求	得分
操作前准备	沟通2分	讲解使用辅助具的目的及方法,取得配合(2分)	
	用物3分	辅助具高度适宜(1分),螺丝及扶手均固定良好(1分),辅助具底座橡皮座无变形或损坏(1分)	
操作过程	拐杖使用步态正确20分	四点步态法:右侧拐杖(2分)→左脚(2分)→左侧拐杖(2分)→右脚分别前进(2分)	
		三点步态法:两侧拐杖(2分)→患肢(2分)→健侧分别前进(2分)	
		两点步态法:右侧拐杖与左脚同时前进(3分)→左侧拐杖与右脚再前进(3分)	
	双拐上下楼梯20分	上楼梯:护士站在患者后面,使患者身体靠近最底层楼梯(2分),指导患者双手各持一拐杖,同时支撑,将健肢向前迈上一级楼梯,体重保持支撑在健肢上(3分),患者移动双拐和患肢,上到同一层楼梯(3分),重复动作上楼(2分)	
		下楼梯:护士站在患者前面,使患者身体靠近待下楼梯最高层(2分),指导患者将双拐移至下一层楼梯上,同时患肢跟上(3分),重心下移,再移动健肢下一层楼梯(3分),重复动作下楼(2分)	
	单拐使用10分	拐杖置于健侧(1分),将拐杖由健侧向前跨出一步,身体前倾(4分),患侧下肢向前移动一步(2分),健侧下肢向前摆出(2分),健侧足迈至患侧下肢平行处(1分)	
	助行器使用20分	护士协助患者站在助行架内中心位置(2分),左右扶手置于患者身体两侧(2分)	
		指导患者双手握紧扶手(2分),向前移动助行架一步距离(2分),助行架向前放置平稳(2分)	
		患肢向前迈出,重心前移(2分),迈腿时助行架保持不动(2分)	
		健侧向前移动一步(2分),稳定后,将助行架向前移动(2分)	
		重复上述动作(2分)	
操作后	态度5分	态度和蔼(2分),人文关怀(3分)	
	行为5分	动作熟练(3分),物品整理妥当(2分)	
提问	5分	掌握(5分)、部分掌握(3分)、未掌握(0分)	
总分	100分		

考官签字: 考核日期: 年   月   日

第二节 下肢截肢患者弹性绷带应用指导技术

(一) 操作规程

【目的】

1. 改善残肢静脉及淋巴回流。

2. 减轻残肢肿胀、疼痛。

3. 促进残肢定型,利于假肢穿戴。

4. 预防关节活动障碍。

【评估】

1. 患者

(1) 整体情况:病情、意识、配合情况、残肢是否合并骨折及截肢原因。

(2) 局部情况:截肢部位、残肢长短、残肢周径;残肢伤口愈合情况,有无引流管及固定情况。

2. 环境

(1) 安全:病床床闸制动状态,床挡完好。

(2) 病房:安静宽敞明亮,温湿度适宜,空气清新,适宜操作。

【准备】

1. 护士　着装整洁,去除尖锐物品,洗手、戴口罩。

2. 物品　弹性绷带宽窄适宜,数量合适,有效期内。

3. 患者及照护者　了解操作目的、过程、注意事项及配合要点。

【操作步骤】

1. 大腿残肢弹力绷带使用

(1) 从残端远心端开始,弹力绷带纵向包裹残端,长度至臀大肌沟,至少两层。

(2) 在大腿后侧反折弹力绷带后从大腿内侧向大腿外侧缠绕。

(3) 由远心端向近心端呈 8 字形缠绕,残肢近端松,远端紧。

(4) 残肢过短或为预防患者髋关节外展畸形,可将弹力绷带上端缠绕至健侧髋关节后,再从残肢外侧交叉缠绕后固定。

(5) 弹力绷带缠绕后用固定扣固定妥当。

(6) 弹力绷带应平整、松紧适宜。

2. 小腿残肢弹力绷带使用

(1) 从残端远心端开始,弹力绷带纵向包裹残端,长度至腘窝,至少两层。

(2) 在后侧反折弹力绷带后从小腿内侧向小腿外侧缠绕(方法同大腿截肢)。

(3) 由远心端向近心端呈 8 字形缠绕,残肢近端松,远端紧。

(4) 残肢过短或为预防患者膝关节外展畸形,可将弹力绷带上端缠绕至股骨髁上,为不影响膝关节活动度,髌骨应露在弹力绷带外。

(5) 弹力绷带缠绕后用固定扣固定妥当。

(6) 弹力绷带应平整、松紧适宜。

【注意事项】

1. 选择弹力绷带应宽窄适宜,每次使用宜 1~2 只,不宜过多。

2. 弹力绷带呈 8 字缠绕,缠绕后应平整、松紧适宜。

3. 残肢有伤口引流时,应妥善固定引流管,避免打折或出现压力性损伤。

4. 弹力绷带由远心端向近心端缠绕,残端充分包裹不应有外露。

5. 使用弹性绷带过程中,注意观察残肢血运、运动、感觉,认真听取患者主诉,必要时及时拆除弹力绷带。

6. 弹力绷带使用过程中,如出现污染、弹性不足应及时更换。

7. 告知截肢患者,弹力绷带应终身使用。

(二)评分标准

下肢截肢患者弹性绷带应用指导技术操作考核评分标准

科室:　　　　　　　　　　考核者姓名:　　　　　　　　　　　　分数:

项目	分值	技术操作要求	得分
仪表	5分	仪表端庄,着装整洁(2分),去除尖锐物品,洗手、戴口罩(3分)	
操作前准备	评估 5分	病情、意识、配合情况、残肢是否合并骨折及截肢原因(2分),残肢部位、长短、周径(1分),残肢伤口愈合情况及各种管路固定情况(1分),环境安全,病房宽敞明亮,适宜操作(1分)	
	沟通 2分	讲解使用弹性绷带的目的及方法,取得配合(2分)	
	用物 3分	弹性绷带宽窄、数量适宜(2分),弹性绷带在有效期内(1分)	
操作过程	大腿残肢弹力绷带使用 35分	残端远心端开始(2分),弹力绷带纵向包裹残端(2分),长度至臀大肌沟(3分),至少两层(3分)	
		大腿后侧反折弹力绷带(2分),从大腿内侧向大腿外侧缠绕(2分)	
		远心端向近心端(2分),呈8字形缠绕(3分),残肢近端松(2分),远端紧(2分)	
		弹力绷带上端缠绕至健侧髋关节(3分),残肢外侧交叉缠绕后固定(3分)	
		固定妥当(3分)	
		平整、松紧适宜(3分)	
	小腿残肢弹力绷带使用 35分	残端远心端开始(2分),弹力绷带纵向包裹残端(2分),长度至腘窝(3分),至少两层(3分)	
		后侧反折弹力绷带(2分),小腿内侧向小腿外侧缠绕(2分)	
		远心端向近心端(2分),呈8字形缠绕(3分),残肢近端松(2分),远端紧(2分)	
		缠绕至股骨髁上(3分),髌骨应露在弹力绷带外(3分)	
		固定妥当(3分)	
		平整、松紧适宜(3分)	
操作后	态度 5分	态度和蔼(2分),人文关怀(3分)	
	行为 5分	动作熟练(3分),物品整理妥当(2分)	
提问	5分	提问:掌握(5分)、部分掌握(3分)、未掌握(0分)	
总分	100分		

考官签字:　　　　　　　　　　　　　　　　　考核日期:　　　年　　月　　日

第三节　颈围使用技术

（一）操作规程

【目的】

1. 固定、制动、保护颈椎稳定。

2. 使患者掌握颈围的佩戴方法，促使康复。

【评估】

1. 患者

（1）年龄、病情、活动能力、心理状态、文化水平及接受知识能力。

（2）对佩戴颈围的目的、方法及注意事项的了解程度。

（3）评估患者四肢感觉、活动情况，评估伤口管路及固定情况，视病情许可，家属陪伴。

2. 环境

（1）安全：病床床闸制动状态，床挡完好。

（2）病房：安静宽敞明亮，温湿度适宜，空气清新，适宜操作。

【准备】

1. 护士　着装整洁，去除尖锐物品，洗手，戴口罩。

2. 物品　颈围、柔软干毛巾、助行器。

3. 患者及照护者　了解操作目的、过程、注意事项及配合要点。

【操作步骤】

1. 佩戴颈托　核对医嘱、患者，向患者解释佩戴颈围的目的、方法及注意事项；患者取侧卧位，在颈围后片垫上干毛巾，佩戴颈围后片；一手稍微将患者头颈部抬高，另一手将颈托后片平展后伸入；患者取仰卧位，在颈围前片垫上干毛巾，佩戴颈围前片，系好颈围。

2. 起床　身体移向床边，取侧卧位，以肘关节及手为支撑点侧起身，同时双腿可垂床边，脚踏床边椅，指导站立，使用助行器行走，注意防跌倒。

3. 卧床　先坐在床边，以肘关节及手为支撑点侧躺下床，取舒适体位。

4. 观察记录　观察患者四肢肌力、佩戴颈围情况，以及患者呼吸、吞咽情况，记录患者掌握佩戴颈围情况。

【注意事项】

1. 区分颈围前片和后片。

2. 颈围的松紧度以能伸进一指为宜。

3. 日常生活避免颈围前后、左右旋转、扭动。

4. 观察记录患者四肢肌力、佩戴颈围后的呼吸及吞咽情况。

（二）评分标准

颈围使用技术操作考核评分标准

科室：　　　　　　　　　　考核者姓名：　　　　　　　　　　　　　　分数：

项目	分值	技术操作要求	得分
仪表	5分	仪表端庄,着装整洁(2分),去除尖锐物品,洗手,戴口罩(3分)	
操作前准备	评估5分	对病情、意识、理解能力、配合能力及伤口情况了解(2分),评估四肢感觉、活动情况(2分),大小便、取合适体位(1分)	
	沟通2分	向患者解释佩戴颈围的目的、方法、注意事项(2分)	
	用物3分	颈围、助行器合适(2分),固定管道(1分)	
操作过程	准备3分	环境安全(1分),地面清洁干燥(1分),关好门窗(1分)	
	颈围固定30分	颈围前后片区分正确(5分),取侧卧位(2分),在颈围后片垫上干毛巾(2分),佩戴颈围后片,一手稍微将患者头颈部抬高,另一手将颈托后片平展后伸入(2分),取仰卧位(2分),在颈围前片垫上干毛巾(2分),佩戴颈围前片(2分),佩戴后松紧适宜(3分),判断佩戴合适方法正确(2分),固定保护颈椎稳定、呼吸未受到抑制(4分),颈部皮肤保护得当(2分),翻身时颈围无松脱(2分)	
	起床12分	指导患者身体移向床边(2分),取侧卧位(2分),指导以肘关节及手为支撑点侧起身(2分),指导双腿可垂床边,脚踏床边椅(2分),指导站立,使用助行器行走(2分),指导防跌倒(2分)	
	卧床10分	先坐在床边(2分),指导以肘关节及手为支撑点侧躺下床(4分),协助取舒适体位(2分),枕头选择合适(2分)	
	观察记录15分	观察记录四肢肌力(5分),观察记录患者呼吸、吞咽、局部皮肤情况(5分),记录患者掌握佩戴的情况(5分)	
操作后	态度5分	态度和蔼(1分)、人文关怀(1分)、保护隐私(3分)	
	行为5分	动作熟练(3分)、物品整理妥当(2分)	
提问	5分	掌握(5分)、部分掌握(3分)、未掌握(0分)	
总分	100分		

考官签字：　　　　　　　　　　　　　　　　考核日期：　　年　　月　　日

第四节　腰围使用技术

（一）操作规程

【目的】

1. 固定、制动、保护腰椎稳定。

2. 使患者掌握腰围的佩戴方法，促使康复。

【评估】

1. 患者

（1）年龄、病情、活动能力、心理状态、文化水平及接受知识能力。

（2）对佩戴腰围的目的、方法及注意事项的了解程度。

（3）评估患者双下肢感觉、活动及伤口情况，视病情许可，家属陪伴。

2. 环境

（1）安全：病床床闸制动状态，床挡完好。

（2）病房：安静宽敞明亮，温湿度适宜，空气清新，适宜操作。

【准备】

1. 护士　着装整洁，去除尖锐物品，洗手，戴口罩。

2. 物品　腰围、助行器。

3. 患者及照护者　了解操作目的、过程、注意事项及配合要点。

【操作步骤】

1. 佩戴腰围　核对医嘱、患者，向患者解释佩戴腰围的目的、方法及注意事项，选择合适的腰围，患者取仰卧位屈双膝，用手肘及足部支撑抬臀、腰部，将腰围平展伸入，系好。

2. 起床　身体移向床边取侧卧位，以肘关节及手为支撑点侧起身，同时双腿可垂床边，脚踏床边椅，指导站立，使用助行器行走，注意防跌倒。

3. 卧床　先坐在床边，以肘关节及手为支撑点侧躺下床，解开腰围，取舒适体位。

4. 观察记录　观察患者双下肢肌力、佩戴腰围情况，记录患者掌握佩戴腰围情况。

【注意事项】

1. 规格应与患者体型相符，上至下肋弓，下至髂棘下，后侧不宜过分前凸。

2. 腰围边缘略为宽大的是下缘。

3. 腰围松紧度以能伸进两指为宜，过紧会影响患者呼吸，过松则达不到固定作用。

4. 日常生活避免弯腰及旋转、扭动腰部。

5. 卧床时不需佩戴腰围，坐、站及行走时需佩戴腰围。

(二) 评分标准

腰围使用技术操作考核评分标准

科室：　　　　　　　　考核者姓名：　　　　　　　　　　　　分数：

项目	分值	技术操作要求	得分
仪表	5分	仪表端庄,着装整洁(2分),去除尖锐物品,洗手,戴口罩(3分)	
操作前准备	评估5分	对病情、意识、理解能力、配合能力、伤口情况了解(2分),评估双下肢感觉、活动(2分),大小便、取合适体位(1分)	
	沟通2分	向患者讲解佩戴腰围的目的、方法、注意事项(2分)	
	用物3分	腰围、助行器合适(3分)	
操作过程	准备3分	环境安全(1分),地面清洁干燥(1分),关好门窗(1分)	
	腰围固定30分	腰围前后区分正确(4分),患者取仰卧位(2分),指导患者屈双膝(2分),用手肘及足部支撑抬臀、腰部(2分),将腰围平展伸入,系好(4分),佩戴腰围位置准确(5分),佩戴后松紧适宜(3分),判断佩戴合适方法正确(4分),固定保护腰椎稳定、患者无呼吸受限(4分)	
	起床12分	指导患者身体移向床边(2分),取侧卧位(2分),指导以肘关节及手为支撑点侧起身(2分),指导双腿可垂床边,脚踏床边椅(2分),指导站立,使用助行器行走(2分),防跌倒(2分)	
	卧床10分	指导先坐在床边(2分),指导以肘关节及手为支撑点侧躺下床(4分),指导解开腰围(2分),协助取舒适体位(2分)	
	观察记录15分	观察记录双下肢肌力(5分),了解佩戴腰围情况(5分),记录患者掌握佩戴的情况(5分)	
操作后	态度5分	态度和蔼(1分)、人文关怀(1分)、保护隐私(3分)	
	行为5分	动作熟练(3分)、物品整理妥当(2分)	
提问	5分	掌握(5分)、部分掌握(3分)、未掌握(0分)	
总分	100分		

考官签字：　　　　　　　　　　　　　　　　考核日期：　　年　　月　　日

第五节　胸腰背支具使用技术

(一) 操作规程

【目的】

1. 固定、限制脊柱运动,稳定脊柱。

2. 预防和矫正脊柱侧凸、畸形。

3. 使患者掌握胸腰背支具的佩戴方法,促进患者康复。

【评估】

1. 患者

(1) 年龄、病情、活动能力、心理状态、文化水平及接受知识能力。

(2) 对佩戴胸腰背支具的目的、方法及注意事项的了解程度。

(3) 评估患者双下肢感觉、活动及伤口情况,视病情许可,家属陪伴。

2. 环境

(1) 安全:病床床闸制动状态,床挡完好。

(2) 病房:安静宽敞明亮,温湿度适宜,空气清新,适宜操作。

【准备】

1. 护士　着装整洁,去除尖锐物品,洗手,戴口罩。

2. 物品　支具、助行器。

3. 患者及照护者　了解操作目的、过程、注意事项及配合要点。

【操作步骤】

1. 佩戴胸腰背支具　核对医嘱、患者,向患者解释佩戴支具的目的、方法及注意事项;患者取仰卧位,整理衣服至平整,翻身侧躺,将支具后片置于躯干后面,戴支具后片;翻身仰卧,将支具前片置于胸腹部,使支具前后片边缘在腋中线重叠,前叶边缘外露,先系紧中间的扣带,再系紧两边的扣带。

2. 起床　身体移向床边取侧卧位,以肘关节及手为支撑点侧起身,同时双腿可垂床边,脚踏床边椅,指导站立,使用助行器行走,注意防跌倒。

3. 卧床　先坐在床边,以肘关节及手为支撑点侧躺下床,解开支具,取舒适体位。

4. 观察记录　观察患者双下肢肌力、佩戴支具情况,记录掌握佩戴支具情况。

【注意事项】

1. 胸腰背支具规格一般为量身定做。

2. 体形瘦的患者骨突部位垫棉垫保护局部,防受压。

3. 胸腰背支具的松紧度以能伸进一指为宜。

4. 按医嘱佩戴,一般卧床时不需佩戴,结合患者卧床时遵医嘱需佩戴支具。

(二) 评分标准

胸腰背支具使用技术操作考核评分标准

科室:　　　　　　　　考核者姓名:　　　　　　　　　　　　　　分数:

项目	分值	技术操作要求	得分
仪表	5 分	仪表端庄,着装整洁(2 分),去除尖锐物品,洗手,戴口罩(3 分)	
操作前准备	评估 5 分	对病情、意识、理解能力、配合能力、伤口情况(2 分),评估双下肢感觉、活动(2 分),大小便、取合适体位(1 分)	
	沟通 2 分	讲解患者佩戴胸腰背支具的目的、方法、注意事项(2 分)	
	用物 3 分	为患选择胸腰背支具、助行器合适(3 分)	

续表

项目	分值	技术操作要求	得分
操作过程	准备 3分	环境安全(1分),地面清洁干燥(1分),关好门窗(1分)	
	胸腰背 支具 固定 30分	胸腰背支具前后区分正确(4分),患者取仰卧位(2分),整理衣服至平整(2分),翻身侧躺,将支具后片置于躯干后面,戴支具后片(2分),翻身仰卧,将支具前片置于胸腹部,使支具前后片边缘在腋中线重叠,前叶边缘外露(4分),先系紧中间的扣带,再系紧两边的扣带(2分),佩戴支具位置准确(4分),佩戴后松紧适宜(2分),判断佩戴合适方法正确(4分),固定保护胸腰椎稳定、呼吸未受到抑制(4分)	
	起床 12分	指导患者身体移向床边(2分),取侧卧位(2分),指导以肘关节及手为支撑点侧身起身(2分),指导双腿可垂床边,脚踏床边椅(2分),指导站立,使用助行器行走(2分),指导防跌倒(2分)	
	卧床 10分	指导先坐在床边(2分),指导以肘关节及手为支撑点侧躺下床(4分),指导解开胸腰背支具(2分),协助取舒适体位(2分)	
	观察 记录 15分	观察记录双下肢肌力(5分),了解佩戴胸腰背支具情况(5分),记录患者掌握佩戴的情况(5分)	
操作后	态度 5分	态度和蔼(1分)、人文关怀(1分)、保护隐私(3分)	
	行为 5分	动作熟练(3分)、物品整理妥当(2分)	
提问	5分	掌握(5分)、部分掌握(3分)、未掌握(0分)	
总分	100分		

考官签字:　　　　　　　　　　　　　　　考核日期:　　　年　　月　　日

第六节　膝关节活动支具应用指导技术

(一) 操作规程

【目的】

1. 促进膝部手术后的康复。

2. 内外侧韧带及十字交叉韧带撕裂、恢复后固定。

3. 前交叉韧带损伤或修复术后的固定。

4. 半月板手术后的固定或限制活动。

5. 维持膝关节松脱、关节炎术后或骨折术后的稳定及关节活动。

6. 佩戴支具下通过早期功能锻炼,循序渐进地进行膝关节肌力与活动度的训练,使患者更快、更好地恢复膝关节的功能。

【评估】

1. 患者

（1）整体情况：年龄、病情、意识状况、皮肤情况、心理认知水平、自理能力及肢体活动情况、患者及照护者的配合程度。

（2）局部情况：伤口敷料、膝关节活动度、肿胀、感觉、皮温、末梢血运等。

2. 环境

（1）安全：病房地面清洁防滑，病床床闸制动状态，床挡完好。

（2）病房：安静宽敞明亮，温湿度适宜，空气清新，适宜操作。

【准备】

1. 护士　着装整齐，去除尖锐物品，洗手，戴口罩。

2. 物品　可调节膝关节活动支具；可调节膝关节铰链、可调节罗盘、粘带、钩环、透气衬垫；膝关节测量尺 1 个；必要时备软毛巾 2 条；快速手消毒液。

3. 患者及照护者　了解操作目的、过程、注意事项及配合要点。

【操作步骤】

1. 患者取合适的体位，平卧位或坐立位，将患肢平放于床上，观察患者有无头晕不适。

2. 用膝关节测量尺测量患肢膝关节活动度，记录屈伸的最大角度。

3. 整理好患肢裤腿，解开所有的固定粘带，分清大腿、小腿方向，将支具展开放于腿下。

4. 依据大腿、小腿的长度调节合适的总长度，按下转换按钮调整金属杆的长度，松开按钮后，自动锁上。

5. 使铰链轴与膝关节活动轴在一条线上，卡盘对准膝关节。

6. 从接近膝关节的两边开始固定粘带与钩环，两端对称。

7. 调节松紧度，松紧适宜，以可伸入两横指为宜，必要时可在支具内侧垫上软毛巾。

8. 根据病情遵医嘱调节罗盘的度数。

9. 指导患者进行膝关节的屈伸活动，观察有无受压及活动受限等情况，如无，推动旋钮到上锁方向即完成设置。

10. 下地防跌倒及支具清洗宣教。

【注意事项】

1. 松紧度适宜　以可伸入两横指为宜。

2. 卡盘位置　对准膝关节。

3. 遵医嘱进行角度的调节。

4. 防止腓总神经受压，指导患者体位的摆放。

5. 患肢的观察　注意疼痛的评估，疼痛评分持续大于 4 分，使用止痛药物无效，观察是否卡盘压住伤口，发生压力性损伤或过紧。

6. 预防肌肉萎缩，加强功能锻炼的指导。

7. 清洗　清洗之前卸下所有的金属薄片和钩环，用温水手洗，中性洗涤液清洗，洗后悬挂晾干，不可干洗、漂白和熨烫。

（二）评分标准

膝关节活动支具应用指导技术操作考核评分标准

科室：　　　　　　　　　　　考核者姓名：　　　　　　　　　　　　　　分数：

项目	分值	技术操作要求	得分
仪表	5分	仪表端庄、着装整洁（2分），去除尖锐物品、洗手、戴口罩（3分）	
操作前准备	评估8分	病情、意识状况、皮肤情况、心理认知水平（2分），自理能力及肢体活动情况、患者及照护者的配合程度等（2分），肢体肿胀程度、末梢血液循环、伤口敷料、关节活动度、伤口引流管及固定情况（2分），病床床闸制动状态、床挡完好、温湿度适宜（2分）	
	沟通2分	讲解佩戴膝关节活动支具操作目的、过程、注意事项及配合要点，取得患者及家属配合（2分）	
	用物5分	膝关节活动支具：可调节膝关节铰链、可调节罗盘、粘带、钩环、透气衬垫（2分） 关节活动度测量尺：膝关节测量尺1个（1分） 毛巾：必要时备棉布毛巾2块（1分） 快速手消毒液（1分）	
操作过程	准备5分	根据患者情况取平卧位或坐卧位（2分），患侧肢体平放于床上（1分），关注患者有无头晕不适（2分）	
	佩戴可调试肘关节支撑器55分	膝关节活动尺测量膝关节活动度，记录屈伸最大角度（5分） 解开所有的固定粘带，分清大腿、小腿方向，将支具展开放于腿下（5分） 依据大腿、小腿的长度调节合适的总长度，按下转换按钮调整金属杆的长度，松开按钮后，自动锁上（10分），使铰链轴与膝关节活动轴在一条线上，卡盘对准膝关节（5分） 从接近膝关节的两边开始固定粘带与钩环，两端对称（5分） 按医嘱正确调节罗盘度数（10分） 指导患者进行膝关节的屈伸活动（10分） 观察有无受压及活动受限等情况，如无，推动旋钮到上锁方向完成设置（5分）	
	检查5分	松紧适宜，以可伸入两指为宜（2分） 皮肤无受压、刻度盘卡扣牢固，活动度调节正确（2分） 宣教（1分）	
操作后	态度5分	态度和蔼（1分）、人文关怀（1分）、保护隐私（3分）	
	行为5分	动作熟练、轻柔（3分）、物品整理妥当（2分）	
提问	5分	掌握（5分）、部分掌握（3分）、未掌握（0分）	
总分	100分		

考官签字：　　　　　　　　　　　　　　　　　　考核日期：　　　年　　　月　　　日

第七节　手肘固定带应用技术

（一）操作规程

【目的】

1. 抬高患肢,防止上肢骨折后患肢因下垂而引起过度肿胀和疼痛。

2. 制动患肢,防止锁骨骨折及前臂骨折内固定术后或保守治疗骨折断端受力而导致骨折移位。

3. 维持肩关节及肘关节功能位,防止肩关节置换术后关节脱位。

4. 预防前臂滑脱和局部皮肤溃疡等并发症的发生。

【评估】

1. 患者

（1）全身情况:年龄、病情、意识状况、皮肤情况。

（2）专科情况:四肢感觉、肢体活动情况、肿胀程度、末梢血运、伤口敷料、关节活动度、伤口引流管及固定情况等。

（3）心理支持:心理状态、接受知识能力、文化水平,对佩戴手肘固定带的目的、方法及注意事项了解程度。

2. 环境

（1）安全:病床床闸制动状态,床挡完好。

（2）病房:安静宽敞明亮,温湿度适宜,空气清新,适宜操作。

【准备】

1. 护士　着装整洁,洗手,戴口罩。

2. 物品　手肘固定带:塑料兜带、扣环、魔术贴,成人分大、中、小号;必要时备卷尺及关节测量尺 1 个;必要时备软毛巾 2 条;快速手消毒液。

3. 患者及照护者　了解操作目的、过程、注意事项及配合要点。

【操作步骤】

1. 操作前核对患者床号、姓名、疾病或手术部位。

2. 佩戴手肘固定带时,根据患肢肢体周径、肿胀程度、长度,选择合适型号的手肘固定带(大、中、小号),规格应与患者体型相符,手肘固定带长度以能兜住肘关节至指间关节为宜。

3. 协助患者床上坐起或站立位,目光平视前方,观察患者有无头晕,使用枕头托起患肢或健侧肢体托举患肢抬高。

4. 根据手肘固定带标签或塑料底板,分清手肘固定带的正反面,将手肘固定带对折,塑料底板托住前臂,提拉手肘固定带兜带,将尼龙肩带穿过肩背部,与手肘固定带顶部铝环相扣。

5. 调整尼龙肩带长度,使前臂远端抬高,高于心脏水平,肘关节至手腕部贴近手肘固定带塑料底板,大拇指背伸套进手肘固定带前端拇指扣环内。

6. 观察肘关节位置,保持适当高度前屈,如过低,予以调整,避免皮肤受压,整理衣物平整,避免受力点集中在颈部。

7. 指导患者进行腕关节及掌指关节屈伸活动,促进静脉血液回流。

【注意事项】

1. 评估患者的病情符合此项操作的需求。

2. 取得患者及家属理解并充分配合,购买合适型号的产品。

3. 操作过程中关注患者的病情,在专科评估中注意患者的疼痛、肢体肿胀及活动情况等。

4. 卧床时可不需佩戴,直接枕头抬高患肢,保持肢体适当活动,坐、站及行走时需要佩戴手肘固定带。

5. 使用手肘固定带可根据病情在医护人员指导下进行功能锻炼。

6. 手肘固定带使用时间因病情情况决定。

7. 操作者在操作中,动作轻柔、防止动作粗暴、用力适中、尤其患侧肢体保护,体位摆放舒适、安全。

(二) 评分标准

手肘固定带应用技术操作考核评分标准

科室：　　　　　　　　　　考核者姓名：　　　　　　　　　　分数：

项目	分值	技术操作要求	得分
仪表	5分	仪表端庄,着装整洁(2分),去除尖锐物品,洗手,戴口罩(3分)	
操作前准备	评估8分	病情、意识状况、皮肤情况、心理认知水平(2分),自理能力及肢体活动情况、患者及照护者的配合程度等(2分),肢体肿胀程度、末梢血液循环、伤口敷料、关节活动度、伤口引流管及固定情况(2分),病床床闸制动状态,床挡完好,温湿度适宜(2分)	
	沟通2分	讲解手肘固定带操作目的、过程、注意事项及配合要点,取得患者及家属配合(2分)	
	用物5分	手肘固定带:塑料兜带、扣环、魔术贴,成人分大、中、小号(2分) 必要时备卷尺及关节测量尺1个(1分) 毛巾:必要时备软毛巾2条(1分) 快速手消毒液(1分)	
操作过程	准备5分	根据患者情况取合适体位,站立位或坐位(2分),枕头或健侧肢体适当托举患侧(1分),关注有无头晕不适(2分)	
	佩戴手肘固定带55分	操作前核对患者床号、姓名、疾病或手术部位(5分) 选择合适型号的手肘固定带(大、中、小号),规格与患者体型相符(5分) 取合适体位,健侧托举,抬高患肢(5分) 塑料底板托住前臂,尼龙肩带穿过肩背部,与手肘固定带顶部铝环相扣(10分) 调整肩带长度,肢体高度及大拇指位置正确,高于心脏水平(10分) 肩背部受力点正确,未勒住脖子(10分) 正确指导腕、掌指关节屈伸活动,促进静脉血液回流(10分)	
	检查5分	患肢抬高高度合适,高于心脏水平(2分) 皮肤无受压(1分) 远端肢体活动不受限,可进行屈伸活动(2分)	

续表

项目	分值	技术操作要求	得分
操作后	态度 5分	态度和蔼(1分)、人文关怀(1分)、保护隐私(3分)	
	行为 5分	动作熟练(3分)、物品整理妥当(2分)	
提问	5分	掌握(5分)、部分掌握(3分)、未掌握(0分)	
总分	100分		

考官签字：　　　　　　　　　　　　　　考核日期：　　　年　　月　　日

第八节　可调式肘关节支撑器应用指导技术

（一）操作规程

【目的】

1. 防止韧带损伤,用于肘关节周围骨折,软组织损伤,肱骨骨折、脱位,前臂骨折,关节炎等的修复固定。

2. 维持肘关节骨折内固定术后的关节稳定性及活动度。

3. 肘关节松脱及关节炎术后或骨折术后的康复治疗,保持肢体的功能位,减轻肢体肿胀。

4. 预防肘关节挛缩,用于前臂及肘关节损伤保守或手术治疗的功能锻炼。

【评估】

1. 患者

（1）整体情况:病情、意识状况、皮肤情况、心理认知水平、自理能力及肢体活动情况、患者及照护者的配合程度等。

（2）局部情况:肢体肿胀程度、末梢血液循环、伤口敷料、关节活动度、伤口引流管及固定情况等。

2. 环境

（1）安全:病床床闸制动状态,床挡完好。

（2）病房:安静宽敞明亮,温湿度适宜,空气清新,适宜操作。

【准备】

1. 护士　着装整洁,去除尖锐物品,洗手,戴口罩。

2. 物品　可调式肘关节支撑器:可调式肘关节铰链、粘扣、塑料环、海绵垫、刻度盘,成人分大、中、小号;关节活动度测量尺:肘关节测量尺1个;必要时备棉布毛巾2块;快速手消毒液。

3. 患者及照护者　了解操作目的、过程、注意事项及配合要点。

【操作步骤】

1. 操作前患者取合适体位,坐位或站立位为宜,健侧辅助患侧取功能位抬起患肢,关注患者有无头晕不适等症状。

2. 用关节活动度测量尺测量患者肘关节的活动度,记录屈伸的最大角度。

3. 根据患者肢体周径选择合适的肘关节固定器,根据上臂及前臂的长短,调整好方向及长度,将上端的固定带固定上臂处,下端的固定带固定在前臂处。

4. 固定好上臂固定带和前臂固定带后,将可调肘关节铰链和上臂固定带、前臂固定带相连接固定,刻度盘对准肘关节。

5. 将粘扣带通过塑料环和两端固定带对称固定,必要时在上臂及前臂处垫上棉布毛巾,调节松紧度,松紧适宜,以可伸入两指为宜。

6. 与主管医生沟通,根据患者情况确定肘关节的屈伸活动度,调整刻度盘刻度到合适角度。

7. 指导患者进行肘关节的屈伸活动,观察有无受压及活动受限等情况,如无,固定刻度盘卡扣。

【注意事项】

1. 无使用该器械指征、精神障碍者、不适宜配戴者不建议使用。

2. 初次使用时需与主管医生沟通,根据患者实际情况及康复锻炼需要,调节适宜的关节活动度。

3. 每日佩戴时间取决于产品预期用途,每日取下清洗,可用温水毛巾擦拭,适当按摩局部皮肤,防止压力性损伤的发生。

4. 产品可多次使用,但不得多人使用,做好清洁消毒。

5. 支具内部可用温水毛巾擦拭,塑料、软性面料可用湿布及软性洗涤剂清洗,避免酸性腐蚀品。

6. 避免长时间靠近热源或直接受阳光照射,防止塑料变形或软化。

7. 严格掌握禁忌证。

(1) 皮肤不明显肿块。

(2) 有出血倾向(血小板减少,白血病)。

(3) 患处皮肤破损溃疡。

(二) 评分标准

可调式肘关节支撑器应用指导技术操作考核评分标准

科室:　　　　　　　　考核者姓名:　　　　　　　　　　　　分数:

项目	分值	技术操作要求及分值	得分
仪表	5分	仪表端庄,着装整洁(2分),去除尖锐物品,洗手,戴口罩(3分)	
操作前准备	评估8分	病情、意识状况、皮肤情况、心理认知水平(2分),自理能力及肢体活动情况、患者及照护者的配合程度等(2分),肢体肿胀程度、末梢血液循环、伤口敷料、关节活动度、伤口引流管及固定情况(2分),病床床闸制动状态,床挡完好,温湿度适宜(2分)	
	沟通2分	讲解可调式肘关节支撑器操作目的、过程、注意事项及配合要点,取得患者及家属配合(2分)	
	用物5分	可调式肘关节支撑器:可调式肘关节铰链、粘扣、塑料环、海绵垫、刻度盘,成人分大、中、小号(2分) 关节活动度测量尺:肘关节测量尺1个(1分) 必要时备棉布毛巾2块(1分) 快速手消毒液(1分)	

续表

项目	分值	技术操作要求及分值	得分
操作过程	准备 5分	根据患者情况取合适体位,站立位或坐位(2分),健侧适当托举患侧(1分),关注有无头晕不适(2分)	
	佩戴可调试肘关节支撑器 55分	关节活动度测量尺测量肘关节的活动度,记录屈伸最大角度(5分) 选择合适的肘关节支撑器,根据上臂及前臂的长短,调整好方向及长度,将上端的固定带固定上臂处,下端的固定带固定在前臂处(10分) 连接固定可调肘关节铰链和上臂固定带、前臂固定带(5分) 刻度盘对准肘关节(5分) 粘扣带通过塑料环和两端固定带对称固定(5分) 根据患者病情调整刻度盘刻度到合适角度,确定活动范围(10分) 指导患者进行肘关节的屈伸活动(10分) 观察有无受压及活动受限等情况,如无,固定刻度盘卡扣(5分)	
	检查 5分	松紧适宜,以可伸入两指为宜(2分) 皮肤无受压(1分) 刻度盘卡扣牢固,活动度调节正确(2分)	
操作后	态度 5分	态度和蔼(1分)、人文关怀(1分)、保护隐私(3分)	
	行为 5分	动作熟练(3分)、物品整理妥当(2分)	
提问	5分	掌握(5分)、部分掌握(3分)、未掌握(0分)	
总分	100分		

考官签字：　　　　　　　　　　　　　　　　　　　考核日期：　　　年　　　月　　　日

第九节　肌腱损伤手部支具应用技术

(一) 操作规程

【目的】

1. 保持肌腱损伤后手部不稳定的关节处于功能位,提供牵引力以防止挛缩,预防或矫正手部畸形以及补偿失去的肌力,帮助无力的关节运动。

2. 固定功能　固定肢体、限制肢体的异常活动,用于减轻疼痛、促进病变部位痊愈。

3. 主动性功能　预防和矫正上肢关节挛缩,改善关节运动范围,增强肌力,保证手术后的效果及发育中的骨骼正常发育。

4. 矫正性功能　控制手部畸形的发展,通过三点力矫正原理,施加较小的力,在患者不感到疼痛的情况下矫正手指的畸形。

5. 降低肌张力功能　通过矫形器对于关节某一方向的运动限制,可以减少因某一方向运动对肌肉的牵拉,减少肌肉的牵张反射,降低肌张力。

6. 补偿性功能　采用一些弹簧、橡胶、塑料弹性体或通过气动、电动或索控等方式强化手指的运动,包括采用一些自助具来帮助患者恢复功能。

7. 保护性功能　对易于受伤或病变的部位进行保护,防止关节、肌腱的过伸和拉伤,从而促进病变痊愈,还用于保护手术瘢痕部位,防止瘢痕挛缩。

【评估】

1. 患者

(1) 整体情况:病情、意识状况、皮肤情况、心理认知水平、自理能力及肢体活动情况、患者及照护者的配合程度等。

(2) 局部情况:肿胀程度、末梢血液循环、伤口敷料、关节活动度、损伤类型、肢体活动受限状态等。

2. 环境

(1) 安全:病床床闸制动状态,床挡完好。

(2) 病房:安静宽敞明亮,温湿度适宜,空气清新,适宜操作。

【准备】

1. 护士　着装整洁,去除尖锐物品,洗手,戴口罩。

2. 物品　肌腱损伤手部支具:根据患者情况选择合适的动态及静态支具,包括钢丝架式指间关节伸展辅助矫形器、橡皮筋式指间关节伸展辅助矫形器、指间关节助屈辅助矫形器、片簧式手固定矫形器、台板式手固定矫形器、拇指腕掌固定矫形器等;关节活动度测量尺:腕掌关节、指间关节测量尺 1 个;必要时备棉布小毛巾 2 块;快速手消毒液。

3. 患者及照护者　了解操作目的、过程、注意事项及配合要点。

【操作步骤】

操作前患者取合适体位,坐位或站立位为宜,健侧辅助患侧取功能位抬起患肢,关注患者有无头晕不适等症状。

1. 屈肌腱损伤的康复支具

(1) 根据患者情况选择橡皮筋式指间关节伸展辅助矫形器,将橡皮筋、魔术贴、安全扣针等打开,调整到合适位置。

(2) 用关节活动度测量尺测量患者远端关节的活动度,记录可伸展的最大角度。

(3) 根据患者肢体周径及肿胀程度调整手部支具的松紧度,将支具从手背部套入前臂、腕关节及掌指关节,必要时在支具内垫上小毛巾。

(4) 固定好前臂、腕关节、掌指关节各处的魔术贴,松紧度适中,勿太紧或过松,以可伸入一指皮肤不受压为宜,保持固定腕关节屈曲 10°~30°,掌指关节屈曲 40°~60°,近侧指间关节屈曲 <0°,远侧指间关节屈曲 <20°。

(5) 与主管医生沟通,根据患者情况确定各关节的屈伸活动度,将橡皮筋拉伸至前臂的适当距离,用安全扣针妥善固定,调节弹性牵引橡皮筋控制弹性牵引张力,当手指放松时可将手指拉倒掌指关节屈曲 70°~80°,主动伸指不费力。

(6) 指导患者进行主动伸指、被动屈指的动作,抵抗橡皮筋的张力尽量伸指,到达支具底部,然后慢慢回弹,活动幅度以不劳累为宜。

2. 伸肌腱损伤的康复支具

(1) 根据患者情况选择钢丝架式指间关节伸展辅助矫形器,将钢丝架、魔术贴、橡皮指套等打开,调整到合适位置。

(2) 用关节活动度测量尺测量患者远端关节的活动度,记录可屈曲的最大角度。

（3）根据患者肢体周径及肿胀程度调整手部支具的松紧度，将支具从手背部套入前臂、腕关节及掌指关节，必要时在支具内垫上小毛巾。

（4）固定好前臂、腕关节、掌指关节各处的魔术贴，松紧度适中，勿太紧或过松，以可伸入一指皮肤不受压为宜，用支具将手制动于腕背伸30°，MP关节0°，IP关节自由活动的位置。

（5）与主管医生沟通，根据患者情况确定各关节的屈伸活动度，将钢丝架上的橡皮指套套入2~5指远节及近节指间关节之间，妥善固定，调节指套远近控制钢丝架弹性牵引张力，当手指放松时可使腕背伸30°，手指自然处于背伸状态。

（6）指导患者进行主动屈指、被动伸指的动作，抵抗橡皮筋的张力尽量屈指，到达最大张力后慢慢回弹，被动伸指，活动幅度以不劳累为宜。

【注意事项】

1. 每一个患者都有自己特殊的身体状况，所以其手部肌腱功能锻炼支具的选择应因人而异，需要严格适应患者的心理、病理和医学原理的需求，需要得到临床医师与康复治疗师或康复专科护士的指导。

2. 选择合适的患者，无使用该器械指征、精神障碍者、不适宜配戴者不建议使用。

3. 初次使用时需与主管医生沟通，根据患者实际情况及康复锻炼需要，调节适宜的关节活动度。

4. 每日佩戴时间取决于产品预期用途，每日取下清洗，可用温水毛巾擦拭，适当按摩局部皮肤，防止压力性损伤的发生。

5. 产品可多次使用，但不得多人使用，做好清洁消毒。

6. 塑料、软性面料可用湿布及软性洗涤剂清洗，避免酸性腐蚀品。

7. 避免长时间靠近热源或直接受阳光照射，防止塑料变形或软化。

8. 严格掌握禁忌证。

（1）皮肤不明显肿块。

（2）有出血倾向（血小板减少，白血病）。

（3）患处皮肤破损溃疡。

（二）评分标准

肌腱损伤手部支具应用指导技术操作考核评分标准

科室：　　　　　　　　考核者姓名：　　　　　　　　　　分数：

项目	分值	技术操作要求	得分
仪表	5分	仪表端庄，着装整洁(2分)，去除尖锐物品，洗手、戴口罩(3分)	
操作前准备	评估 8分	病情、意识状况、皮肤情况、心理认知水平(2分)，自理能力及肢体活动情况、患者及照护者的配合程度等(2分)，肿胀程度、末梢血液循环、伤口敷料、关节活动度、损伤类型、肢体活动受限状态等(2分)，病床床闸制动状态、床挡完好，温湿度适宜(2分)	
	沟通 2分	讲解肌腱损伤手部支具操作目的、过程、注意事项及配合要点，取得患者及家属配合(2分)	
	用物 5分	肌腱损伤手部支具：根据患者情况选择合适的动态及静态支具(2分) 关节活动度测量尺：腕掌关节、指间关节测量尺，1个(1分) 毛巾：必要时备棉布毛巾2块(1分) 快速手消毒液(1分)	

续表

项目	分值	技术操作要求	得分
操作过程	准备 5分	根据患者情况取合适体位,站立位或坐位(2分),健侧适当托举患侧(1分),关注有无头晕不适(2分)	
	佩戴屈肌腱损伤手部支具 30分	选择合适支具,将橡皮筋、魔术贴、安全扣针等打开,调整到合适位置(5分) 测量患者远端关节的活动度,记录(5分) 支具从手背部套入前臂、腕关节及掌指关节(5分) 固定好前臂、腕关节、掌指关节魔术贴,松紧度适宜,腕关节自然屈曲(5分) 调整关节的屈伸活动度,橡皮筋位置固定妥当,保持适当张力(5分) 正确指导患者进行主动伸指、被动屈指的动作(5分)	
	佩戴伸肌腱损伤手部支具 30分	选择合适支具,将钢丝架、魔术贴、橡皮指套等打开,调整到合适位置(5分) 测量患者远端关节的活动度,记录(5分) 支具从手背部套入前臂、腕关节及掌指关节(5分) 固定好前臂、腕关节、掌指关节魔术贴,松紧度适宜,腕关节自然背伸(5分) 调整关节的屈伸活动度,橡皮筋位置固定妥当,保持适当张力(5分) 正确指导患者进行主动屈指、被动伸指的动作(5分)	
	检查 5分	松紧适宜,可以伸入两指为宜(2分) 皮肤无受压(1分) 刻度盘卡扣牢固,活动度调节正确(2分)	
操作后	态度 3分	态度和蔼(1分)、人文关怀(1分)、保护隐私(1分)	
	行为 2分	动作熟练(1分)、物品整理妥当(1分)	
提问	5分	掌握(5分)、部分掌握(3分)、未掌握(0分)	
总分	100分		

考官签字：　　　　　　　　　　　　　　　　　　　　考核日期：　　　年　　月　　日

第十节　关节活动训练

(一) 操作规程

【目的】
1. 预防关节挛缩。
2. 促进血液循环,防止黏连。
3. 预防下肢静脉血栓。
4. 改善置换关节活动范围。

【评估】
1. 患者

(1) 整体情况:病情、意识状况、皮肤情况、心理、认知水平、自理能力及肢体活动情况、患者及照护者的配合程度等。

（2）局部情况：有无伤口、各种管路及固定情况等。

2. 环境

（1）安全：病床处于刹车状态，床挡性能完好。

（2）病房：安静宽敞明亮，温湿度适宜，空气清新，适宜操作。

【准备】

1. 护士　着装整洁，去除尖锐物品，洗手，戴口罩。

2. 物品　洗手液、弹力带（必要时）。

3. 患者　向患者及家属讲解关节活动训练的目的、方法、注意事项及配合要点。

【操作步骤】

1. 四肢被动关节活动度训练　操作者一手固定患者被活动肢体近端，一手托住被活动肢体远端，保护好近端关节，避免替代运动。

（1）根据病情确定活动顺序：由近端到肢体远端的顺序有利于瘫痪肌力的恢复，由肢体远端到肢体的近端的顺序有利于促进肢体血液循环和淋巴回流。

（2）操作频率：每一动作重复 10~30 次，2~3 次 /d。

（3）操作原则：从单关节开始，逐渐过渡至多关节训练；操作在无痛范围内进行，活动范围逐渐增大，避免损伤。

2. 四肢主动 - 辅助关节活动度训练　操作者或者患者可通过健侧肢体通过徒手或者弹力带等作为助力，以患者主动用力为主，只在运动的开始和终末施加助力，且随着病情好转逐渐减少辅助助力，以免助力替代主动用力。

（1）活动方向：以关节的各个方向依次进行活动。

（2）操作频率：每一动作重复 10~30 次，2~3 次 /d。

（3）操作原则：操作在无痛范围内进行，活动范围逐渐增大，避免损伤。

3. 四肢主动关节活动度训练　患者在医护人员指导下自行完成所需关节活动，必要时，医护人员的手可置于患者需要辅助或指导的部位。

（1）活动方向：以关节的各个方向依次进行活动。

（2）操作频率：每一动作重复 10~30 次，2~3 次 /d。

（3）操作原则：操作在无痛范围内进行，动作宜平稳缓慢，尽可能达到最大幅度。

【注意事项】

1. 操作前全面评估患者病情，制订个性化康复训练方案；关节活动度的训练应包括全身的各个关节，每关节进行全方位的关节活动（如：肩关节的屈、伸、外展、内收、内旋、外旋）。

2. 操作时应遵循循序渐进的原则，与肌力训练同步进行。无论是主动、被动还是辅助活动都必须在训练前对患者解释清楚，以得到患者的配合。

3. 操作过程中随时观察病情变化及与患者沟通有无不适。各种管路妥善固定，以免脱出。

4. 操作后严密监测患者生命体征、活动部分的皮温和颜色改变以及关节活动度、疼痛或运动质量的改变。评定治疗反应，必要时调整训练方案

5. 遵循节力的原则，动作轻柔、防止动作粗暴、用力适中、尤其患侧肢体保护。体位摆放舒适、安全。保护患者隐私。

（二）评分标准

关节活动训练技术操作考核评分标准

科室：　　　　　　　　　　　考核者姓名：　　　　　　　　　　　分数：

项目	分值	操作要求	得分
仪表	5分	仪表：着装符合要求(2分)，剪指甲、洗手、戴口罩(3分)	
操作前准备	15分	环境安静(1分)、温湿度适宜(1分)	
		洗手液(1分)、弹力带(1分)、毛巾卷(1分)	
		病情、意识状况、皮肤情况、心理认知水平(2分)，自理能力及肢体活动情况、患者及照护者的配合程度等(4分)，有无骨折、伤口、各种管路及固定情况等(2分)，病床床闸制动状态，床挡完好(2分)	
指导训练内容	肢体关节被动训练15分	讲解被动关节活动度训练目的、方法，取得配合(5分)	
		按病情确定活动顺序(5分)	
		被动关节活动方法正确(5分)	
	主动-辅助关节活动度20分	讲解主动-辅助关节活动度训练目的、方法，取得配合、参与(5分)	
		评估患者关节活动度，选择合适的主动-辅助运动模式(6分)	
		根据病情选择辅助用具(5分)	
		主动-辅助关节活动度训练每一动作重复10~30次，每日2~3次(4分)	
	主动关节活动训练15分	讲解主动关节活动度训练目的、方法，取得配合(5分)	
		评估患者关节活动度，选择合适的主动运动方法(6分)	
		治疗人员辅助或指导正确(4分)	
	连续被动运动20分	讲解连续被动运动的目的、方法，取得配合、参与(5分)	
		评估患者关节活动度，选择被动运动时间正确(5分)	
		关节运动度的大小、位置和速度选择正确(5分)	
		训练中密切观察患者的反应及器械的运转情况(5分)	
提问	10分	掌握(10分)、部分掌握(5分)、未掌握(0分)	
总分	100分		

考官签字：　　　　　　　　　　　　　　　考核日期：　　　年　　月　　日

第四章　心血管系统常见疾病康复护理技术操作规程及评分标准

第一节　6分钟步行试验技术

（一）操作规程

【目的】

1. 评价心衰的严重程度及预后。

2. 评价心衰的治疗效果。

3. 用于对心衰患者的康复治疗。

4. 评价器械装置对心衰患者的疗效。

5. 对冠心病诊断有一定的预测价值。

6. 评价行血运重建的住院患者的运动耐力或急性事件早期治疗的功能反应。

【评估】

1. 患者

（1）整体情况：血压、脉搏、血氧饱和度、认知水平、心理、皮肤、自理能力、肢体活动、患者配合程度等。

（2）局部情况：有无各种管路及固定情况等。

2. 环境

（1）安全：行进路线宽敞、平整，无障碍物，无人穿越。

（2）场地：长60m的走廊，每5m做出一个标记。折返点上放置圆锥形路标（如橙色的圆锥形交通路标）作为标记。在地上用色彩鲜艳的条带标出起点线。起点线代表起始点，也代表往返一次的终点。温湿度适宜，光线明亮，空气清新。

【准备】

1. 护士　着装整洁，洗手，戴口罩。

2. 物品　秒表/倒计时计时器、两个小型圆锥形路标、椅子、轮椅、硬质夹板和工作记录表、血压计、脉氧仪。另备抢救物品：氧气、硝酸甘油、阿司匹林和沙丁胺醇（定量吸入剂或雾化剂）、简易呼吸器、除颤仪。

3. 患者及照护者　了解操作目的、过程、注意事项及配合要点。

【操作步骤】

1. 患者在试验前 10 分钟到达试验地点,于起点附近放置一把椅子,让患者就座休息。核实患者是否具有试验禁忌证,确认患者穿着适宜的衣服和鞋。测量血压、脉搏、血氧饱和度,填写工作表的第一部分。

2. 让患者站立,应用 Borg 评分对其基础状态下的呼吸困难情况做出评分。

3. 按如下方式指导患者。

(1) 这个检查的目的是在 6 分钟内尽可能走得远一些,您在这条过道上来回地走。六分钟时间走起来很长,所以您要尽自己的全力,但请不要奔跑或慢跑。

(2) 您可能会喘不过气来,或者觉得筋疲力尽。您可以放慢行走速度甚至停下来休息。您可以在休息时靠在这面墙上,一旦您觉得体力恢复了,就应尽快继续往下走。

(3) 您需要绕着这两个圆锥形的路标来回走,绕这两个圆锥形路标时您不要有犹豫。

(4) 您准备好了吗?我们会记录您走过几个来回,您每次转身经过这条起点线时,我都会记录一次。请您牢记,试验需要您在 6 分钟内走出尽可能远的距离,是现在开始,还是等您准备好之后咱们再开始?

4. 将患者带领至起点处。测试过程中,操作者始终站在起点线附近。不要跟随患者一同行走。当患者开始出发时,开始计时。

5. 患者每次返回到起点线时,在工作表中标记出折返次数,要让患者看到这些行动。动作可以稍微夸张一些,就像短跑冲刺终点线上的裁判按下秒表一样。用平和的语调对患者讲话。

(1) 1 分钟后,对患者说:"您做得不错。您还要走 5 分钟。"

(2) 剩余 4 分钟时,对患者说:"不错,坚持下去,您还要走 4 分钟。"

(3) 剩余 3 分钟时,对患者说:"您做得很好,您已经走完一半了。"

(4) 剩余 2 分钟时,对患者说:"不错,再坚持一会儿,只剩下 2 分钟了。"

(5) 只剩余 1 分钟时,告诉患者:"您做得不错,只剩 1 分钟了。"

(6) 不要用其他言语鼓励患者,避免做出暗示患者加快步行速度的肢体语言。

(7) 距测试结束只剩下 15 秒时,对患者说:"过一会儿我会让您停下来,当我喊停时,您就停在原地,我会走到您那儿。"

(8) 计时 6 分钟时,对患者说:"停下!"走到患者处。如果患者显得很劳累,推上轮椅。在他们停止的位置做好标记,比如放置一个物体或划上标记。

(9) 如果患者在试验过程中停了下来并要求休息,对患者说:"如果您愿意,可以靠在这面墙上;当您觉得休息好了就尽快接着往前走。"不要中止计时器计时。如果患者未能走满 6 分钟就止步不前,并且拒绝继续测试(或操作者认为不宜再继续进行测试),将轮椅推至患者面前让其就座,中止其步行,将其步行的距离、中止时间以及未能完成实验的原因记录在工作表上。

6. 试验结束后向患者做出的努力表示祝贺,并给他一杯水。记录患者行走之后的 Borg 呼吸困难及疲劳程度评分,并询问患者:"您觉得是什么原因使您不能走得更远一些?都有哪些不舒服?"测定手指血压饱和度、脉搏、血压、心电图并记录。

7. 记录下患者最后一个来回中走过的距离,计算患者走过的总路程,数值四舍五入,以米为单位,将计算结果记录到工作表上。

【注意事项】

1. 安全注意事项

（1）将抢救车安放于适当的位置,操作者熟练掌握心肺复苏技术,能够对紧急事件迅速作出反应。

（2）出现以下情况考虑中止试验:①胸痛;②不能耐受的喘憋;③步态不稳;④大汗;⑤面色苍白。

（3）穿着舒适,穿适于行走的鞋;携带其日常步行辅助工具(如手杖)。

2. 操作注意事项

（1）测试前不应进行热身运动。在清晨或午后进行测试前可少许进食;试验开始前 2 小时内应避免剧烈活动。

（2）患者日常服用的药物不要停用。

（3）测试时,操作者注意力要集中,不要和其他人交谈,不能数错患者的折返次数。

（4）为减小不同试验日期之间的差异,测试应在各天中的同一时间点进行。

6 分钟步行试验报告

	运动前	运动后
血压 /mmHg		
血氧饱和度 /%		
心率 / 次·min^{-1}		
不适主诉		
ECG		
运动时间		
暂停次数		
运动距离		

结论:6MWD 心功能评级

心功能不全程度	6MWD
重度	<150m
中度	150~425m
轻度	426~550m
正常	551~700m

（二）评分标准

6分钟步行试验技术操作考核评分标准

科室：　　　　　　　　　　考核者姓名：　　　　　　　　　　　　分数：

项目	分值	技术操作要求	得分
仪表	5分	仪表端庄、着装整洁(2分)，洗手、戴口罩(3分)	
操作前准备	评估 5分	血压、脉搏、血氧饱和度(1分)，肢体运动功能状况(1分)，疼痛及各种管路固定情况(1分)，心理、认知水平及配合程度(1分)，环境安全(1分)	
	沟通 2分	讲解6min步行试验的目的及方法，取得配合(2分)	
	用物 3分	秒表/倒计时计时器、两个小型圆锥形路标用于标记折返点、椅子、轮椅、硬质夹板和工作记录表、血压计、脉氧仪。另备抢救物品：氧气、硝酸甘油、阿司匹林和沙丁胺醇(定量吸入剂或雾化剂)、简易呼吸器、除颤仪(3分)	
操作过程	运动前 10分	检查前备齐各种急救药品和器械(1分)	
		患者在试验前10min到达试验地点，于起点附近放置一把椅子，让患者就座休息。核实患者是否具有试验禁忌证，确认患者穿着适宜的衣服和鞋。测量血压、脉搏、血氧饱和度，填写工作表的第一部分(3分)，让患者站立，应用Borg评分对其基础状态下的呼吸困难情况做出评分(2分)	
		按规程要求的四句话指导患者(4分)	
	运动中 50分	将患者带领至起点处。测试过程中，操作者始终站在起点线附近。不要跟随患者一同行走。当患者开始出发时，开始计时(5分)	
		患者每次返回到起点线时，在工作表中标记出折返次数，动作正确(5分)	
		用平和的语调对患者讲话(3分)，在1min后、剩余4min时、剩余3min时、剩余2min时、只剩余1min时、只剩下15s时和结束时说出正确的提示语(25分)，不用其他言语鼓励患者，避免做出暗示的肢体语言(3分)，计时结束走到患者处，如果患者显得很劳累，推上轮椅，在停止的位置做好标记(3分)，如果患者在试验过程中停了下来并要求休息，正确处理，不要中止计时(3分)，如果试验中止，将轮椅推至患者面前让其就座，正确记录内容(3分)	
	运动后 10分	结束时记录Borg呼吸困难及疲劳程度评分(2分)，正确询问及记录手指血氧、脉搏、血压、心电图(4)	
		记录最后一个来回中走过的距离，正确计算结果记录到工作表上(2分)	
		及时书写报告(2分)	
操作后	态度 5分	态度和蔼(1分)、人文关怀(1分)、保护隐私(3分)	
	行为 5分	动作熟练(3分)、物品整理妥当(2分)	
提问	5分	掌握(5分)、部分掌握(3分)、未掌握(0分)	
总分	100分		

考官签字：　　　　　　　　　　　　　　　考核日期：　　年　　月　　日

第二节　心功能评定

（一）操作规程

【目的】

判断病情严重程度,对治疗措施的选择、劳动能力的评定、运动处方的制订、预后的判断等有实用价值。

【评估】

1. 患者　病情、生命体征、意识状况、心理认知水平、自理能力及肢体活动情况、患者的配合程度等。

2. 环境　安静宽敞明亮,温湿度适宜,空气清新,适宜操作。

【准备】

1. 护士　着装整洁,洗手,戴口罩。

2. 物品　抢救备用物品:氧气、硝酸甘油、简易呼吸器、除颤仪;血压计、脉氧仪。

3. 患者及照护者　了解操作目的、过程、注意事项及配合要点。

【操作步骤】

1. 测量血压、脉搏、血氧饱和度。

2. 让患者站立,应用 Borg 评分对其基础状态下的呼吸困难情况做出评分。

3. 让患者进行日常活动,观察患者有无乏力、呼吸困难等症状。

4. 试验结束后:测定血氧饱和度、脉搏、血压并记录。

5. 按照下表记录心功能级别。

NYHA 心功能分级

心功能分级	依据及特点
Ⅰ级	患者患有心脏病,但日常活动量不受限制,一般活动不引起乏力、呼吸困难等心衰症状
Ⅱ级	体力活动轻度受限。休息时无自觉症状,但平时一般活动可出现上述症状,休息后很快缓解
Ⅲ级	体力活动明显受限。休息时无症状,低于平时一般活动量时即可引起上述症状,休息较长时间方可缓解
Ⅳ级	任何体力活动均会引起不适。休息时亦有心衰的症状,稍有体力活动后症状即加重。如无须静脉给药,可在室内或床边活动者为Ⅳ$_a$级,不能下床并需静脉给药支持者为Ⅳ$_b$级

【注意事项】

1. 出现以下症状:胸痛;不能耐受的喘憋;步态不稳;大汗;面色苍白直接评价心功能Ⅳ级。

2. 患者日常服用的药物不要停用。

（二）评分标准

心功能评定技术操作考核评分标准

科室： 考核者姓名： 分数：

项目	分值	技术操作要求	得分
仪表	5分	仪表端庄,着装整洁(2分),洗手、戴口罩(3分)	
操作前准备	评估5分	病情、意识状况、心理认知水平(1分),自理能力及肢体活动情况(1分)、患者及照护者的配合程度等(2分),环境适合操作(1分)	
	沟通5分	讲解心功能评估目的及方法,取得配合(5分)	
	用物5分	氧气、硝酸甘油、简易呼吸器、除颤仪;血压计、脉氧仪(5分)	
操作过程	准备5分	测量血压、脉搏、血氧饱和度(5分)	
	操作60分	让患者站立,应用Borg评分对其基础状态下的呼吸困难情况作出评分(20分)	
		让患者进行日常活动,观察患者有无乏力、呼吸困难等症状(10分)	
		结束后:测定血氧饱和度、脉搏、血压并记录(5分)	
		记录心功能级别准确(25分)	
操作后	态度5分	态度和蔼(1分)、人文关怀(1分)、保护隐私(3分)	
	行为5分	动作熟练(3分)、物品整理妥当(2分)	
提问	5分	掌握(5分)、部分掌握(3分)、未掌握(0分)	
总分	100分		

考官签字： 考核日期： 年 月 日

第三节 体位性低血压的测量技术

（一）操作规程

【目的】
了解65岁以上老年人,站立起身时自觉头晕患者的血压情况。

【评估】
1. 患者 病情、生命体征、意识状况、心理认知水平、自理能力及肢体活动情况、患者的配合程度等。

2. 环境 安静宽敞明亮,温湿度适宜,空气清新,适宜操作。

【准备】
1. 护士 着装整洁,洗手、戴口罩。

2. 物品　电子血压计、钟表。

3. 患者及照护者　了解操作目的、过程、注意事项及配合要点。

【操作步骤】

1. 受试者平卧休息 5 分钟后测量卧位血压(血压计、袖带与心脏保持同一水平)。

2. 站立后测量 1 分钟、3 分钟、必要时测量 5 分钟血压(双臂自然下垂、血压计、袖带与心脏保持同一水平)。

3. 结果判断　患者由卧位转为站立位 3 分钟内,收缩压下降≥20mmHg 和 / 或舒张压下降≥10mmHg,即为体位性低血压。患者由卧位转为站立位 3 分钟内,收缩压下降≥30mmHg 和 / 或舒张压下降≥15mmHg,即为体位性低血压。

4. 部分老年人可能有迟发型体位性低血压,可以增加测量第 5 分钟血压。

【注意事项】

1. 在测量卧位血压后,袖带可不取下,接着测量直立位血压。

2. 由卧位转为直立位时速度应尽可能快,动作缓慢的患者可由操作者协助站起。

3. 测量直立位血压时应从患者站稳后开始计时,测量直立位第 1、3、5 分钟血压应分别提前 10 秒钟开始按下血压计测量按钮。即:

直立位第 1 分钟血压:患者直立位站稳 50 秒后开始测量。

直立位第 3 分钟血压:患者直立位站稳 2 分 50 秒后测量。

直立位第 5 分钟血压:患者直立位站稳 4 分 50 秒后测量。

(二) 评分标准

体位性低血压测量技术操作考核评分标准

科室:　　　　　　　　　考核者姓名:　　　　　　　　　　　　　分数:

项目	分值	技术操作要求	得分
仪表	5 分	仪表端庄,着装整洁(2 分),去除尖锐物品,洗手,戴口罩(3 分)	
操作前准备	评估 8 分	病情、生命体征、意识状况、心理认知水平(4 分),自理能力及肢体活动情况(2 分),患者及照护者的配合程度等(2 分)	
	沟通 2 分	讲解体位性低血压的测量目的及方法,取得配合(2 分)	
	用物 5 分	物品准备:电子血压计、钟表、患者床边备拖鞋、放下床挡(5 分)	
操作过程	准备 5 分	空间便于操作(1 分),视病情调整床头角度取体位(2 分),检查鞋子放置位置(2 分)	
	血压测量 40 分	受试者平卧休息 5min 后测量卧位血压(血压计、袖带与心脏保持同一水平)(10 分)	
		站立后测量 1min 血压(双臂自然下垂、血压计、袖带与心脏保持同一水平)(10 分)	
		站立后测量 3min 血压(双臂自然下垂、血压计、袖带与心脏保持同一水平)(10 分)	
		站立后必要时测量 5min 血压(双臂自然下垂、血压计、袖带与心脏保持同一水平)(10 分)	

项目	分值	技术操作要求	得分
操作过程	结果判断 20分	患者由卧位转为站立位3min内,收缩压下降≥20mmHg和/或舒张压下降≥10mmHg,即为体位性低血压(10分)	
		患者由卧位转为站立位3min内,收缩压下降≥30mmHg和/或舒张压下降≥15mmHg,即为体位性低血压(10分)	
操作后	态度 5分	态度和蔼(1分)、人文关怀(1分)、安全意识强(3分)	
	行为 5分	动作熟练(3分)、物品整理妥当(2分)	
提问	5分	掌握(5分)、部分掌握(3分)、未掌握(0分)	
总分	100分		

考官签字: 考核日期: 年 月 日

第四节 疼痛护理技术

(一) 操作规程

【目的】
了解疼痛程度及用药后的效果。

【评估】
患者整体情况:病情、意识状况、心理认知水平等。

【准备】
1. 护士 着装整洁,洗手,戴口罩。
2. 物品 面部表情分级法(FPS-2R)、数字分组法(NRS)量表。
3. 患者及照护者 了解操作目的、过程、注意事项及配合要点。

【操作步骤】
1. 疼痛评估
(1) 根据患者年龄、性别、基本病情、既往疼痛史,现疼痛情况,确定评估时机,即发生疼痛随时评估;疼痛干预后30分钟再次评估;疼痛评分>3分,或接受疼痛治疗,至少每2~4小时评估一次(清醒状态)。
(2) 根据患者的理解和表达能力,选择合适的疼痛评估方法与工具。常用的疼痛评估方法与工具有面部表情分级法(FPS-2R)、数字分组法(NRS)、口述词语描述法(VRS)。
(3) 评估患者疼痛的部位、持续时间、疼痛程度及性质。是否曾使用止痛药,了解用药后的效果。
(4) 观察疼痛伴随症状:生命体征、睡眠、饮食、活动等。
2. 病情告知
(1) 告知患者(家属):疼痛是可以缓解的。
(2) 告知患者医、护、患三者共同使用的疼痛评估工具,患者目前的疼痛程度及预期的舒缓目标。

（3）疼痛评分 >5 分立即告诉医生采取措施进行止痛。

3. 实施与记录

（1）非药物处理

1）安慰患者,解释病情:予以心理支持。

2）协助患者卧床休息和选择舒适体位。

3）运用多种方法分散注意力。分散注意力的方法:松弛、听音乐、看电视、阅读、看笑话、回忆趣事等。

4）物理疗法包括:冷敷、热敷、理疗、针灸、按摩等。物理疗法应该注意相应的适应证和禁忌证。

（2）药物治疗

1）了解熟悉“三级止痛阶梯原则”使用止痛药物。

2）核对医嘱、患者信息、止痛药物、剂量、使用时间及使用途径。

3）按时、正确给药(口服给药、肌内注射、静脉注射、硬膜外注射等)。

（3）记录:护士应对所有住院患者进行评估并记录于入院评估单中。对于有疼痛的患者,护士应将疼痛评估和给予的相应措施记录在疼痛护理单、护理记录单或特护记录单中。因疼痛已被正式定义为第五生命体征,所以近年来有专家将疼痛评估结果记录于体温表上,并将传统的体温表更名为生命体征记录单,在临床得到了推广应用。

1）严密观察药物疗效及不良反应等。

2）疼痛干预后再次评估疼痛情况,使用疼痛控制效果评价法来观察镇痛效果。

3）如使用止痛药后疼痛未缓解,提醒医生及时处理。

4）若出现不良反应,通知医生并协助处理,做好记录。

5）使用疼痛护理单记录疼痛时间、部位、性质、评分、疼痛时伴随的症状及体征、活动情况等。

【注意事项】

1. 出院患者随访

（1）建立门诊疼痛患者随访制度,做好随访记录。

（2）定期对出院疼痛患者进行随访,指导患者在家的护理,建议患者按时复诊。

2. 门诊疼痛患者随访

（1）建立门诊疼痛患者随访制度,做好随访记录。

（2）定期对门诊疼痛患者进行随访,指导患者遵从医嘱治疗,如有不适建议及时就诊。

（二）评分标准

疼痛护理技术操作考核评分标准

科室:　　　　　　　　　　考核者姓名:　　　　　　　　　　　　　　　分数:

项目	分值	技术操作要求	得分
仪表	5分	仪表端庄,着装整洁(2分),洗手,戴口罩(3分)	
操作前准备	评估5分	病情(2分)、意识状况(1分)、心理认知水平(2分)	

续表

项目	分值	技术操作要求	得分
操作前准备	沟通2分	讲解疼痛评估目的及方法,取得配合(2分)	
	用物3分	疼痛评估工具:1.面部表情分级法(FPS-2R)(2分),2.数字分组法(NRS)(1分)	
操作过程	准备5分	根据患者年龄、性别、基本病情、既往疼痛史、现疼痛情况,确定评估时机(3分)	
		评估时机:发生疼痛随时评估;疼痛干预后30min再次评估;疼痛评分>3分,或接受疼痛治疗,至少每2~4h评估一次(清醒状态)(2分)	
	疼痛评估25分	根据患者的理解和表达能力,选择合适的疼痛评估方法与工具(5分)、用的疼痛评估方法与工具:①面部表情分级法(FPS-2R)(5分);②数字分组法(NRS)(5分);③口述词语描述法(VRS)(5分)	
		评估患者疼痛的部位、持续时间、疼痛程度及性质。是否曾使用止痛药,了解用药后的效果(5分)	
	病情告知25分	观察疼痛伴随症状:生命体征、睡眠、饮食、活动等(10分)	
		告知患者医、护、患三者共同使用的疼痛评估工具,患者目前的疼痛程度及预期的舒缓目标(10分)	
		疼痛评分>5分立即告诉医生采取措施进行止痛(5分)	
	实施与记录15分	药物处理(5分)	
		非药物处理(5分)	
		记录(5分)	
操作后	态度5分	态度和蔼(1分)、人文关怀(1分)、保护隐私(3分)	
	行为5分	动作熟练(3分)、物品整理妥当(2分)	
提问	5分	掌握(5分)、部分掌握(3分)、未掌握(0分)	
总分	100分		

考官签字:　　　　　　　　　　　　　　　　　　　考核日期:　　　年　　　月　　　日

第五章 儿童康复护理技术操作规程及评分标准

第一节 脑瘫患儿卧姿技术

（一）操作规程

【目的】

1. 促进患儿正确姿势的保持，避免异常姿势的出现。

2. 增强患儿肢体的对称性和稳定性。

【评估】

1. 患儿　年龄及体重、脑瘫分型及分级，认知水平。

2. 环境

（1）安全：病床床闸制动状态良好，床挡完好。

（2）病房：环境安静，光线及温湿度适宜，空气清新，适宜操作。

【准备】

1. 护士　着装整洁，去除尖锐物品，洗手，戴口罩。

2. 物品　带声响的、颜色鲜艳的玩具1个。

3. 患儿的照护者　了解操作目的、过程、注意事项及配合要点。

【操作步骤】

1. 侧卧位　患儿头、颈、躯干、下肢处于侧位，两手伸向中线位，双肘关节易于伸展，双上肢易于运动。

2. 俯卧位　在患儿胸部垫高度适宜的小枕或小卷筒，使得患儿头部保持抬起45°及以上，前方用玩具或声音逗引，使患儿双手置于胸前保持肘支撑，用手轻压住患儿的臀部，进行俯卧位抬头，以提高患儿头控能力，促进髋关节和脊柱的伸展。

3. 仰卧位　易呈角弓反张的痉挛型患儿，间歇性地仰卧于悬吊床内，或使宽松的床面呈中间凹陷的形状，使患儿过度伸展的躯干变成屈曲，同时头容易保持中线位置，以促进髋关节和脊柱的伸展。背伸肌紧张的患儿，在患儿枕部垫上小枕，以缓解头背屈（枕头不要垫到脖子和肩部，否则适得其反）。

【注意事项】

1. 保证环境和床单位的安全,刹好床闸,及时上床挡。

2. 床铺保持平整,清洁。

3. 定时变换体位。变换体位时,禁拖、拉、拽患儿。

4. 操作中要用温柔、易懂的语言与患儿进行沟通,沟通时尽量注视患儿的眼睛以增加患儿安全感。

(二)评分标准

脑瘫儿童卧姿技术操作考核评分标准

科室:　　　　　　　　　考核者姓名:　　　　　　　　　　　　分数:

项目	分值	技术操作要求及分值	得分
仪表	5分	仪表端庄,着装整洁(2分),去除尖锐物品,洗手,戴口罩(3分)	
操作前	评估 5分	患儿年龄及体重(1分)、脑瘫分型及分级(1分),认知水平(1分),家属配合程度(1分)、环境及床的安全性(1分)	
	沟通 2分	讲解脑瘫儿童卧姿技术的目的及方法,取得配合(2分)	
	用物 3分	床、摇铃(3分)	
操作过程	卧姿 70分	床单位表面平整(5分),安全措施到位(5分)	
		侧卧位:患儿头、颈、躯干、下肢处于侧位(4分),两手伸向中线位(3分),双肘关节易于伸展(5分),双上肢易于运动(5分)	
		俯卧位:患儿胸部垫高度适宜的小枕或小卷筒(5分),患儿头部保持抬高45°及以上,前方用玩具或声音逗引(5分),使患儿双手置于胸前保持肘支撑(5分),用手轻压住患儿的臀部,进行俯卧位抬头(5分)	
		仰卧位:易呈角弓反张的痉挛型患儿,间歇性地仰卧于悬吊床内(5分),或使宽松的床面呈中间凹陷的形状(5分),使患儿过度伸展的躯干变成屈曲,同时头容易保持中线位置(5分)。背伸肌紧张的患儿,在患儿枕部垫上小枕(3分),枕头不要垫到脖子和肩部(5分)	
操作后	态度 5分	态度和蔼(2分)、人文关怀(3分)	
	行为 5分	动作熟练(3分)、物品整理妥当(2分)	
提问	5分	掌握(5分)、部分掌握(3分)、未掌握(0分)	
总分	100分		

考官签字:　　　　　　　　　　　　　　　　考核日期:　　　年　　月　　日

第二节 脑瘫患儿抱姿技术

（一）操作规程

【目的】

1. 促进患儿正确姿势的保持，避免异常姿势的出现。

2. 增强患儿肢体的对称性、稳定性和灵活性。

3. 扩大患儿的视野，增加视听觉及触觉刺激。

4. 帮助患儿变换环境，有利于患儿良好情绪的发展。

【评估】

1. 患儿 年龄及体重、脑瘫分型及分级，认知水平。

2. 环境

（1）安全：病床床闸或小推车车闸制动状态良好。

（2）病房：环境安静宽敞明亮，周围无障碍物，适宜操作。

【准备】

1. 护士 着装整洁，去除尖锐物品，洗手，戴口罩。

2. 患儿的照护者 了解操作目的、过程、注意事项及配合要点。

【操作步骤】

1. 痉挛型脑瘫患儿抱姿 操作者一手托住患儿臀部，另一手扶住其肩部，将患儿竖头抱在怀里，将患儿两腿分开，分别搁置在操作者两侧髋部或一侧髋部前后侧，保证充分的视野空间。

2. 不随意运动型脑瘫患儿抱姿 抱起前，让患儿呈"抱球"姿势，使其双腿靠拢，髋、膝关节屈曲，两手前伸抱住自己的双膝，头前屈，做好这一姿势后，再把患儿抱在胸前或抱在身体一侧，保证充分的视野空间。

【注意事项】

1. 保证地面平整，无湿滑，避免摔倒。

2. 操作中要用温柔、易懂的语言与患儿进行沟通，沟通时尽量注视患儿的眼睛以增加患儿安全感。

3. 抱患儿时应避免其面部靠近操作者胸前侧，防止患儿丧失观察周围环境的机会。

4. 头部控制能力差而双手能抓握的患儿，可让患儿抓住操作者的衣服，头搭在操作者的肩上。

5. 抱痉挛型脑瘫患儿时不要从腋下把患儿抱起。

6. 抱患儿时，注意避免其异常姿势，使患儿头、躯干尽量处于或接近正常位置，双侧手臂不受压，能够自由活动。

(二) 评分标准

脑瘫儿童抱姿技术操作考核评分标准

科室：　　　　　　　　　　　考核者姓名：　　　　　　　　　　　　　　分数：

项目	分值	技术操作要求及分值	得分
仪表	5分	仪表端庄,着装整洁(2分),去除尖锐物品,洗手,戴口罩(3分)	
操作前	评估 5分	患儿年龄及体重(1分)、脑瘫分型及分级(1分),认知水平(1分),家属配合程度(1分)、环境及床或小推车的安全性(1分)	
	沟通 2分	讲解脑瘫儿童抱姿的目的及方法,取得配合(2分)	
	用物 3分	床或小推车(3分)	
操作过程	痉挛型抱姿 35分	床单位或小推车表面平整(5分),安全措施到位(5分)	
		操作者一手托住患儿臀部(3分),另一手扶住其肩部(3分),将患儿竖头抱在怀里(4分),将患儿两腿分开(5分),置于在操作者两侧髋部或一侧髋部前后侧(6分),保证充分的视野空间(4分)	
	不随意运动型抱姿 35分	床单位或小推车表面平整(5分),安全措施到位(5分)	
		抱起前,让患儿呈"抱球"姿势(3分),使其双腿靠拢(3分),髋、膝关节屈曲(3分),两手前伸抱住自己的双膝(3分),头前屈(3分),做好这一姿势后,再把患儿抱在胸前或抱在身体一侧(6分),保证充分的视野空间(4分)	
操作后	态度 5分	态度和蔼(2分)、人文关怀(3分)	
	行为 5分	动作熟练(3分)、物品整理妥当(2分)	
提问	5分	掌握(5分)、部分掌握(3分)、未掌握(0分)	
总分	100分		

考官签字：　　　　　　　　　　　　　　　　考核日期：　　年　　月　　日

第六章 其他康复护理技术操作规程及评分标准

第一节 膀胱容量测定仪使用技术

（一）操作规程

【目的】

1. 膀胱容量测定。

2. 残余尿量测定。

【评估】

1. 患者

（1）整体情况：患者病情、性别、年龄、意识、日常生活自理能力、配合程度。

（2）局部情况：观察膀胱区皮肤状况，既往有无子宫全切手术史。

2. 环境

（1）安全：病床床闸制动状态，床挡完好；酌情关闭门窗，屏风或围帘遮挡，保护患者隐私。

（2）病房：安静宽敞明亮，温湿度适宜，空气清新，适宜操作。

【准备】

1. 护士 着装整洁，洗手，戴口罩。

2. 物品 膀胱容量测定仪、耦合剂、纸巾，手消液、屏风、特殊项目护理记录单。

3. 患者及照护者 了解操作目的、过程、注意事项及配合要点。

【操作步骤】

1. 携用物至床旁，核对患者信息。

2. 关闭门窗，屏风遮挡，准备患者体位，暴露膀胱区。

3. 开机均匀涂抹耦合剂，选择患者类型（男性／女性／子宫全切术后女性／儿童），录入基本信息。

4. 持手柄方法正确，将探头放于患者耻骨上三横指位置，手柄笑脸标朝向患者头侧，探头与腹壁垂直。

5. 按下手柄测量按钮，选择绿色标线最大切面。

6. 再次按下手柄按钮，固定探头，读数，每次测量至少 3 次，过滤掉最大或最小数值，取稳定数值。

 7. 纸巾擦拭患者皮肤及探头,协助其取舒适体位。

 8. 保存数据,关机。

 9. 洗手、正确记录膀胱容量或残余尿量并签字,仪器充电备用。

【注意事项】

 1. 患者类型选择:临床工作中遇到脂肪壁较厚的男性时,仪器界面患者类型可选"女性",测量结果更准确。

 2. 测量手法:测量过程中,轻度下压探头,固定探头,避免移位。

(二) 评分标准

膀胱容量测定仪使用技术操作考核评分标准

科室:　　　　　　　　　　考核者姓名:　　　　　　　　　　　　　分数:

项目	分值	技术操作要求	得分
仪表	5分	仪表端庄,着装整洁(2分),洗手,戴口罩(3分)	
操作前准备	评估4分	患者病情、性别、年龄、意识(1分),日常生活自理能力、配合程度(1分),膀胱区皮肤状况(1分),既往手术史(1分)	
	沟通3分	讲解操作目的(2分),取得配合(1分)	
	用物3分	膀胱容量测定仪、耦合剂、纸巾(2分),手消液、屏风、特殊项目护理记录单(1分)	
操作过程	70分	洗手戴口罩(2分),携用物至床旁,核对(2分)	
		关闭门窗,屏风遮挡(2分),准备患者体位,暴露膀胱区(2分)	
		开机均匀涂抹耦合剂(2分),选择患者类型,录入基本信息(4分)	
		持手柄方法正确,将探头放于患者耻骨上三横指位置(4分),手柄笑脸标朝向患者头侧(2分)	
		按下手柄测量按钮,选择绿色标线最大切面,探头与腹壁垂直(10分)	
		再次按下手柄按钮,固定探头,读数,每次测量至少3次(10分),过滤掉最大或最小数值,取稳定数值(10分)	
		纸巾擦拭患者皮肤及探头(2分),协助患者舒适体位(2分)	
		保存数据,关机(4分)	
		洗手(2分)、正确记录膀胱容量或残余尿量并签字(6分),仪器充电备用(4分)	
操作后	态度5分	态度和蔼(1分)、人文关怀(1分)、保护隐私(3分)	
	行为5分	动作熟练(3分)、物品整理妥当(2分)	
提问	5分	掌握(5分)、部分掌握(3分)、未掌握(0分)	
总分	100分		

考官签字:　　　　　　　　　　　　　　　　　考核日期:　　　年　　月　　日

第二节　间歇性无菌导尿技术

一、间歇性无菌导尿技术(男)

(一)操作规程

【目的】

1. 使膀胱规律性充盈与排空,接近生理状态。
2. 规律排出残余尿,减少泌尿生殖系感染。
3. 间歇性扩张膀胱,利于保持膀胱容量,恢复膀胱收缩功能。

【评估】

1. 患者
(1) 整体情况:患者病情、性别、年龄、意识、日常生活自理能力、配合程度。
(2) 局部情况:观察患者膀胱充盈程度及排尿情况、会阴部清洁程度及皮肤情况。
2. 环境
(1) 安全:病床床闸制动状态,床挡完好;酌情关闭门窗,屏风或围帘遮挡,保护患者隐私。
(2) 病房:安静宽敞明亮,温湿度适宜,空气清新,适宜操作。

【准备】

1. 护士　着装整洁,洗手,戴口罩。
2. 物品　导尿包、尿垫、量杯、治疗车、屏风。其中需选择适宜型号和材料的导尿管。
3. 患者及照护者　了解操作目的、过程、注意事项及配合要点,清洁外阴,取舒适体位。

【操作步骤】

1. 携用物至患者床旁,核对患者床号姓名。
2. 关闭门窗,屏风遮挡,协助患者垫好尿垫。
3. 操作者站于患者右侧,松开被尾,协助患者取仰卧位,双腿屈曲外展,脱去其对侧裤腿盖于近侧腿上,对侧下肢用盖被遮挡,露出外阴,注意保暖。
4. 七步洗手法洗手,打开导尿包,包装袋置于床尾做污物袋,按无菌原则戴好手套,铺孔巾。
5. 将弯盘置于孔巾上无菌区域内,弯盘放在会阴部下方,倒出碘伏棉球、润滑剂,润滑尿管。
6. 左手用纱布裹住阴茎并提起,将包皮后推,暴露尿道口,进行尿道口消毒,顺序如下:①从尿道口螺旋消毒至冠状沟3次;②消毒尿道口,停留5秒,消毒完毕后将用过的镊子弃去。
7. 左手提起阴茎,右手用镊子将尿管缓慢插入尿道,遇到阻力时(耻骨前弯)将阴茎提起与腹壁成60°,嘱患者放松、深呼吸,插入20~22cm,见尿液流出后再插1~2cm;操作过程询问是否不适。
8. 尿液停止流出时,轻轻按压耻骨联合上膀胱区,缓慢拔出尿管,尿液完全排空后,夹住尿管,将尿管反折拔出。
9. 观察尿液颜色、性状、量,协助患者整理衣物,取舒适卧位,处理用物。

10. 洗手,正确记录排尿日记,操作完毕。

【注意事项】

1. 间歇导尿操作注意事项

(1) 操作前需选择合适(尿液可顺畅流出的最小适用型号)的导尿管,一般成人选择10~14号,儿童选择6~8号,膀胱扩大术后患者可酌情选择更大型号尿管。

(2) 操作中动作宜轻柔,切忌用力过大。

(3) 操作过程中嘱患者放松,若出现痉挛,可等待数分钟再插导尿管或拔导尿管。

(4) 尿潴留患者首次放尿量不得超过800~1 000ml;避免大量放尿可导致膀胱黏膜急剧充血,发生血尿。临床工作中采取分次放尿,每次≤500ml,间隔10分钟。

(5) 如出现血尿、尿路疼痛等情况应及时报告处理。

2. 导尿的时间和频率 导尿的时间和频率在尿流动力学检查的指导下确定。原则是每次导尿量不超过膀胱安全容量,一般不超过400ml/次,每日4~6次。

3. 饮食饮水及排尿日记

(1) 间歇导尿的患者需规律饮食饮水,正常成年人摄入液体量限制在1 500~2 000ml/24h,夏季或大量运动时可酌情增加。推荐晨起至睡前3小时均匀摄入100~150ml/h液体量,包括粥、汤、牛奶、水果等。应避免单次大量摄入液体使得短时间产生大量尿液。

(2) 记录排尿日记能有效指导居家间歇导尿。

(二) 评分标准

间歇性无菌导尿技术操作考核评分标准(男)

科室: 考核者姓名: 分数:

项目	分值	技术操作要求	得分
仪表	5分	仪表端庄,着装整洁(2分),洗手,戴口罩(3分)	
操作前准备	评估4分	患者病情、性别、年龄、意识、日常生活自理能力、配合程度(2分);患者膀胱充盈程度及排尿情况,会阴部清洁程度及皮肤情况(2分)	
	沟通2分	讲解间歇导尿的目的及方法,取得配合(2分)	
	用物4分	导尿包、尿垫、量杯、治疗车、屏风,其中需选择适宜型号和材料的导尿管(4分)	
操作过程	70分	携用物至患者床旁,核对患者床号姓名(5分)	
		关闭门窗,屏风遮挡(2分),协助患者垫好尿垫(3分)	
		操作者站于患者右侧,松开被尾,协助患者取仰卧位(5分),双腿屈曲外展,脱去其对侧裤腿盖于近侧腿上,对侧下肢用盖被遮挡,露出外阴,注意保暖(5分)	
		七步洗手法洗手,打开导尿包,包装袋置于床尾做污物袋(5分),按无菌原则戴好手套,铺孔巾(5分)	
		将弯盘置于孔巾上无菌区域内,弯盘放在会阴部下方(5分),倒出碘伏棉球、润滑剂,润滑尿管(5分)	

续表

项目	分值	技术操作要求	得分
操作 过程		左手用纱布裹住阴茎并提起,将包皮后推,暴露尿道口(5分),进行尿道口消毒,顺序如下:①从尿道口螺旋消毒至冠状沟3次;②消毒尿道口,停留5s,消毒完毕后将用过的镊子弃去(5分)	
		左手提起阴茎,右手用镊子将尿管缓慢插入尿道,遇到阻力时(耻骨前弯)将阴茎提起与腹壁成60°(5分),嘱患者放松、深呼吸,右手用镊子将尿管缓慢插入尿道20~22cm,见尿液流出后再插1~2cm,操作过程询问是否不适(5分)	
		尿液停止流出时,轻轻按压耻骨联合上膀胱区(3分),缓慢拔出尿管,尿液完全排空后,夹住尿管,将尿管反折缓慢拔出(2分)	
		观察尿液颜色、性状、量(2分),协助患者整理衣物,取舒适卧位(2分),处理用物(1分)	
操作后	态度 5分	态度和蔼(1分)、人文关怀(1分)、保护隐私(3分)	
	行为 5分	洗手、正确记录排尿日记(2分)、物品整理妥当、动作熟练(3分)	
提问	5分	掌握(5分)、部分掌握(3分)、未掌握(0分)	
总分	100分		

考官签字：　　　　　　　　　　　　　　　　考核日期：　　　年　　　月　　　日

二、间歇性无菌导尿技术(女)

(一)操作规程

【目的】

1. 使膀胱规律性充盈与排空,接近生理状态。

2. 规律排出残余尿,减少泌尿生殖系感染。

3. 间歇性扩张膀胱,利于保持膀胱容量,恢复膀胱收缩功能。

【评估】

1. 患者

(1)整体情况:患者病情、性别、年龄、意识、日常生活自理能力、配合程度。

(2)局部情况:患者膀胱充盈程度及排尿情况、会阴部清洁程度及皮肤情况。

2. 环境

(1)安全:病床床闸制动状态,床挡完好;酌情关闭门窗,屏风或围帘遮挡,保护患者隐私。

(2)病房:安静宽敞明亮,温湿度适宜,空气清新,适宜操作。

【准备】

1. 护士　着装整洁,洗手,戴口罩。

2. 物品　导尿包、尿垫、量杯、治疗车、屏风。其中需选择适宜型号和材料的导尿管。

3. 患者及照护者　了解操作目的、过程、注意事项及配合要点,清洁外阴,取舒适体位。

【操作步骤】

1. 携用物至患者床旁,核对患者床号、姓名。

2. 关闭门窗,屏风遮挡,协助患者垫好尿垫。

3. 操作者站于患者右侧,松开被尾,协助患者取仰卧位,双腿屈曲外展,脱去其对侧裤腿盖于近侧腿上,对侧下肢用盖被遮挡,露出外阴,注意保暖。

4. 七步洗手法洗手,打开导尿包,包装袋置于床尾做污物袋,按无菌原则戴好手套,铺孔巾。

5. 将弯盘置于孔巾上无菌区域内,会阴部下方,倒出碘伏棉球、润滑剂,润滑尿管。

6. 纱布包裹左手拇指及示指,暴露尿道口。进行尿道口消毒,顺序如下:①尿道口;②对侧小阴唇;③近侧小阴唇;④再次消毒尿道口。消毒完毕后将用过的镊子弃去。

7. 嘱患者放松、深呼吸,右手用镊子将尿管缓慢插入尿道4~6cm,见尿液流出后再插1~2cm;操作过程询问是否不适。

8. 尿液停止流出时,轻轻按压耻骨联合上膀胱区,缓慢拔出尿管,尿液完全排空后,夹住尿管,将尿管反折缓慢拔出。

9. 观察尿液颜色、性状、量,协助患者整理衣物,取舒适卧位,处理用物。

10. 洗手,正确记录排尿日记,操作完毕。

【注意事项】

1. 间歇导尿操作注意事项

(1) 操作前需选择合适(尿液可顺畅流出的最小适用型号)的导尿管,一般成人选择10~14号,儿童选择6~8号,膀胱扩大术后患者可酌情选择更大型号尿管。

(2) 操作时动作宜轻柔,切忌用力过大。

(3) 操作过程中嘱患者放松,若出现痉挛,等待数分钟再插管或拔管。

(4) 尿潴留患者首次放尿量不得超过800~1 000ml;避免大量放尿而导致膀胱黏膜急剧充血,发生血尿。临床工作中采取分次放尿,每次≤500ml,间隔10分钟。

(5) 如出现血尿、尿路疼痛等情况应及时报告处理。

2. 导尿的时间和频率

在尿流动力学检查的指导下确定。原则是每次导尿量不超过膀胱安全容量,一般不超过400ml/次,每日4~6次。

3. 饮食饮水及排尿日记

(1) 间歇导尿的患者需规律饮食饮水,正常成年人摄入液体量限制在1 500~2 000ml/24h,夏季或大量运动时可酌情增加。推荐晨起至睡前3小时均匀摄入100~150ml/h液体量,包括粥、汤、牛奶、水果等。应避免单次大量摄入液体使得短时间产生大量尿液。

(2) 记录排尿日记能有效指导居家间歇导尿。

（二）评分标准

间歇性无菌导尿技术操作考核评分标准（女）

科室：　　　　　　　　　　　考核者姓名：　　　　　　　　　　　　　　　　分数：

项目	分值	技术操作要求	得分
仪表	5分	仪表端庄（2分），着装整洁，洗手、戴口罩（3分）	
操作前准备	评估 4分	患者病情、性别、年龄、意识、日常生活自理能力、配合程度（2分）；患者膀胱充盈程度及排尿情况，会阴部清洁程度及皮肤情况（2分）	
	沟通 2分	讲解间歇导尿的目的及方法，取得配合（2分）	
	用物 4分	导尿包、尿垫、量杯、治疗车、屏风，其中需选择适宜型号和材料的导尿管（4分）	
操作过程	70分	携用物至患者床旁，核对患者床号姓名（5分）	
		关闭门窗，屏风遮挡（2分），协助患者垫好尿垫（3分）	
		操作者站于患者右侧，松开被尾，协助患者取仰卧位（5分），双腿屈曲外展，脱去其对侧裤腿盖于近侧腿上，对侧下肢用盖被遮挡，露出外阴，注意保暖（5分）	
		七步洗手法洗手，打开导尿包，包装袋置于床尾做污物袋（5分），按无菌原则戴好手套，铺孔巾（5分）	
		将弯盘置于孔巾上无菌区域内，弯盘放在会阴部下方（5分），倒出碘伏棉球、润滑剂，润滑尿管（5分）	
		纱布包裹左手拇指及示指，露尿道口（5分），进行尿道口消毒，顺序如下：①尿道口；②对侧小阴唇；③近侧小阴唇；④再次消毒尿道口。消毒完毕后将用过的镊子弃去（5分）	
		嘱患者放松、深呼吸（2分），右手用镊子将尿管缓慢插入尿道4~6cm，见尿液流出后再插1~2cm（6分），操作过程询问是否不适（2分）	
		尿液停止流出时，可轻轻按压耻骨联合上膀胱区，缓慢拔出尿管（3分），尿液完全排空后，夹住尿管，将尿管反折缓慢拔出（2分）	
		观察尿液颜色、性状、量（2分），协助患者整理衣物，取舒适卧位（2分），处理用物（1分）	
操作后	态度 5分	态度和蔼（1分）、人文关怀（1分）、保护隐私（3分）	
	行为 5分	洗手、正确记录排尿日记（2分），物品整理妥当、动作熟练（3分）	
提问	5分	掌握（5分）、部分掌握（3分）、未掌握（0分）	
总分	100分		

考官签字：　　　　　　　　　　　　　　　　　　　　考核日期：　　　年　　月　　日

膀胱排尿日记记录表

时间	尿量/ml	尿急(0~5)	漏尿/ml	残余尿/ml	备注	饮水(类型、数量)/次
6:00						
12:00						
18:00						
24:00						

全天液体摄入总量：　　　　　全天排尿总量：　　　　　全天排尿次数：

夜尿次数：　　　　　尿失禁次数：　　　　　导尿次数：

全天导尿总量：　　　　　全天平均排尿量：　　　　　全天更换尿：

第三节　第三方清洁间歇导尿技术

一、第三方清洁间歇导尿技术（男）

（一）操作规程

【目的】

1. 使膀胱规律性充盈与排空,接近生理状态。
2. 规律排出残余尿,减少泌尿生殖系感染。
3. 间歇性扩张膀胱,利于保持膀胱容量,恢复膀胱收缩功能。

【评估】

1. 患者
（1）整体情况:患者病情、性别、年龄、意识、日常生活自理能力、配合程度。
（2）局部情况:观察患者膀胱充盈程度及排尿情况、会阴部清洁程度及皮肤情况。
2. 环境
（1）安全:病床床闸制动状态、床挡完好;酌情关闭门窗,屏风或围帘遮挡,保护患者隐私。
（2）病房:安静宽敞明亮,温湿度适宜,空气清新,适宜操作。

【准备】

1. 护士　着装整洁,洗手,戴口罩。
2. 物品　一次性导尿管 + 润滑剂 / 一次性亲水涂层导尿管 / 简易导尿包、消毒湿巾、清洁手套、量杯、尿垫、治疗车、屏风、排尿日记。其中需选择适宜型号和材料的导尿管。
3. 患者及照护者　了解操作目的、过程、注意事项及配合要点,清洁外阴,取舒适体位。

【操作步骤】

1. 携用物至患者床旁,核对患者床号、姓名;选择合适体位,协助患者垫好尿垫,放置量杯。
2. 七步洗手法洗手,戴手套;准备尿管,将尿管置于方便拿取处,并处于润滑状态。
3. 清洁会阴部,暴露尿道口,湿纸巾按以下顺序擦拭:尿道口 - 龟头 - 冠状沟;尿道口 - 会阴部。
4. 再次洗手,戴手套,取尿管,左手提起阴茎,右手采用零接触的方式插入导尿管,或持导尿管外包装或使用无菌手套将尿管缓慢插入尿道,遇到阻力时(耻骨前弯)将阴茎提起与腹壁成 60°,嘱患者放松、深呼吸,导尿管插入 20~22cm,见尿液流出后再插 1~2cm,操作过程询问患者是否不适。
5. 尿液停止流出时,可轻轻按压耻骨联合上膀胱区,缓慢拔出尿管,尿液完全排空后,反折尿管缓慢拔出。
6. 观察尿液颜色、性状、量,协助患者整理衣物,取舒适卧位;处理用物。
7. 洗手,正确记录排尿日记,操作完毕。

【注意事项】

1. 间歇导尿操作注意事项
（1）操作前需选择合适(尿液可顺畅流出的最小适用型号)的导尿管,一般成人选择

10~14号,儿童选择6~8号,膀胱扩大术后患者可酌情选择更大型号尿管。

(2) 操作时动作宜轻柔,切忌太过用力。

(3) 操作过程中嘱患者放松,若出现痉挛,可等待数分钟再插管或拔管。

(4) 尿潴留患者首次放尿量不得超过800~1 000ml;避免大量放尿可导致膀胱黏膜急剧充血,发生血尿。临床工作中采取分次放尿,每次小于等于≤500ml,间隔10分钟。

(5) 如出现血尿、尿路疼痛等情况应及时报告处理。

2. 导尿的时间和频率　在尿流动力学检查的指导下确定。原则是每次导尿量不超过膀胱安全容量,一般不超过400ml/次,每日4~6次。

3. 饮食饮水及排尿日记

(1) 间歇导尿的患者需规律饮食饮水,正常成年人摄入液体量限制在1 500~2 000ml/24h,夏季或大量运动时可酌情增加。推荐晨起至睡前3小时均匀摄入100~150ml/h液体量,包括粥、汤、牛奶、水果等。应避免单次大量摄入液体使得短时间产生大量尿液。

(2) 记录排尿日记能有效指导居家间歇导尿。

(二) 评分标准

第三方清洁间歇导尿技术操作考核评分标准 (男)

科室:　　　　　　　　　　考核者姓名:　　　　　　　　　　分数:

项目	分值	技术操作要求	得分
仪表	5分	仪表端庄(2分),着装整洁,洗手,戴口罩(3分)	
操作前准备	评估4分	患者病情、性别、年龄、意识、日常生活自理能力、配合程度(2分);患者膀胱充盈程度及排尿情况,会阴部清洁程度及皮肤情况(2分)	
	沟通2分	讲解第三方清洁间歇导尿的目的及方法,取得配合(2分)	
	用物4分	一次性导尿管+润滑剂/一次性亲水涂层导尿管/简易导尿包、消毒湿巾、清洁手套、量杯、尿垫、治疗车、屏风、排尿日记。其中需选择适宜型号和材料的导尿管(4分)	
操作过程	70分	携用物至患者床旁,核对患者床号姓名(5分);选择合适体位,协助患者垫好尿垫,放置量杯(5分)	
		七步洗手法洗手,戴手套(5分);准备尿管,将尿管置于方便拿取处,并处于润滑状态(5分)	
		清洁会阴部,暴露尿道口(5分),湿纸巾按以下顺序擦拭:尿道口-龟头-冠状沟;尿道口-会阴部(5分);再次洗手,戴手套(5分),取尿管,左手提起阴茎,右手采用零接触的方式插入导尿管,或持导尿管外包装或使用无菌手套将尿管缓慢插入尿道,遇到阻力时(耻骨前弯)将阴茎提起与腹壁成60°角(5分),嘱患者放松、深呼吸,导尿管插入尿道20~22cm,见尿液流出后再插1~2cm(5分),操作过程询问患者是否不适(5分)	
		尿液停止流出时,可轻轻按压耻骨联合上膀胱区,缓慢拔出尿管(5分),尿液完全排空后,反折尿管缓慢拔出(5分)	
		观察尿液颜色、性状、量(4分),协助患者整理衣物,取舒适卧位(4分),处理用物(2分)	

续表

项目	分值	技术操作要求	得分
操作后	态度 5分	态度和蔼(1分)、人文关怀(1分)、保护隐私(3分)	
	行为 5分	洗手、正确记录排尿日记(2分)、物品整理妥当、动作熟练(3分)	
提问	5分	掌握(5分)、部分掌握(3分)、未掌握(0分)	
总分	100分		

考官签字： 考核日期： 年 月 日

二、第三方清洁间歇导尿技术（女）

（一）操作规程

【目的】

1. 使膀胱规律性充盈与排空,接近生理状态。

2. 规律排出残余尿,减少泌尿生殖系感染。

3. 间歇性扩张膀胱,利于保持膀胱容量,恢复膀胱收缩功能。

【评估】

1. 患者

(1) 整体情况:患者病情、性别、年龄、意识、日常生活自理能力、配合程度。

(2) 局部情况:观察患者膀胱充盈程度及排尿情况、会阴部清洁程度及皮肤情况。

2. 环境

(1) 安全:病床床闸制动状态,床挡完好;酌情关闭门窗,屏风或围帘遮挡,保护患者隐私。

(2) 病房:安静宽敞明亮,温湿度适宜,空气清新,适宜操作。

【准备】

1. 护士 着装整洁,洗手,戴口罩。

2. 物品 一次性导尿管 + 润滑剂 / 一次性亲水涂层导尿管 / 简易导尿包、消毒湿巾、清洁手套、量杯、尿垫、治疗车、屏风、排尿日记。其中需选择适宜型号和材料的导尿管。

3. 患者及照护者 了解操作目的、过程、注意事项及配合要点,清洁外阴,取舒适体位。

【操作步骤】

1. 携用物至患者床旁,核对患者床号、姓名;选择合适体位,协助患者垫好尿垫,放置量杯。

2. 七步洗手法洗手,戴手套;准备尿管,将尿管置于方便拿取处,并处于润滑状态。

3. 协助患者清洁会阴部,暴露尿道口,湿纸巾擦拭按以下顺序擦拭:尿道口 - 对侧小阴唇 - 近侧小阴唇;尿道口 - 会阴部。

4. 再次洗手,戴手套,取尿管,嘱患者放松、深呼吸,右手采用零接触的方式插入导尿管,持导尿管外包装或使用无菌手套将导尿管插入尿道 4~6cm,见尿液流出后再插 1~2cm。

5. 尿液停止流出时,可轻轻按压耻骨联合上膀胱区,缓慢拔出尿管,尿液完全排空后,反折尿管,将尿管缓慢拔出,操作过程询问患者是否不适。

6. 观察尿液颜色、性状、量,协助患者整理衣物,取舒适卧位,处理用物。

7. 洗手,正确记录排尿日记,操作完毕。

【注意事项】

1. 间歇导尿操作注意事项

(1) 操作前需选择合适(尿液可顺畅流出的最小适用型号)的导尿管,一般成人选择10~14 号,儿童选择 6~8 号,膀胱扩大术后患者可酌情选择更大型号尿管。

(2) 操作时动作宜轻柔,切忌太过用力。

(3) 操作过程中嘱患者放松,若出现痉挛,可等待数分钟再插管或拔管。

(4) 尿潴留患者首次放尿量不得超过 800~1 000ml;避免大量放尿可导致膀胱黏膜急剧充血,发生血尿。临床工作中采取分次放尿,每次小于等于≤500ml,间隔 10 分钟。

(5) 如出现血尿、尿路疼痛难以忍受等情况应及时报告处理。

2. 导尿的时间和频率　在尿流动力学检查的指导下确定。原则是每次导尿量不超过膀胱安全容量,一般不超过 400ml/ 次,每日 4~6 次。

3. 饮食饮水及排尿日记

(1) 间歇导尿的患者需规律饮食饮水,正常成年人摄入液体量限制在 1 500~2 000ml/24h,夏季或大量运动时可酌情增加。推荐晨起至睡前 3 小时均匀摄入 100~150ml/h 液体量,包括粥、汤、牛奶、水果等。应避免单次大量摄入液体使得短时间产生大量尿液。

(2) 记录排尿日记能有效指导居家间歇导尿。

(二) 评分标准

第三方清洁间歇导尿技术操作考核评分标准(女)

科室:　　　　　　　　　　考核者姓名:　　　　　　　　　　　　分数:

项目	分值	技术操作要求	得分
仪表	5 分	仪表端庄(2 分),着装整洁,洗手,戴口罩(3 分)	
操作前准备	评估 4 分	患者病情、性别、年龄、意识、日常生活自理能力、配合程度(2 分);患者膀胱充盈程度及排尿情况,会阴部清洁程度及皮肤情况(2 分)	
	沟通 2 分	讲解第三方清洁间歇导尿的目的及方法,取得配合(2 分)	
	用物 4 分	一次性导尿管 + 润滑剂 / 一次性亲水涂层导尿管 / 简易导尿包、消毒湿巾、清洁手套、量杯、尿垫、治疗车、屏风、排尿日记。其中需选择适宜型号和材料的导尿管(4 分)	
操作过程	70 分	携用物至患者床旁,核对患者床号姓名(5 分);选择合适体位,协助患者垫好尿垫,放置量杯(5 分)	
		七步洗手法洗手、戴手套(5 分);准备尿管,将尿管置于方便拿取处,并处于润滑状态(5 分)	
		协助患者清洁会阴部,暴露尿道口(5 分),湿纸巾擦拭按以下顺序擦拭:尿道口—对侧小阴唇—近侧小阴唇;尿道口—会阴部(5 分),再次洗手、戴手套(5 分),取尿管,嘱患者放松、深呼吸(5 分),右手采用零接触的方式插入导尿管(5 分),持导尿管外包装或使用无菌手套将导尿管插入尿道 4~6cm,见尿液流出后再插 1~2cm(5 分)	

续表

项目	分值	技术操作要求	得分
操作过程		尿液停止流出时,可轻轻按压耻骨联合上膀胱区,缓慢拔出尿管(5分),尿液完全排空后,反折尿管缓慢拔出(5分)	
		观察尿液颜色、性状、量(4分),协助患者整理衣物,取舒适卧位(4分),处理用物(2分)	
操作后	态度5分	态度和蔼(1分)、人文关怀(1分)、保护隐私(3分)	
	行为5分	洗手、正确记录排尿日记(2分)、物品整理妥当、动作熟练(3分)	
提问	5分	掌握(5分)、部分掌握(3分)、未掌握(0分)	
总分	100分		

考官签字: 　　　　　　　　　　　　　　考核日期: 　　年　　月　　日

第四节　自家清洁间歇导尿技术

一、自家清洁间歇导尿技术(男)

(一) 操作规程

【目的】

1. 使膀胱规律性充盈与排空,接近生理状态。

2. 规律排出残余尿,减少泌尿生殖系感染。

3. 间歇性扩张膀胱,利于保持膀胱容量,恢复膀胱收缩功能。

【评估】

1. 患者

(1) 整体情况:了解病情、告知导尿目的。

(2) 局部情况:观察患者膀胱充盈程度及排尿情况、会阴部清洁程度及皮肤情况。

2. 环境

(1) 安全:酌情关闭门窗,屏风或围帘遮挡,保护隐私。

(2) 房间:安静宽敞明亮,温湿度适宜,空气清新,适宜操作。

【准备】

1. 患者　着装方便、洗手。

2. 物品　反复使用/一次性导尿管+润滑剂/一次性亲水涂层导尿管/简易导尿包、消毒湿巾、量杯、镜子。需选择适宜型号和材料的导尿管。

3. 患者　了解操作目的、过程、注意事项及配合要点,清洁外阴,取舒适体位。

【操作步骤】

1. 七步洗手法洗手,准备尿管,湿纸巾、量杯,将尿管置于方便拿取处,并处于润滑状态。

2. 选择合适体位;整理衣物,暴露尿道口。

3. 湿纸巾清洁尿道口及会阴部两遍,左手提起阴茎使之与腹壁成 60°角,放松、深呼吸,右手采用零接触的方式插入导尿管或持导尿管外包装或使用无菌手套将尿管轻轻插入尿道口 20~22cm,见尿液流出后再插 1~2cm,操作过程中注意有无不适。

4. 尿液停止流出时,可轻轻按压耻骨联合上膀胱区,缓慢拔出尿管,尿液完全排空后,反折尿管缓慢拔出。

5. 观察尿液颜色、性状、量,处理用物。

6. 洗手,正确记录排尿日记,操作完毕。

【注意事项】

1. 间歇导尿操作注意事项

(1) 操作前需选择合适(尿液可顺畅流出的最小适用型号)的导尿管,一般成人选择 10~14 号,儿童选择 6~8 号,膀胱扩大术后患者可酌情选择更大型号尿管。

(2) 双手功能完好即可自行操作清洁间歇导尿,男性过于肥胖患者自行操作时,备用镜子等辅助用具。

(3) 注意手及会阴部卫生。

(4) 操作时动作宜轻柔,切忌太过用力。

(5) 操作过程中患者放松,若出现痉挛,可等待数分钟再插管或拔管。

(6) 尿潴留患者首次放尿量不得超过 800~1 000ml;避免大量放尿可导致膀胱黏膜急剧充血,发生血尿。临床工作中采取分次放尿,每次小于等于≤500ml,间隔 10 分钟。

(7) 如出现血尿、尿路疼痛等情况应及时处理。

2. 导尿的时间和频率　在尿流动力学检查的指导下确定。原则是每次导尿量不超过膀胱安全容量,一般不超过 400ml/ 次,每日 4~6 次。

3. 饮食饮水及排尿日记

(1) 间歇导尿的患者需规律饮食饮水,正常成年人摄入液体量限制在 1 500~2 000ml/24h,夏季或大量运动时可酌情增加。推荐晨起至睡前 3 小时均匀摄入 100~150ml/h 液体量,包括粥、汤、牛奶、水果等。应避免单次大量摄入液体使得短时间产生大量尿液。

(2) 记录排尿日记能有效指导居家间歇导尿。

(二) 评分标准

自家清洁间歇导尿技术操作考核评分标准(男)

科室：　　　　　　　　　　　考核者姓名：　　　　　　　　　　　　　　分数：

项目	分值	技术操作要求	得分
仪表	5分	仪表端庄(2分),着装方便、洗手(3分)	
操作前准备	评估 6分	病情、导尿目的(2分);膀胱充盈程度及排尿情况(2分);会阴部清洁程度及皮肤情况(2分)	
	用物 4分	反复使用 / 一次性导尿管 + 润滑剂 / 一次性亲水涂层导尿管 / 简易导尿包、消毒湿巾、量杯。需选择适宜型号和材料的导尿管(4分)	
操作过程	70分	七步洗手法洗手(5分),准备尿管,湿纸巾、量杯,将尿管置于方便拿取处,并处于润滑状态(5分)	

续表

项目	分值	技术操作要求	得分
操作过程		选择合适体位(5分);整理衣物,暴露尿道口(5分)	
		湿纸巾清洁尿道口及会阴部两遍(5分),左手提起阴茎使之与腹壁成60°(5分),放松、深呼吸,右手采用零接触的方式插入导尿管或持导尿管外包装或使用无菌手套将尿管轻轻插入尿道口20~22cm(10分),见尿液流出后再插1~2cm(5分),操作过程中注意有无不适(5分)	
		尿液停止流出时,此时可轻轻按压耻骨联合上膀胱区,缓慢拔出尿管(5分),尿液完全排空后,反折尿管缓慢拔出(5分)	
		观察尿液颜色、性状、量(5分),处理用物(5分)	
操作后	态度5分	态度和蔼(1分)、人文关怀(1分)、保护隐私(3分)	
	行为5分	洗手、正确记录排尿日记(2分),物品整理妥当、动作熟练(3分)	
提问	5分	掌握(5分)、部分掌握(3分)、未掌握(0分)	
总分	100分		

考官签字:　　　　　　　　　　　　考核日期:　　年　　月　　日

二、自家清洁间歇导尿技术(女)

(一) 操作规程

【目的】

1. 使膀胱规律性充盈与排空,接近生理状态。

2. 规律排出残余尿,减少泌尿生殖系感染。

3. 间歇性扩张膀胱,利于保持膀胱容量,恢复膀胱收缩功能。

【评估】

1. 患者

(1) 整体情况:了解病情、告知导尿目的。

(2) 局部情况:观察患者膀胱充盈程度及排尿情况、会阴部清洁程度及皮肤情况。

2. 环境

(1) 安全:酌情关闭门窗,屏风或围帘遮挡,保护隐私。

(2) 房间:安静宽敞明亮,温湿度适宜,空气清新,适宜操作。

【准备】

1. 患者　着装方便、洗手。

2. 物品　反复使用 / 一次性导尿管 + 润滑剂 / 一次性亲水涂层导尿管 / 简易导尿包、消毒湿巾、量杯、镜子。需选择适宜型号和材料的导尿管。

3. 患者　了解操作目的、过程、注意事项及配合要点,清洁外阴,取舒适体位。

【操作步骤】

1. 准备尿管,将尿管置于方便拿取处,并处于润滑状态。

2. 七步洗手法洗手。

3. 选择合适体位,放松、深呼吸,右手将尿管轻轻插入患者尿道口4~6cm,见尿液流出后再插1~2cm。

4. 尿液停止流出时,可轻轻按压耻骨联合上膀胱区,缓慢拔出尿管,尿液完全排空后,反折尿管,将尿管缓慢拔出。

5. 观察尿液颜色、性状、量,处理用物。

6. 洗手,正确记录排尿日记,操作完毕。

【注意事项】

1. 间歇导尿操作注意事项

(1) 操作前需选择合适(尿液可顺畅流出的最小适用型号)的导尿管,一般成人选择10~14号,儿童选择6~8号,膀胱扩大术后患者可酌情选择更大型号尿管。

(2) 双手功能完好即可自行操作清洁间歇导尿,女性患者自行操作时,备用镜子等辅助用具。

(3) 注意手及会阴部卫生。

(4) 操作时动作宜轻柔,切忌太过用力。

(5) 操作过程中患者放松,若出现痉挛,可等待数分钟再插管或拔管。

(6) 尿潴留患者首次放尿量不得超过800~1 000ml;避免大量放尿可导致膀胱黏膜急剧充血,发生血尿。临床工作中采取分次放尿,每次≤500ml,间隔10分钟。

(7) 如出现血尿、尿路疼痛等情况应及时处理。

2. 导尿的时间和频率　在尿流动力学检查的指导下确定。原则是每次导尿量不超过膀胱安全容量,一般不超过400ml/次,每日4~6次。

3. 饮食饮水及排尿日记

(1) 间歇导尿的患者需规律饮食饮水,正常成年人摄入液体量限制在1 500~2 000ml/24h,夏季或大量运动时可酌情增加。推荐晨起至睡前3小时均匀摄入100~150ml/h液体量,包括粥、汤、牛奶、水果等。应避免单次大量摄入液体使得短时间产生大量尿液。

(2) 记录排尿日记能有效指导居家间歇导尿。

(二) 评分标准

自家清洁间歇导尿技术操作考核评分标准(女)

科室:　　　　　　　　　　考核者姓名:　　　　　　　　　　　　　　分数:

项目	分值	技术操作要求	得分
仪表	5分	仪表端庄(2分),着装方便、洗手(3分)	
操作前准备	评估6分	病情、导尿目的(2分);膀胱充盈程度及排尿情况(2分);会阴部清洁程度及皮肤情况(2分)	
	用物4分	反复使用/一次性导尿管+润滑剂/一次性亲水涂层导尿管/简易导尿包、消毒湿巾、量杯。需选择适宜型号和材料的导尿管(4分)	
操作过程	70分	七步洗手法洗手(5分),准备尿管,湿纸巾、量杯,将尿管置于方便拿取处,并处于润滑状态(5分)	

续表

项目	分值	技术操作要求	得分
操作过程		选择合适体位(5分);整理衣物,暴露尿道口(5分)	
		湿纸巾清洁尿道口及会阴部两遍(10分),放松、深呼吸,右手采用零接触的方式插入导尿管或持导尿管外包装或使用无菌手套将尿管轻轻插入尿道口4~6cm,见尿液流出后再插1~2cm(10分)	
		尿液不再流出时,可轻轻按压耻骨联合上膀胱区,缓慢拔出尿管(10分),尿液完全排空后,反折尿管缓慢拔出(10分)	
		观察尿液颜色、性状、量(5分),处理用物(5分)	
操作后	态度5分	态度和蔼(1分)、人文关怀(1分)、保护隐私(3分)	
	行为5分	洗手、记录排尿日记(2分)、物品整理妥当、动作熟练(3分)	
提问	5分	掌握(5分)、部分掌握(3分)、未掌握(0分)	
总分	100分		

考官签字: 考核日期: 年 月 日

第五节 膀胱冲洗技术

(一) 操作规程

【目的】

1. 清除膀胱血凝块、黏液、絮状沉淀物等。

2. 保持尿管引流通畅。

【评估】

1. 患者

(1) 整体情况:患者病情、性别、年龄、意识、日常生活自理能力、配合程度。

(2) 局部情况:导尿方式是留置尿管或间歇导尿,尿液颜色性质,有无血凝块、黏液、絮状沉淀物等。

2. 环境

(1) 安全:病床床闸制动状态,床挡完好;酌情关闭门窗,屏风或围帘遮挡,保护患者隐私。

(2) 病房:安静宽敞明亮,温湿度适宜,空气清新,适宜操作。

【准备】

1. 护士 着装整洁,洗手,戴口罩。

2. 物品 治疗车,快速手消液,尿垫,手套,温生理盐水(37℃),一次性推注器,治疗盘,无菌治疗碗(2个),无菌剪,垃圾袋、屏风(1个)。

3. 患者及照护者 了解操作目的、过程、注意事项及配合要点,清洁外阴,取舒适体位。

【操作步骤】

1. 携用物至床旁,核对。

2. 关闭门窗,屏风遮挡。

3. 协助患者舒适卧位,垫尿垫,洗手,准备治疗碗,戴手套。

4. 患者为留置尿管,排空尿液,打开尿管与尿袋接口处,消毒;患者为间歇导尿,排空尿液后,消毒尿管尾端。

5. 推注器抽吸适量温生理盐水,连接尿管尾端,缓慢注入膀胱,再将生理盐水抽出,观察冲出液颜色性质。

6. 反复冲洗至冲出液清亮,在此过程中,观察并询问患者有无不适。

7. 冲洗完毕,留置尿管应消毒尿管口与尿袋连接处,连接尿管与尿袋。间歇导尿直接拔除尿管。

8. 垃圾分类处置,协助患者取舒适卧位。

9. 整理用物、垃圾分类处理、洗手、签字。

【注意事项】

1. 冲洗液温度 35~37℃为宜。

2. 冲洗过程中,回抽遇到阻力,可调整尿管深度或旋转尿管,切勿暴力回抽导致膀胱黏膜出血。

3. 冲洗过程中询问患者有无不适,观察冲出液颜色,性状。

(二) 评分标准

膀胱冲洗技术操作考核评分标准

科室:　　　　　　　　考核者姓名:　　　　　　　　　　　　分数:

项目	分值	技术操作要求	得分
仪表	5分	仪表端庄,着装整洁(2分),洗手,戴口罩(3分)	
操作前准备	评估 4分	患者病情、性别、年龄、意识、日常生活自理能力、配合程度(1分),尿管状态:留置尿管/间歇导尿管(1分),患者尿液颜色、性质,以及尿中是否有血凝块,黏液或絮状沉渣等(2分)	
	沟通 3分	讲解膀胱冲洗目的及方法(2分),取得配合(1分)	
	用物 3分	治疗车,快速手消液,尿垫,手套,温生理盐水(37℃),一次性推注器,治疗盘,无菌治疗碗(2个),无菌剪,垃圾袋、屏风(1分)	
操作过程	70分	携用物至床旁,核对(5分)	
		关闭门窗,屏风遮挡(5分)	
		协助患者舒适卧位,垫尿垫(4分),洗手,准备治疗碗,戴手套,沾棉签(6分)	
		留置尿管:排空尿液,打开尿管与尿袋接口处,消毒(5分)。间歇导尿:排空尿液后,消毒尿管尾端(5分)	
		推注器抽吸适量温生理盐水,连接尿管,缓慢注入膀胱,再将生理盐水抽出,观察冲出液颜色性质(15分)	

续表

项目	分值	技术操作要求	得分
操作过程		反复冲洗至冲出液清亮,观察并询问患者有无不适(10分)	
		冲洗完毕后,留置尿管:消毒尿管口与尿袋连接处,连接尿管与尿袋(5分),间歇导尿:拔除尿管(5分)	
		垃圾分类处置,协助患者取舒适卧位(2分)	
		整理用物、垃圾分类处理、洗手、签字(3分)	
操作后	态度5分	态度和蔼(1分)、人文关怀(1分)、保护隐私(3分)	
	行为5分	动作熟练(3分)、物品整理妥当(2分)	
提问	5分	掌握(5分)、部分掌握(3分)、未掌握(0分)	
总分	100分		

考官签字：　　　　　　　　　　　　　　　　考核日期：　　　年　　月　　日

第六节　乳腺癌术后训练技术

(一) 操作规程

【目的】

1. 利于术后上肢水肿的消退。

2. 减少瘢痕挛缩的发生,提高手术上肢的功能恢复。

3. 提高生活质量。

【评估】

1. 患者

(1) 术中情况:了解手术、麻醉方式与效果、病变组织切除情况、术中出血、补液、输血情况及术后诊断。

(2) 术后情况:了解皮瓣和切口愈合情况,有无皮下积液,患侧上肢有无水肿,肢端血液循环情况,患肢功能锻炼计划的实施及肢体功能恢复状况。患者对康复期保健和疾病相关知识的了解和掌握程度。

(3) 管路:固定好管路,防止滑脱。

2. 环境

(1) 安全:病床床闸制动状态,床挡完好。

(2) 病房:安静宽敞明亮,温湿度适宜,空气清新,适宜操作。

【准备】

1. 护士　着装整洁,去除尖锐物品,洗手,戴口罩。

2. 物品　橡胶握力器、必要时准备好录像或者视频。

3. 患者及照护者　了解操作目的、过程、注意事项及配合要点。

【操作步骤】

1. 术后 1~5 天内,患侧上臂被胸带固定着,这期间只活动手指、掌、腕关节和肘关节,做握拳、伸手、腕与肘伸屈和旋转运动,用橡胶握力器进行抓握锻炼,力度由弱到强,幅度由小到大,以促进血液回流畅通。

2. 术后第 6 天,解开胸带,将患侧上臂放开后,胸带继续包扎好胸部。上臂置于胸前做内收内旋运动,避免外展。

3. 术后 7~10 天后,患臂经常置于腹部,呈内收内旋状。在医护人员或自己健侧手的帮助下,扶托患臂肘关节,使患侧手置于对侧肩部或触摸对侧耳朵。这时肩关节活动范围约 60°~90°。

4. 术后 14 天,患者可自己用健侧手扶托患侧肘部,将患侧手置于颈后,慢慢向健侧移动,直至摸到健侧耳朵,并于适当时机抬头挺胸,这时肩关节活动范围约 160°。

5. 术后 3~4 周,开始增加肩关节活动范围,做抬高患侧上肢的运动。在墙上标示进展刻度,练习扶墙上移锻炼。每次活动后做记录,并与前 1 日对比。

6. 以上锻炼直至功能活动范围与健侧相近时,才能减少活动时间和次数。即使患侧功能基本恢复以后,每天仍然要坚持适当的上臂功能锻炼。

【注意事项】

1. 每次功能锻炼前患者必须放松肌肉,避免精神紧张,以便活动自如。

2. 首次锻炼肩关节时,会有不同程度的疼痛与不适,随着肌肉不断活动,症状即可缓解。

3. 每日应至少坚持功能锻炼 2~3 次,每次 20~30 分钟。

4. 如发现腋下有积液,手臂红、胀、硬或水肿严重,或伤口有分泌物流出等异常情况时,要尽快到医院请医生及时检查处置。此时,应避免患侧臂大范围活动,甚至可暂时停止肩关节锻炼,待以上症状消除后再恢复锻炼。

5. 患臂功能锻炼时间一般需半年左右,以后患者可根据患臂活动情况自行掌握。

6. 平时不要让患侧手和臂过于劳累和负重。

7. 乳腺癌有向对侧转移的可能性,乳腺癌治疗后也存在复发的可能性,因此术后患者每个月要自查患侧伤口和健侧乳腺。

8. 30 岁以上健康妇女也应每月自查双侧乳腺 1~2 次,以早期发现乳腺疾患,及时治疗,提高治愈率。

(二) 评分标准

乳腺癌术后训练技术操作考核评分标准

科室:　　　　　　　　　　　考核者姓名:　　　　　　　　　　　　分数:

项目	分值	技术操作要求	得分
仪表	5分	仪表端庄,着装整洁(2分),去除尖锐物品,洗手,戴口罩(3分)	
操作前准备	评估 5分	病情及意识状况(1分)、手术方式、病变组织切除及切口愈合情况(1分),疼痛及各种管路引流情况(1分),心理状况(1分),配合程度(1分)	
	沟通 3分	讲解术后训练的目的及方法,取得配合(3分)	
	用物 2分	橡胶握力器(2分)	

续表

项目	分值	技术操作要求	得分
操作前过程	术后 1~5 天 25 分	检查管路及引流情况(2 分),疼痛评估(2 分),检查皮肤(1 分)	
		患侧上臂胸带固定好(1 分),管路固定好且有效引流(2 分),上臂与胸壁贴紧(3 分),只活动手指、掌、腕关节和肘关节(5 分),作握拳、伸手、腕与肘伸曲和旋转运动(5 分),用橡胶握力器进行抓握锻炼,力度由弱到强,幅度由小到大(4 分)	
	术后 6~10 天 25 分	检查管路及引流情况(2 分),疼痛评估(2 分),检查皮肤(1 分)	
		术后第 6d,解开胸带(1 分),将患侧上臂放开后(1 分),胸带继续包扎好胸部(2 分),上臂置于胸前做内收内旋运动,避免外展(3 分)。术后 7~10d 后,患臂经常置于腹部(2 分),呈内收内旋状(3 分)。在医护人员或自己健侧手的帮助下,扶托患臂肘关节(3 分),使患侧手置于对侧肩部或触摸对侧耳朵(3 分),肩关节活动范围约 60°~90°(2 分)	
	术后 2~4 周 20 分	询问训练程度(2 分),检查训练效果(1 分)	
		术后 2 周,患者可自己用健侧手扶托患侧肘部,将患侧手置于颈后(2 分),慢慢向健侧移动(2 分),直至摸到健侧耳朵,并于适当时机抬头挺胸(2 分),这时肩关节活动范围约 160°(2 分)。术后 3~4 周,开始增加肩关节活动范围(2 分),做抬高患侧上肢的运动(3 分)。在墙上标示进展刻度,练习扶墙上移锻炼(2 分)。每次活动后做记录,并与前一日对比(2 分)	
操作后	态度 5 分	态度和蔼(1 分)、人文关怀(1 分)、保护隐私(3 分)	
	行为 5 分	动作熟练(3 分)、物品整理妥当(2 分)	
提问	5 分	掌握(5 分)、部分掌握(3 分)、未掌握(0 分)	
总分	100 分		

考官签字：　　　　　　　　　　　　　　　　　　考核日期：　　　年　　月　　日

第七节　卧位呼吸康复操技术

(一) 操作规程

【目的】

1. 减轻呼吸困难程度。

2. 重建有效的呼吸模式。

3. 改善心肺功能,提高日常生活能力。

4. 提高患者机体免疫力,减少疾病急性加重发生。

【评估】

1. 患者

(1) 整体情况:呼吸困难指数、COPD 综合评估、肢体运动功能、生命体征、意识状况、认知水平、心理、自理能力、患者配合程度等。

（2）局部情况：有无各种管路及固定情况等。

2. 环境

（1）安全：病床床闸制动状态，床面整洁，适合活动。

（2）病房：安静宽敞明亮，温湿度适宜，空气清新，适宜操作。

【准备】

1. 护士　着装整洁，去除尖锐物品，洗手，戴口罩。

2. 物品　宽松衣服。

3. 患者及照护者　了解操作目的、过程、注意事项及配合要点。

【操作步骤】

1. 热身运动　颈部放松、腕关节放松、腰部放松、膝关节放松、脚踝放松。呼吸训练——腹式呼吸和缩唇呼吸，取舒适体位，全身放松，双手分别放于腹部和胸部，经鼻吸气，缓慢放松腹部，使腹部逐渐隆起。口呈吹口哨状，缓慢呼气，呼气时腹部收紧，用手轻压腹部使膈肌上抬，将最大量的气体排出。训练时吸气与呼气比为 1:2~3。

2. 卧位呼吸操康复操

（1）肩关节伸展运动：吸气手臂上举 90° 再展开 180°，呼气手臂上举 90° 再放回身体两侧。

（2）躯干运动：双手抱头，吸气抬躯干 30°，呼气回位。

（3）扩胸运动：双手抬高重叠于胸前，吸气时屈肘扩胸，呼气时双臂伸直扩胸后回位。

（4）抬臀运动：双腿屈膝，吸气抬臀，呼气回位。

（5）抬腿运动：吸气左腿抬高后外展 45°，呼气回位；吸气右腿抬高后外展 45°，呼气回位。

（6）勾脚运动：双腿屈膝，吸气左脚尖向上勾起，呼气回位；吸气右脚尖向上勾起，呼气回位。

3. 放松平静呼吸 1 分钟。

【注意事项】

1. 训练时全程使用缩唇、腹式呼吸。

2. 每次按顺序做完，由慢到快，循序渐进，饭后 1~2 小时后进行，每次用 8~15 分钟完成。

3. 身体要自然放松，自行调节好呼吸力度，保持呼吸平稳，不要屏气、换气过度，以免造成头昏、眼花、胸闷等症状，强调心情舒畅愉悦，适可而止。

4. 注意用鼻吸气，用口呼气，锻炼过程中或锻炼后及时吸氧。

5. 呼吸康复操锻炼时要保证足够的营养摄入。

6. 当处于呼吸道感染急性期或合并心衰时暂不宜锻炼。

7. 出汗后注意保暖，切忌疲劳运动。

（二）评分标准

卧位呼吸康复操技术操作考核评分标准

科室：　　　　　　考核者姓名：　　　　　　分数：

项目	分值	技术操作要求	得分
仪表	5分	仪表端庄，着装整洁(2分)，去除尖锐物品，洗手，戴口罩(3分)	
操作前准备	评估 6分	病情及意识状况(1分)、肢体运动功能状况(1分)、各种管路固定情况(1分)、心理及认知水平(1分)、配合程度(1分)、呼吸困难指数及COPD综合评估(1分)	

续表

项目	分值	技术操作要求	得分
操作前准备	沟通2分	讲解卧位呼吸康复操的目的及方法,取得配合(2分)	
	环境2分	病床床闸制动状态,床面整洁,适合活动。病房安静宽敞明亮,温湿度适宜,空气清新,适宜操作(2分)	
操作过程	热身运动5分	颈部放松、腕关节放松、腰部放松、膝关节放松、脚踝放松(5分)	
	卧位呼吸康复操60分	肩关节伸展运动:吸气手臂上举90°再展开180°(3分),呼气手臂上举90°再放回身体两侧(3分)	
		躯干运动:双手抱头(3分),吸气抬躯干30°(3分),呼气回位(3分)	
		扩胸运动:双手抬高重叠于胸前(3分),吸气时屈肘扩胸(3分),呼气时双臂伸直扩胸后回位(3分)	
		抬臀运动:双腿屈膝(3分),吸气抬臀(3分),呼气回位(3分)	
		抬腿运动:吸气左腿抬高后外展45°(3分),呼气回位(3分);吸气右腿抬高后外展45°(3分),呼气回位(3分)	
		勾脚运动:双腿屈膝(3分),吸气左脚尖向上勾起(3分),呼气回位(3分);吸气右脚尖向上勾起(3分),呼气回位(3分)	
	放松5分	放松平静呼吸1min(5分)	
操作后	态度5分	态度和蔼(2分)、患者安全(3分)	
	行为5分	动作熟练(3分)、讲解、示范清楚(2分)	
提问	5分	掌握(5分)、部分掌握(3分)、未掌握(0分)	
总分	100分		

考官签字:　　　　　　　　　　　　　　　　　考核日期:　　　年　　　月　　　日

第八节　坐位呼吸康复操技术

(一) 操作规程

【目的】

1. 减轻呼吸困难程度。

2. 重建有效的呼吸模式。

3. 改善心肺功能,提高日常生活能力。

4. 提高患者机体免疫力,减少疾病急性加重发生。

【评估】

1. 患者

(1) 整体情况:呼吸困难指数、COPD 综合评估、肢体运动功能、生命体征、意识状况、认知水平、心理、自理能力、患者配合程度等。

(2) 局部情况:有无各种管路及固定情况等。

2. 环境

(1) 安全:训练的椅子稳定,高度适宜,椅面硬质,两侧无扶手,避免活动时碰撞。

(2) 病房:安静宽敞明亮,温湿度适宜,空气清新,适宜操作。

【准备】

1. 护士　着装整洁,去除尖锐物品,洗手,戴口罩。

2. 物品　适宜的椅子、宽松衣服。

3. 患者及照护者　了解操作目的、过程、注意事项及配合要点。

【操作步骤】

1. 热身运动　颈部放松、腕关节放松、腰部放松、膝关节放松、脚踝放松。呼吸训练——腹式呼吸和缩唇呼吸,取舒适体位,全身放松,双手分别放于腹部和胸部,经鼻吸气,缓慢放松腹部,使腹部逐渐隆起。口呈吹口哨状,缓慢呼气,呼气时腹部收紧,用手轻压腹部使膈肌上抬,将最大量的气体排出。训练时吸气与呼气比为 1:(2~3)。

2. 坐位呼吸康复操

(1) 端坐位颈部运动:吸气抬头同时伸直双腿,绷直脚尖,呼气回位;吸气头向左转同时伸直双腿,绷直脚尖,呼气回位;吸气头向右转同时伸直双腿,绷直脚尖,呼气回位。

(2) 双臂上举运动:双手置于身体两侧,吸气双臂上举,呼气回位。

(3) 肩胛内外旋运动:吸气肩胛向内旋转 2 次,呼气肩胛向外旋转 2 次。

(4) 侧躯运动:左手叉腰,右手臂展开 45°,吸气向左侧弯腰 2 次,呼气回位;右手叉腰,左手臂展开 45°,吸气向右侧弯腰 2 次,呼气回位。

(5) 抬腿运动:吸气抬左腿伸直同时绷直脚尖,呼气回位;吸气抬右腿伸直同时绷直脚尖,呼气回位。

(6) 抬腿外展运动:吸气抬左腿外展 45°,呼气回位;吸气抬右腿外展 45°,呼气回位。

(7) 踝泵运动:吸气左脚尖抬起,呼气左脚跟抬起后回位;吸气右脚尖抬起,呼气右脚跟抬起后回位。

3. 放松平静呼吸 1 分钟。

【注意事项】

1. 练习全程使用缩唇、腹式呼吸。

2. 每次按顺序做完,由慢到快,循序渐进,饭后 1~2 小时后进行,每次用 8~15 分钟完成。

3. 身体要自然放松,自行调节好呼吸力度,保持呼吸平稳,不要屏气、换气过度,以免造成头昏、眼花、胸闷等症状,强调心情舒畅愉悦,适可而止。

4. 注意用鼻吸气,用口呼气,锻炼过程中或锻炼后及时吸氧。

5. 呼吸康复操锻炼时要保证足够的营养摄入。

6. 当处于呼吸道感染急性期或合并心衰时暂不宜锻炼。

7. 出汗后注意保暖,切忌疲劳运动。

（二）评分标准

坐位呼吸康复操技术操作考核评分标准

科室：　　　　　　　　　　考核者姓名：　　　　　　　　　　　　　分数：

项目	分值	技术操作要求	得分
仪表	5分	仪表端庄、着装整洁(2分)，去除尖锐物品，洗手、戴口罩(3分)	
操作前准备	评估6分	病情及意识状况(1分)、肢体运动功能状况(1分)、各种管路固定情况(1分)、心理及认知水平(1分)、配合程度(1分)、呼吸困难指数及COPD综合评估(1分)	
	沟通2分	讲解坐位呼吸康复操的目的及方法，取得配合(2分)	
	环境2分	训练的椅子符合要求，病房安静宽敞明亮，温湿度适宜，空气清新，适宜操作(2分)	
操作过程	热身运动5分	颈部放松、腕关节放松、腰部放松、膝关节放松、脚踝放松(5分)	
	坐位呼吸康复操60分	端坐位颈部运动：吸气抬头同时伸直双腿，呼气回位(3分)；吸气头向左转同时伸直双腿，呼气回位(3分)；吸气头向右转同时伸直双腿，呼气回位(3分)	
		双臂上举运动：吸气双臂上举(3分)，呼气回位(2分)	
		肩胛内外旋运动：吸气肩胛向内旋转2次(2分)，呼气肩胛向外旋转2次(2分)	
		侧躯运动：左手叉腰(2分)，右手臂展开45°(2分)，吸气向左侧弯腰2次(2分)，呼气回位(2分)；右手叉腰(2分)，左手臂展开45°(2分)，吸气向右侧弯腰2次(2分)，呼气回位(2分)	
		抬腿运动：吸气抬左腿伸直同时脚尖绷直(3分)，呼气回位(2分)；吸气抬右腿伸直同时脚尖绷直(3分)，呼气回位(2分)	
		抬腿外展运动：吸气抬左腿外展45°(2分)，呼气回位(2分)；吸气抬右腿外展45°(2分)，呼气回位(2分)	
		踝泵运动：吸气左脚尖抬起(2分)，呼气左脚跟抬起后回位(2分)；吸气右脚尖抬起(2分)，呼气右脚跟抬起后回位(2分)	
	放松5分	放松平静呼吸1min(5分)	
操作后	态度5分	态度和蔼(2分)、患者安全(3分)	
	行为5分	动作熟练(3分)、讲解、示范清楚(2分)	
提问	5分	掌握(5分)、部分掌握(3分)、未掌握(0分)	
总分	100分		

考官签字：　　　　　　　　　　　　　　考核日期：　　　年　　月　　日

第九节　立位呼吸康复操技术

（一）操作规程

【目的】

1. 减轻呼吸困难程度。

2. 重建有效的呼吸模式。

3. 改善心肺功能,提高日常生活能力。

4. 提高患者机体免疫力,避免疾病急性加重发生。

【评估】

1. 患者

（1）整体情况:呼吸困难指数、慢性阻塞性肺疾病（COPD）病情综合评估、肢体运动功能、生命体征、意识状况、认知水平、心理、自理能力、患者配合程度等。

（2）局部情况:有无各种管路及固定情况等。

2. 环境

（1）安全:场地宽阔,适合活动。

（2）病房:安静宽敞明亮,温湿度适宜,空气清新,适宜操作。

【准备】

1. 护士　着装整洁,去除尖锐物品,洗手,戴口罩。

2. 物品　宽松衣服、舒适运动鞋。

3. 患者及照护者　了解操作目的、过程、注意事项及配合要点。

【操作步骤】

1. 热身运动　颈部放松、腕关节放松、腰部放松、膝关节放松、脚踝放松。呼吸训练——腹式呼吸和缩唇呼吸,取舒适体位,全身放松,双手分别放于腹部和胸部,经鼻吸气,缓慢放松腹部,使腹部逐渐隆起。口呈吹口哨状,缓慢呼气,呼气时腹部收紧,用手轻压腹部使膈肌上抬,将最大量的气体排出。训练时吸气与呼气比为 1:(2~3)。

2. 立位呼吸康复操

（1）颈部及双臂运动:展开双臂 180°同时吸气最大程度抬头,呼气回位;展开双臂 180°同时吸气最大程度头部向左转,呼气回位;展开双臂 180°同时吸气最大程度头部向右转,呼气回位。

（2）踏步扩胸运动:双腿持续踏步,双手抬高与地面平行重叠于胸前,吸气扩胸,呼气回位。

（3）转体运动:左脚向外跨一步,与肩同齐展开双臂 180°,吸气身体向左旋转,同时双臂向同侧上举,呼气回位;右脚向外跨一步,与肩同齐展开双臂 180°,吸气身体向右旋转,同时双臂向同侧上举,呼气回位。

（4）旋腰运动:左脚向外跨一步,身体向左旋转同时吸气屈肘扩胸,呼气展开双臂扩胸后回位;右脚向外跨一步,身体向右旋转同时吸气屈肘扩胸,呼气展开双臂扩胸后回位。

（5）侧躯运动:左脚向外跨一步,左手叉腰,右手臂展开 45°,吸气向左侧弯腰 2 次,呼气回位;右脚向外跨一步,右手叉腰,左手臂展开 45°,吸气向右侧弯腰 2 次,呼气回位。

（6）蹲起运动:左脚向外跨一步,双手叉腰,吸气向左侧转体 90°同时压腿,呼气回位;右脚向外跨一步,双手叉腰,吸气向右侧转体 90°同时压腿,呼气回位。

（7）脚踝运动:吸气脚跟抬起,呼气回位。

3. 放松平静呼吸 1 分钟。

【注意事项】

1. 练习时全程使用缩唇、腹式呼吸。

2. 每次按顺序做完,由慢到快,循序渐进,饭后 1~2 小时后进行,每次用 8~15 分钟完成。

3. 身体要自然放松,自行调节好呼吸力度,保持呼吸平稳,不要屏气、换气过度,以免造成头昏、眼花、胸闷等症状,强调心情舒畅愉悦,适可而止。

4. 注意用鼻吸气,用口呼气,锻炼过程中或锻炼后及时吸氧。

5. 呼吸康复操锻炼时要保证足够的营养摄入。

6. 当处于呼吸道感染急性期或合并心衰时暂不宜锻炼。

7. 出汗后注意保暖,切忌疲劳运动。

（二）评分标准

立位呼吸康复操技术操作考核评分标准

科室:　　　　　　　　　考核者姓名:　　　　　　　　　　　　　分数:

项目	分值	技术操作要求	得分
仪表	5 分	仪表端庄,着装整洁(2 分),去除尖锐物品,洗手,戴口罩(3 分)	
操作前准备	评估 6 分	病情及意识状况(1 分)、肢体运动功能状况(1 分)、各种管路固定情况(1 分)、心理及认知水平(1 分)、配合程度(1 分)、呼吸困难指数及 COPD 综合评估(1 分)	
	沟通 2 分	讲解立位呼吸康复操的目的及方法,取得配合(2 分)	
	环境 2 分	场地宽阔,适合活动。病房安静宽敞明亮,温湿度适宜,空气清新,适宜操作(2 分)	
操作过程	热身运动 5 分	颈部放松、腕关节放松、腰部放松、膝关节放松、脚踝放松(5 分)	
	立位呼吸康复操 60 分	颈部及双臂运动:展开双臂 180°同时吸气最大程度抬头,呼气回位(3 分);展开双臂 180°同时吸气最大程度头部向左转,呼气回位(3 分);展开双臂 180°同时吸气最大程度头部向右转,呼气回位(3 分)	
		踏步扩胸运动:双腿持续踏步(3 分),双手抬高与地面平行重叠于胸前,吸气扩胸(3 分),呼气回位(3 分)	
		转体运动:左脚向外跨一步(1 分),与肩同齐展开双臂 180°(1 分),吸气身体向左旋转(1 分),同时双臂向同侧上举(1 分),呼气回位(1 分);右脚向外跨一步(1 分),与肩同齐展开双臂 180°(1 分),吸气身体向右旋转(1 分),同时双臂向同侧上举(1 分),呼气回位(1 分)	

项目	分值	技术操作要求	得分
操作过程		旋腰运动:左脚向外跨一步(1分),身体向左旋转(1分),吸气屈肘扩胸(1分),呼气展开双臂扩胸后回位(2分),右脚向外跨一步(1分),身体向右旋转(1分),吸气屈肘扩胸(1分),呼气展开双臂扩胸后回位(2分)	
		侧躯运动:左脚向外跨一步(1分),左手叉腰(1分),右手臂展开45°(1分),吸气向左侧弯腰2次(1分),呼气回位(1分);右脚向外跨一步(1分),右手叉腰(1分),左手臂展开45°(1分),吸气向右侧弯腰2次(1分),呼气回位(1分)	
		蹲起运动:左脚向外跨一步(1分),双手叉腰(1分),吸气向左侧转体90°同时压腿(2分),呼气回位(1分);右脚向外跨一步(1分),双手叉腰(1分),吸气向右侧转体90°同时压腿(2分),呼气回位(1分)	
		脚踝运动:吸气脚跟抬起(1分),呼气回位(1分)	
	放松 5分	放松平静呼吸 1min(5分)	
操作后	态度 5分	态度和蔼(2分)、患者安全(3分)	
	行为 5分	动作熟练(3分)、讲解、示范清楚(2分)	
提问	5分	掌握(5分)、部分掌握(3分)、未掌握(0分)	
总分	100分		

考官签字： 考核日期： 年 月 日

第十节 胰岛素泵植入技术

(一) 操作规程

【目的】

1. 有效地控制血糖,使患者血糖水平达到或接近生理水平,防止或延缓糖尿病慢性并发症的发生,减轻症状。

2. 降低低血糖发生的风险,根据血糖规律、患者个体情况,灵活设置,最大程度满足患者个体化需求。

3. 提高生活质量,减少多次皮下注射胰岛素给糖尿病患者带来的不便和痛苦,提高患者自我管理血糖的能力;减轻糖尿病患者的心理负担。

【评估】

1. 患者

(1) 整体情况:病情及意识状况、血糖情况、皮肤情况、心理及认知水平、配合程度、自理能力、肢体活动。

（2）局部情况：植入部位皮肤完好无破损，无瘢痕，穿刺点无异常等。

2. 环境

（1）安全：病床床闸制动状态，床挡完好。

（2）病房：安静宽敞明亮，温湿度适宜，空气清新，适宜操作。

【准备】

1. 护士　着装整洁，洗手，戴口罩。

2. 物品　治疗车上层：胰岛素泵、助针器、棉签、乙醇、胰岛素、胰岛素泵管路、洗手液、治疗卡；下层：锐器盒、污物桶。

3. 患者及照护者　了解操作目的、过程、注意事项及配合要点。

【操作步骤】

1. 七步洗手法、戴口罩。

2. 检查胰岛素泵性能、时间正确、马达复位；助针器性能良好，检查助针器边缘光滑。

3. 检查棉签、乙醇、胰岛素泵管路均在有效期之内。

4. 胰岛素常温下复温 30 分钟，检查药名、剂量、有效期，检查瓶身，对光倒置检查药液质量。

5. 遵医嘱设置基础率，马达复位。

6. 正确安装胰岛素、排气。

7. 携用物至患者床旁，核对，向患者解释操作的目的，取得合作。

8. 协助患者取合适体位，如病情允许最好取平卧位。

9. 植入部位距离脐周 5cm 外，避开瘢痕、腰带处、弯腰处，安全带覆盖处，穿刺点无异常。

10. 乙醇消毒两次待干。

11. 将针头底座安装助针器，确认底座固定在助针器内，撕下胶贴，将助针器手柄下拉，旋转取下针头保护帽及贴敷。

12. 再次核对，一手绷紧皮肤，一手将助针器轻放于患者穿刺部位，管路向外，嘱患者屏气，同时按下两侧白色按钮，至针完全进入皮下后，取下助针器，拔去钢针，写明日期、时间、工号。

13. 再次核对，进行定量充盈，告知患者带泵期间注意事项。

14. 协助患者取舒适体位，整理用物，放置呼叫器于易取处。

15. 洗手，摘口罩，向患者做健康教育，感谢患者配合。

【注意事项】

1. 基础率设置，必须是双人核对。

2. 植入部位首选腹部，其次可依次选择上臂、大腿外侧、后腰臀部等，妊娠中晚期的患者慎选腹部，可换为大腿外侧和髂骨上方或者上臂外侧。

3. 胰岛素在 2~8℃冰箱取出应复温 30 分钟。

4. 定量充盈　根据不同管路进行充盈。6mm 直插软针——0.3U，9mm 直插软针——0.5U，13mm 斜插软针——0.7U，17mm 斜插软针——0.7U。

5. 注意观察管路有无阻塞、脱出及皮肤有无红肿，管路一般可保留 3~5 天。

（二）评分标准

胰岛素泵植入技术操作考核评分标准

科室： 考核者姓名： 分数：

项目	分值	技术操作要求	得分
仪表	5分	仪表端庄、着装整洁(2分)、洗手、戴口罩(3分)	
操作前准备	评估 5分	病情及意识状况(1分)、血糖情况(1分)、皮肤情况(1分)、心理及认知水平(1分)、配合程度(1分)	
	沟通 2分	讲解胰岛素泵安装的目的及方法，取得配合(2分)	
	用物 3分	胰岛素泵、储药器、输注管路、助针器、胰岛素、乙醇、棉签、手消、治疗卡、利器盒、胰岛素泵标识(3分)	
操作过程	治疗室内操作 25分	检查胰岛素泵性能；时间正确、马达复位、遵医嘱设置基础率(10分)	
		助针器性能良好，检查助针器边缘光滑(5分)	
		胰岛素常温下复温30min在有效期内，液体无破损，无浑浊(5分)	
		抽取胰岛素，分离胰岛素和储药器，连接管路，将储药器放于视窗内，可见储药器剂量，储药器与电池槽平行，手指轻弹排出空气(5分)	
	床旁操作 45分	携用物至患者床旁，核对，患者解释操作的目的，取得合作(5分)	
		协助患者取合适体位(5分)	
		植入部位距离脐周5cm以外，避开瘢痕、腰带处，穿刺点无异常(5分)	
		乙醇消毒两次待干(5分)	
		将针头底座植入助针器，确认底座固定在助针器内，撕下胶贴，将助针器手柄下拉，旋转取下针头保护帽(10分)	
		将助针器轻放于患者穿刺部位，管路向外，嘱患者屏气，同时按下两侧白色按钮，取下助针器，写明日期、时间、工号(15分)	
操作后	态度 5分	态度和蔼(1分)、人文关怀(1分)、保护隐私(3分)	
	行为 5分	动作熟练(3分)、物品整理妥当(2分)	
提问	5分	掌握(5分)、部分掌握(3分)、未掌握(0分)	
总分	100分		

考官签字： 考核日期： 年 月 日

第十一节 动态血糖监测植入技术

（一）操作规程

【目的】

1. 记录患者连续、全面、可靠的全天血糖信息，了解血糖波动的趋势。

2. 发现患者不易被传统监测方法所监测的高血糖和无症状低血糖。

3. 指导医生根据监测结果为患者制订个体化治疗方案,使患者更加明确进餐、锻炼等日常活动对血糖的影响,更好地进行自我监测,及时改善生活方式。

【评估】

1. 患者

(1) 整体情况:病情及意识状况、血糖情况、皮肤情况、心理及认知水平、配合程度、自理能力、肢体活动。

(2) 局部情况:植入部位皮肤完好无破损,无瘢痕,穿刺点无异常等。

2. 环境

(1) 安全:病床床闸制动状态,床挡完好。

(2) 病房:安静宽敞明亮,温湿度适宜,空气清新,适宜操作。

【准备】

1. 护士　着装整洁,洗手,戴口罩。

2. 物品　治疗车上层:探头、发送器、助针器、透明敷料、乙醇、棉签、手消、治疗卡、胰岛素泵标识;下层:锐器盒、污物桶。

3. 患者及照护者　了解操作目的、过程、注意事项及配合要点。

【操作步骤】

1. 七步洗手法、戴口罩。

2. 检查发送器性能,电量是否充足;助针器性能良好,检查助针器边缘光滑。

3. 检查棉签、乙醇、探头是否在有效期之内。

4. 探头常温下复温 30 分钟,检查有效期,包装有无漏气、破损。

5. 携用物至患者床旁,核对患者床号、姓名,向患者解释操作目的,取得配合。

6. 协助患者取合适体位,如病情允许最好取平卧位。

7. 植入部位距离脐周 7.5cm 外,避开瘢痕、腰带处、弯腰处,安全带覆盖处,穿刺点无异常。

8. 乙醇消毒两次待干。

9. 打开探头安装到助针器,黑色胶圈全部嵌入。

10. 再次核对,一手绷紧皮肤,一手将助针器轻放于皮肤上呈 45°~60°,嘱患者屏气,同时按下助针器末端的白色按钮,至针完全进入皮下后,取下助针器,拔去钢针,连接探头与发送器,可见发送器闪烁绿灯 6 下,写明日期、时间、工号。

11. 再次核对,告知患者带血糖监测期间注意事项。

12. 协助患者取舒适体位,整理用物,放置呼叫器于易取处。

13. 洗手,摘口罩,向患者做健康教育,感谢患者配合。

【注意事项】

1. 发送器闪烁绿灯 6 下表示连接成功。

2. 植入部位首选腹部,妊娠中晚期的患者选上臂外侧。

3. 探头在 2~8℃冰箱取出应复温 30 分钟。

4. 注意观察探头有无脱出、出血及皮肤有无红肿,一般可保留 3~5 天。

(二)评分标准

动态血糖监测植入技术操作考核评分标准

科室：　　　　　　　　　　考核者姓名：　　　　　　　　　　　　　分数：

项目	分值	技术操作要求	得分
仪表	5分	仪表端庄,着装整洁(2分),洗手,戴口罩(3分)	
操作前准备	评估 5分	病情及意识状况(1分)、血糖情况(1分),皮肤情况(1分),心理及认知水平(1分),配合程度(1分)	
	沟通 2分	讲解动态血糖监测安装的目的及方法,取得配合(2分)	
	用物 3分	探头、发送器、助针器、透明敷料、乙醇、棉签、手消、治疗卡、利器盒、胰岛素泵标识(3分)	
操作前过程	治疗室内操作 20分	检查发送器性能,电量是否充足;探头是否在有效期之内(10分)	
		助针器性能良好,检查助针器边缘光滑(5分)	
		探头常温下复温30min(5分)	
	床旁操作 50分	携用物至患者床旁,核对患者床号、姓名,向患者解释操作的目的,取得合作,协助患者取合适体位(5分)	
		植入部位距离脐周7.5cm以外,避开瘢痕、腰带处,穿刺点无异常(5分)	
		打开探头安装到助针器,黑色胶圈全部嵌入(5分)	
		乙醇消毒两次待干(5分)	
		将针头底座植入助针器,确认底座固定在助针器内,撕下胶贴,将助针器手柄下拉,旋转取下针头保护帽(15分)	
		将助针器轻放于患者穿刺部位,管路向外,嘱患者屏气,同时按下两侧白色按钮,取下助针器,写明日期、时间、工号,定量充盈(15分)	
操作后	态度 5分	态度和蔼(1分)、人文关怀(1分)、保护隐私(3分)	
	行为 5分	动作熟练(3分)、物品整理妥当(2分)	
提问	5分	掌握(5分)、部分掌握(3分)、未掌握(0分)	
总分	100分		

考官签字：　　　　　　　　　　　　　　　考核日期：　　　年　　月　　日

第十二节　软组织贴扎技术

(一)操作规程

【目的】

1. 保护肌肉骨骼系统,支撑及稳定肌肉与关节。

2. 减轻水肿、改善循环、减少局部炎症反应,减轻疼痛、改善感觉输入及促进软组织功能活动。

3. 促进运动功能或其他特定治疗目的等。

【评估】

1. 患者

(1) 整体情况:病情、过敏史、意识状况、肢体活动、心理认知水平等。

(2) 局部情况:局部疼痛及肿胀情况、肌力、肌张力、关节活动度、感觉输入、运动及姿势控制能力等。

2. 环境

(1) 安全:病床床闸制动状态,床挡完好,床头椅扶手完好。

(2) 病房:安静宽敞明亮,温湿度适宜,空气清新,适宜操作。

【准备】

1. 护士　着装整洁,去除尖锐物品,洗手,戴口罩。

2. 物品　肌内效专用贴布、专用剪刀、消毒乙醇棉球。

3. 患者及照护者　了解操作目的、过程、注意事项及配合要点。患者暴露贴扎部位,避免皮肤潮湿或涂抹油性物质。如贴扎部位毛发过多应剔除毛发。用乙醇棉球擦拭贴扎部位,待完全挥发后再行贴扎。

【操作步骤】

肌内效贴在肩关节半脱位中的应用。

1. 体位:肩关节内收、内旋。

2. 比量合适长度的贴布,裁取成I形。

3. 将I形贴布的锚固定于肩胛上角内侧。

4. 以自然拉力或中度拉力沿冈上窝经肱骨大结节,并延展至三角肌粗隆。

5. 取另一条I形贴布将锚部分重叠于上一贴布,进行螺旋贴扎。

6. 以自然拉力将尾从肩胛上角内侧沿肩峰上方,向前包绕肩关节,并螺旋向患肢远端环绕,延展于上臂中下段。

7. 适当按压固定。

8. 告知患者(家属)肌内效贴的注意事项,指导正确养护知识,鼓励积极参与康复训练。

9. 记录贴扎前疼痛、水肿、肌力、肌张力及循环情况,注意贴扎后的反应。

【注意事项】

1. 肌内效贴单次贴扎最长可达5天,一般持续贴扎1~3天。贴布过久裸露在外或出汗过多时,均应适当缩短更换的周期。

2. 出汗容易导致凝胶变性和脱胶,故大量出汗后应及时更换贴布。不建议在使用贴布时高温沐浴过久或用电吹风等过热机器烘烤。

3. 若贴布端翘起,可将翘起部分剪除,并将尾端裁剪成圆形,重新与皮肤贴合。

(二) 评分标准

软组织贴扎技术操作考核评分标准

科室：　　　　　　　　　考核者姓名：　　　　　　　　　　　分数：

项目	分值	技术操作要求	得分
仪表	5分	仪表端庄、着装整洁(2分)，去除尖锐物品、洗手、戴口罩(3分)	
操作前准备	评估 5分	病情、过敏史、意识状况、肢体活动、心理认知水平等(2分)，局部疼痛及肿胀情况、肌力、肌张力、关节活动度、感觉输入、运动及姿势控制能力等(3分)	
	沟通 2分	讲解软组织贴扎技术目的及方法，取得配合(2分)	
	用物 3分	肌内效专用贴布(1分)、专用剪刀(1分)、消毒乙醇棉球(1分)	
操作过程	体位 5分	患者取坐位(2分)，协助患者肩关节内收、内旋(3分)	
	裁剪 5分	比量合适长度的贴布，裁取成I形(5分)	
	肌肉贴扎 15分	将I形贴布的锚固定于肩胛上角内侧(5分)，以自然拉力或中度拉力沿冈上窝经肱骨大结节(5分)，延展至三角肌粗隆(5分)	
	感觉输入贴扎 20分	取另一条I形贴布将锚部分重叠于上一贴布(5分)，以自然拉力将尾从肩胛上角内侧沿肩峰上方(5分)，向前包绕肩关节，并螺旋向患肢远端环绕(5分)，延展于上臂中下段(5分)	
	固定 2分	适当按压固定(2分)	
	整理 5分	协助患者穿衣(3分)，整理床单位，洗手(2分)	
	指导要点 10分	告知患者(家属)肌内效贴的注意事项(5分)，鼓励积极参与康复训练(5分)	
	记录 8分	记录贴扎前疼痛(1分)、水肿(1分)、肌力(1分)、肌张力(1分)及循环情况(1分)，注意贴扎后的反应(3分)	
操作后	态度 5分	态度和蔼(1分)、人文关怀(1分)、保护隐私(3分)	
	行为 5分	动作熟练(3分)、物品整理妥当(2分)	
提问	5分	掌握(5分)、部分掌握(3分)、未掌握(0分)	
总分	100分		

考官签字：　　　　　　　　　　　　　　　　考核日期：　　　年　　　月　　　日

第七章 中医康复护理技术操作规程及评分标准

第一节 耳穴贴压技术

（一）操作规程

【目的】

1. 解除或缓解各种急、慢性疾病的临床症状。

2. 通过疏通经络，调整脏腑气血功能，促进机体的阴阳平衡，达到防病治病的目的。

【评估】

1. 患者

（1）整体情况：患者体质及对疼痛的耐受程度、主要症状、既往史、日常生活自理能力、认知及心理状况、文化程度、肢体活动情况、患者配合程度及有无对胶布、药物等过敏情况。女性患者还需评估是否妊娠。

（2）局部情况：耳部皮肤情况。

2. 环境

（1）安全：病床床闸制动状态，床挡完好；乘坐轮椅者检查轮椅处于制动状态。

（2）病房：安静宽敞明亮，温湿度适宜，空气清新，适宜操作。

【准备】

1. 护士 着装整洁，去除尖锐物品，洗手，戴口罩。

2. 物品 治疗盘、王不留行籽或莱菔子等丸状物、胶布、75% 乙醇、棉签、探棒、止血钳或镊子、弯盘、污物碗，必要时可备耳穴模型。

3. 患者及照护者 了解操作目的、过程、注意事项及配合要点。

【操作步骤】

1. 核对医嘱，评估患者，做好解释。

2. 备齐用物，携至床旁。

3. 协助患者取合理、舒适体位，偏瘫患者取良肢位，截瘫患者取功能位。

4. 遵照医嘱探查耳穴敏感点，确定贴压部位。

5. 75% 乙醇自上而下、由内到外、从前到后消毒耳部皮肤。

6. 选用质硬而光滑的王不留行籽或莱菔子等丸状物黏附在 0.7cm×0.7cm 大小的胶布中央,用止血钳或镊子夹住,贴敷于选好耳穴的部位上,并给予适当按压(揉),使患者有酸、麻、胀、痛的感觉,即"得气"。

7. 观察患者局部皮肤,询问有无不适感。

8. 常用按压手法

(1) 对压法:用示指和拇指的指腹置于患者耳郭的正面和背面,相对按压,至出现热、麻、胀、痛等感觉,示指和拇指可边压边左右移动,或做圆形移动,一旦找到敏感点,则持续对压 20~30 秒。

(2) 直压法:用指尖垂直按压耳穴,至患者产生胀痛感,持续按压 20~30 秒,间隔少许,重复按压,每次按压 3~5 分钟。

(3) 点压法:用指尖一压一松地按压耳穴,每次间隔 0.5 秒。本法以患者感到胀而略沉重刺痛为宜,用力不宜过重。一般每次每穴可按压 27 下,具体可视病情而定。

9. 操作完毕,安排舒适体位,整理床单位。

【注意事项】

1. 耳郭局部有炎症、冻疮或表面皮肤有溃破者、有习惯性流产史的孕妇不宜施行。

2. 耳穴贴压每次选择一侧耳穴,双侧耳穴轮流使用。夏季易出汗,留置 1~3 天,冬季留置 3~7 天。

3. 观察患者耳部皮肤情况,留置期间应防止胶布脱落或污染;对普通胶布过敏者改用脱敏胶布。

4. 患者侧卧位耳部感觉不适时,可适当调整。

5. 操作过程中根据患者病情保持良肢位或功能位,定时给予翻身,乘坐轮椅时定时给予臀部减压。

6. 言语功能障碍的患者在操作过程中如有不适可用手势或眼神示意。

7. 操作中密切观察肢体感觉障碍的患者,发现问题立即停止操作,及时处理。

8. 意识障碍或认知障碍的患者,由照护者按要求协助完成耳穴贴。

(二) 评分标准

耳穴贴压技术操作考核评分标准

科室:　　　　　　　　　考核者姓名:　　　　　　　　　　　　　　　分数:

项目	分值	技术操作要求	得分
仪表	5 分	仪表端庄(2 分),服装整洁(3 分)	
操作前准备	评估5 分	患者年龄、病情及意识状况(1 分)、外耳皮肤清洁无红肿、水疱、硬结及破损(1 分),疼痛及各种管路固定情况(1 分),心理及认知水平(1 分),配合程度(1 分)	
	沟通2 分	讲解耳穴压豆技术的目的及方法,取得配合(2 分)	
	用物3 分	治疗盘、镊子(0.5 分),弯盘、污物碗(0.5 分),探针(0.5 分),棉签(0.5 分),乙醇(0.5 分),耳豆板、耳膜(0.5 分)	

续表

项目	分值	技术操作要求	得分
操作过程	准备 10分	洗手、戴口罩(2分),携用物至床旁(1分),核对患者床号、姓名、腕带、床头卡(2分)	
		协助患者取舒适体位,偏瘫患者取良肢位,截瘫患者取功能位,充分暴露耳部(5分)	
	埋豆 45分	操作者一手持耳轮后上方,另一手持探针由上而下在选区内找敏感点(5分)	
		消毒方法:使用乙醇自上而下、由内到外、从前到后消毒皮肤,待干(5分)	
		埋豆:将王不留行籽贴于所选穴位上(10分),并用示指指腹按压(5分)	
		一边按压一边询问患者有无酸、麻、胀、痛等"得气"感(5分),提醒语言沟通障碍患者如有不适可手势或眼神示意,并根据患者反应及时调整或停止操作,以防意外(5分)	
		合理安排患者体位,告知相关注意事项:教会患者或家属按压的方法,按压方法,疼痛难忍或药贴脱落及时通知护士(7分),根据需要留籽2~3d(3分)	
	撤豆 15分	撤豆:撤除胶布和王不留行籽(3分),观察局部皮肤有无红肿、破损,并及时给予处理(4分)	
		协助患者整理衣服并取舒适体位(3分),整理床单位(2分)	
		操作完毕,清理用物(2分),洗手、记录(1分)	
操作后	态度 5分	态度和蔼(1分)、人文关怀(1分)、保护隐私(3分)	
	行为 5分	动作熟练(3分)、物品整理妥当(2分)	
提问	5分	掌握(5分)、部分掌握(3分)、未掌握(0分)	
总分	100分		

考官签字:　　　　　　　　　　　　　　考核日期:　　　年　　月　　日

第二节　穴位贴敷技术

(一) 操作规程

【目的】

1. 通过局部刺激,疏通腠理,活血行气消瘀。

2. 止咳平喘,宣肺理气。

3. 平肝降压,提脓去腐。

【评估】

1. 患者

(1) 整体情况:患者主要症状、既往史、药物及敷料过敏史、是否妊娠、日常生活自理能力、认知及心理状况、文化程度、肢体活动情况、患者配合程度等。

(2) 局部情况：敷药部位的皮肤情况、有无各种管路及固定情况等。

2. 环境

(1) 安全：病床床闸制动状态，床挡完好。

(2) 病房：安静宽敞明亮，温湿度适宜，空气清新，适宜操作。

【准备】

1. 护士　着装整洁，去除尖锐物品，洗手，戴口罩。

2. 物品　治疗盘、穴位贴、生理盐水棉球，必要时备屏风，根据季节准备保暖用品。

3. 患者及照护者　了解操作目的、过程、注意事项及配合要点。

【操作步骤】

1. 备齐用物，携至床旁，做好解释，核对医嘱。

2. 协助患者取合适体位，偏瘫患者取良肢位，截瘫患者取功能位，暴露贴药部位，注意保暖。

3. 用75%乙醇棉签在穴位贴敷的部位消毒，遵医嘱取穴、定位，将穴位贴准确贴于穴位处。

4. 操作完毕，协助患者穿衣，整理床单位，安置舒适体位。

5. 整理用物，做好记录并签字。

【注意事项】

1. 充分暴露贴敷部位，同时注意保暖并保护隐私。

2. 观察局部及全身情况，若出现红疹、瘙痒、水疱等过敏现象，停止使用，立即报告医师，遵医嘱予以处理。

3. 贴敷期间，应避免食用寒凉、过咸的食物，避免烟、酒、海鲜、辛辣及牛羊肉等食物。

4. 留置约4~6小时，协助患者取下穴位贴，清洁并擦干皮肤并观察皮肤情况。

5. 对于残留在皮肤上的药物不宜采用肥皂或刺激性物品擦洗。

6. 敷贴部位应交替使用，不宜单个部位连续敷贴。

7. 操作过程中根据患者病情保持良肢位或功能位，定时给予翻身。

8. 言语功能障碍的患者在操作过程中如有不适可手势或眼神示意。

9. 操作中密切观察肢体感觉功能障碍的患者，发现问题立即停止操作，及时处理。

(二) 评分标准

穴位贴敷技术操作考核评分标准

科室：　　　　　　　考核者姓名：　　　　　　　　　　　　分数：

项目	分值	技术操作要求	得分
仪表	5分	仪表端庄(2分)，服装整洁(3分)	
操作前准备	评估5分	患者年龄、病情及意识状况(1分)、穴位处皮肤清洁无红肿、水疱及硬结(1分)，疼痛及各种管路固定情况(1分)，心理及认知水平(1分)，配合程度(1分)	
	沟通2分	讲解穴位贴敷的目的及方法，取得配合(2分)	
	用物3分	穴位贴(1分)，治疗盘(0.5分)，生理盐水棉球(1分)，必要时备屏风(0.5分)	

续表

项目	分值	技术操作要求	得分
操作过程	准备20分	洗手、戴口罩(2分),携用物至床旁(1分),核对患者床号、姓名、腕带、床头卡(2分)	
		关闭门窗(2分),协助患者取舒适体位,偏瘫患者取良肢位,截瘫患者取功能位(3分)	
		充分暴露治疗部位(8分),必要时屏风遮挡(2分)	
	留贴30分	核对穴位贴敷部位(10分)	
		清洁局部皮肤,观察局部皮肤情况(5分),将穴位贴贴压在穴位上(5分)	
		留贴观察,有无滑脱、局部皮肤皮疹现象(5分),随时询问患者感受,提醒言语功能障碍患者如有不适可手势或眼神示意,并根据患者反应及时调整或停止操作,以防意外(5分)	
	取贴20分	留置约4~6小时,协助患者取下敷贴(5分),清洁并擦干皮肤并观察皮肤情况(5分)	
		协助患者整理衣服并取舒适体位(4分),整理床单位(3分)	
		操作完毕,清理用物(2分),洗手、记录(1分)	
操作后	态度5分	态度和蔼(1分)、人文关怀(1分)、保护隐私(3分)	
	行为5分	动作熟练(3分)、物品整理妥当(2分)	
提问	5分	掌握(5分)、部分掌握(3分)、未掌握(0分)	
总分	100分		

考官签字：　　　　　　　　　　　　　　　　　　考核日期：　　　年　　月　　日

第三节　刮　痧　技　术

(一) 操作规程

【目的】

1. 缓解或解除外感时邪所致高热头痛、恶心呕吐、腹痛腹泻等症状。

2. 使脏腑秽浊之气通达于外,促使周身气血流畅,达到治疗疾病的目的。

【评估】

1. 患者

(1) 整体情况:患者体质及对疼痛的耐受程度、当前主要症状、临床表现、心理状况及既往史、过敏史、出血性疾病,日常生活自理能力、认知及心理状况、文化程度、肢体活动情况、刮痧部位皮肤情况、患者配合程度及对刮痧操作的接受程度。女性患者评估是否妊娠或月经期。

(2) 局部情况:刮痧部位的皮肤情况、有无各种管路及固定情况等。

2. 环境

(1) 安全:病床床闸制动状态,床挡完好。

(2) 病房:安静宽敞明亮,温湿度适宜,空气清新,适宜操作。

【准备】

1. 护士　着装整洁,去除尖锐物品,洗手,戴口罩。

2. 物品　治疗盘、刮具(牛角刮板、瓷匙等)、介质(刮痧油、清水、润肤乳等),纱布,必要时备浴巾、屏风等物,根据季节准备保暖用品。

3. 患者及照护者　了解操作目的、过程、注意事项及配合要点。

【操作步骤】

1. 备齐用物,携至床旁,做好解释,核对医嘱。

2. 协助患者取合理体位,偏瘫患者取良肢位,截瘫患者取功能位,暴露刮痧部位,注意保暖。

3. 遵医嘱确定刮痧部位。

4. 检查刮具边缘是否光滑、有无缺损,以免划破皮肤。

5. 刮治过程中,用力均匀,蘸取适量介质均匀涂抹于刮痧部位,在确定的刮痧部位从上至下、从左到右、方向单一刮擦,(刮治禁用暴力),皮肤呈现出红、紫色痧点为宜。

6. 询问患者有无不适,观察病情及局部皮肤颜色变化,调节手法力度。

7. 刮痧完毕,清洁局部皮肤后,协助患者穿衣,安置舒适卧位。

8. 清理用物,做好记录并签字。

【注意事项】

1. 保持空气新鲜,以防复感风寒而加重病情。

2. 操作中用力要均匀,勿损伤皮肤。

3. 刮痧过程中要随时观察病情变化,发现异常,立即停刮,报告医师,配合处理。

4. 刮痧后嘱患者保持情绪安定,饮食宜清淡,忌食生冷油腻之品。

5. 使用过的刮具,应消毒后备用。

6. 操作过程中根据患者病情保持良肢位或功能位,定时给予翻身。

7. 言语功能障碍的患者在操作过程中如有不适可手势或眼神示意。

8. 操作中密切观察肢体感觉功能障碍的患者,发现问题立即停止操作,及时处理。

(二) 评分标准

刮痧技术操作考核评分标准

科室:　　　　　　　　　　考核者姓名:　　　　　　　　　　分数:

项目	分值	技术操作要求	得分
仪表	5分	仪表端庄(2分),服装整洁(3分)	
操作前准备	评估 5分	患者年龄、病情及意识状况(1分)、体质及刮痧部位皮肤情况(1分),疼痛及各种管路固定情况(1分),心理及认知水平(1分),配合程度(1分)	
	沟通 2分	讲解刮痧的目的及方法,取得配合(2分)	
	用物 3分	刮具(边缘光滑、无缺损)(1分),纱布2~3块(0.5分),介质(1分),必要时备浴巾、屏风等(0.5分)	

续表

项目	分值	技术操作要求	得分
操作过程	准备10分	洗手、戴口罩(2分),携用物至床旁(1分),核对患者床号、姓名、腕带、床头卡(2分)	
		关闭门窗(2分),协助患者取舒适体位,偏瘫患者取良肢位,截瘫患者取功能位(3分)	
	刮痧45分	根据病情或医嘱确定刮痧部位(3分),充分暴露刮痧部位(3分),注意保暖(2分),必要时遮挡患者(2分)	
		手持刮具或瓷匙(2分),蘸取适量介质均匀涂抹于刮痧部位(2分),在选定的刮痧部位由内而外、自上而下单一方向刮擦皮肤(4分);每一部位刮20~30次,局部刮痧5~10分钟,刮治禁用暴力(2分)	
		刮痧顺序:先头面后手足(2.5分),先腰背后胸腹(2.5分);先上肢后下肢(2.5分),先内侧后外侧(2.5分)	
		刮痧过程中应保持刮痧板的湿润,感到干涩时(4分),要及时蘸取润滑剂再刮(2分),直至皮下呈现红色或紫红色痧痕为度,不可强求出痧(4分)	
		在刮治过程中,随时询问患者感受,并观察局部皮肤情况(3分),提醒言语功能障碍患者如有不适可手势或眼神示意,并根据患者反应及时调整手法的力度(2分)	
	刮毕15分	刮毕,用纱布清洁局部皮肤并检查皮肤情况(4分),用手掌按摩肩部(3分)	
		协助患者整理衣服并取舒适体位(3分),整理床单位(2分)	
		操作完毕,清理用物(2分),洗手、记录(1分)	
操作后	态度5分	态度和蔼(1分)、人文关怀(1分)、保护隐私(3分)	
	行为5分	动作熟练(3分)、物品整理妥当(2分)	
提问	5分	掌握(5分)、部分掌握(3分)、未掌握(0分)	
总分	100分		

考官签字:　　　　　　　　　　　　　　　　考核日期:　　　年　　月　　日

第四节　拔　罐　技　术

(一) 操作规程

【目的】

1. 通经活络,缓解肌肉疲劳,治疗多种病症(手腕屈伸不利,肌肉、关节疼痛,足内翻、足外翻,口眼歪斜等)。

2. 促进血液循环,调节人体新陈代谢。

3. 消肿止痛、祛风散寒。

【评估】

1. 患者

(1) 整体情况:患者体质及对疼痛的耐受程度、主要症状、既往史、过敏史、日常生活自理能力、认知及心理状况、文化程度、肢体活动情况、患者配合程度及对拔罐操作的接受程度。女性患者还需要评估是否妊娠或月经期。

(2) 局部情况:拔罐部位的皮肤情况、有无各种管路及固定情况等。

2. 环境

(1) 安全:病床床闸制动状态,床挡完好。

(2) 病房:安静宽敞明亮,温湿度适宜,空气清新,适宜操作。

【准备】

1. 护士　着装整洁,去除尖锐物品,洗手,戴口罩。

2. 物品　治疗盘、罐(包括玻璃罐、陶罐、竹罐、抽气罐等)、润滑剂、止血钳、95% 乙醇棉球、打火机、小口瓶、清洁纱布或自备毛巾,根据季节准备保暖用品。

3. 患者及照护者　了解操作目的、过程、注意事项及配合要点。

【操作步骤】

1. 核对医嘱,根据拔罐部位选择火罐的大小及数量,检查罐口周围是否光滑,有无缺损裂痕。排空大小便,做好解释。

2. 备齐用物,携至床旁。

3. 协助患者取合理、舒适体位,偏瘫患者取良肢位,截瘫患者取功能位。

4. 充分暴露拔罐部位,注意保护隐私及保暖。

5. 用止血钳夹住干湿适宜的乙醇棉球,点燃后在罐内中下段环绕,勿烧罐口,稳、准、快速地将罐体吸附在选定部位上。

6. 观察罐体吸附情况和皮肤颜色,询问有无不适感。

7. 起罐时,左手轻按罐具,向左倾斜,右手示指或拇指按住罐口右侧皮肤,使罐口与皮肤之间形成空隙,空气进入罐内,顺势将罐取下,不可硬行上提或旋转提拔。

【注意事项】

1. 拔罐时要选择适当的体位和肌肉丰满的部位。若体位不当或有所移动,及骨骼凸凹不平、拔罐处毛发较多的部位,均不可用。

2. 拔罐时要根据所拔部位的面积大小而选择大小适宜的罐。操作时必须迅速,才能使罐紧贴皮肤,吸附有力。

3. 用火罐时应注意勿灼伤或烫伤皮肤。若烫伤或留罐时间太长导致皮肤起水疱时,小水疱无须处理,无菌纱布覆盖,防止擦破即可。水疱较大时,消毒局部皮肤后,用无菌注射器抽取水疱内液体,涂抹药物,用无菌纱布包敷,以防感染。

4. 皮肤有过敏、溃疡、水肿者及大血管分布部位,不宜拔罐。高热抽搐者以及孕妇的腹部、腰骶部,不宜拔罐。

5. 操作过程中根据患者病情保持良肢位或功能位,定时给予翻身。

6. 言语功能障碍的患者在操作过程中如有不适可手势或眼神示意。

7. 操作中密切观察肢体感觉功能障碍的患者,发现问题立即停止操作,及时处理。

（二）评分标准

拔罐技术操作考核评分标准

科室：　　　　　　　　考核者姓名：　　　　　　　　　　　　分数：

项目	分值	技术操作要求	得分
仪表	5分	仪表端庄(2分)，服装整洁(3分)	
操作前准备	评估 5分	患者年龄、病情及意识状况(1分)、拔罐处皮肤清洁无红肿、水疱及硬结(1分)、疼痛及各种管路固定情况(1)分)、心理及认知水平(1分)、配合程度(1分)	
	沟通 2分	讲解拔罐技术的目的及方法，取得配合(2分)	
	用物 3分	治疗盘、火罐(0.5分)，止血钳、95%乙醇棉球(0.5分)，打火机(0.5分)，小口瓶(0.5分)，纱布(0.5分)，润滑剂(0.5分)	
操作过程	准备 10分	洗手、戴口罩(2分)，携用物至床旁(1分)，核对患者床号、姓名、腕带、床头卡(2分)	
		关闭门窗(2分)，协助患者取舒适体位，偏瘫患者取良肢位，截瘫患者取功能位(3分)	
	留罐 45分	根据病情或医嘱确定拔罐部位(3分)，充分暴露拔罐部位(3分)，注意保暖(2分)，必要时遮挡患者(2分)	
		一手持止血钳夹取75%乙醇棉球点燃，另一手拿玻璃罐，将点燃的棉球伸入罐内中下段环绕1~2周(6分)，迅速拿出，同时将罐按扣在选定的部位上，检查罐口与皮肤的接触是否牢固(6分)，将燃烧的棉球投放至小口瓶中灭火(3分)	
		观察罐口吸附情况，局部皮肤情况(5分)，询问患者感受，疼痛、吸附过紧时及时起罐，同时提醒言语功能障碍患者如有不适可手势或眼神示意，以防意外(10分)	
		记录时间，留罐10~15min(5分)	
	起罐 15分	起罐方法：一手持罐体，另一手拇指按压罐口处皮肤，使空气进入罐内，起罐(5分)。用纱布按揉、清洁拔罐部位并检查皮肤情况(2分)	
		协助患者整理衣服并取舒适体位(3分)，整理床单位(2分)	
		操作完毕，清理用物(2分)，洗手、记录(1分)	
操作后	态度 5分	态度和蔼(1分)、人文关怀(1分)、保护隐私(3分)	
	行为 5分	动作熟练(3分)、物品整理妥当(2分)	
提问	5分	掌握(5分)、部分掌握(3分)、未掌握(0分)	
总分	100分		

考官签字：　　　　　　　　　　　　　　　　考核日期：　　　年　　　月　　　日

第五节　穴位按摩技术

（一）操作规程

【目的】
1. 通过局部刺激,疏通经络,调动机体抗病能力。
2. 防病治病、保健强身。

【评估】
1. 患者

（1）整体情况:患者体质、当前主要症状、临床表现、既往史、日常生活自理能力、认知及心理状况、文化程度、肢体活动情况、患者配合程度及对按摩操作的接受程度。女性患者评估是否妊娠或月经期。

（2）局部情况:按摩部位的皮肤情况、有无各种管路及固定情况等。

2. 环境

（1）安全:病床床闸制动状态,床挡完好。

（2）病房:安静宽敞明亮,温湿度适宜,空气清新,适宜操作。

【准备】
1. 护士　着装整洁,去除尖锐物品,洗手,戴口罩。
2. 物品　治疗巾,根据季节准备保暖用品。
3. 患者及照护者　了解操作目的、过程、注意事项及配合要点。

【操作步骤】
1. 遵医嘱进行穴位按摩,备治疗巾,携至床旁,做好解释,核对医嘱。
2. 进行腰腹背按摩时,嘱患者先排空膀胱。
3. 协助患者取合适体位。
4. 根据患者的症状、发病部位、年龄及耐受性,偏瘫患者取良肢位,截瘫患者取功能位,必要时协助患者松解部分衣扣,注意保暖。适宜的手法和刺激强度进行按摩。
5. 操作过程中观察患者对手法的反应,若患者有不适,应及时调整手法或停止操作,以防发生意外。
6. 操作后协助患者穿衣,安排舒适卧位,整理用物,做好记录并签字。

【注意事项】
1. 操作者应修剪指甲,以防损伤患者皮肤。
2. 操作时用力要均匀、柔和,注意为患者保暖及保护隐私。
3. 操作时要密切观察患者的反应,如有不适应停止按摩并做好相应的处理。
4. 操作完毕后,记录按摩穴位、手法、按摩时间及患者感受等。
5. 操作过程中根据患者病情保持良肢位或功能位,定时给予翻身。
6. 言语功能障碍患者在操作过程中如有不适可手势或眼神示意。
7. 操作中密切观察肢体感觉功能障碍的患者,发现问题立即停止操作,及时处理。

（二）评分标准

穴位按摩技术操作考核评分标准

科室：　　　　　　　　考核者姓名：　　　　　　　　　　　　分数：

项目	分值	技术操作要求	得分
仪表	5分	仪表端庄(2分),服装整洁(3分)	
操作前准备	评估 5分	患者年龄、病情及意识状况(1分),按摩处皮肤清洁无红肿、水疱及硬结(1分),疼痛及各种管路固定情况(1分)心理及认知水平(1分),配合程度(1分)	
	沟通 2分	讲解穴位按摩的目的及方法,取得配合(2分)	
	用物 3分	按摩巾(2分),必要时备介质、屏风(1分)	
操作过程	准备 10分	洗手、戴口罩(2分),携用物至床旁(1分),核对患者床号、姓名、腕带、床头卡(2分)	
		关闭门窗(2分),协助患者取舒适体位,偏瘫患者取良肢位,截瘫患者取功能位(3分)	
	按摩 50分	充分暴露治疗按摩部位(5分),在按摩部位铺按摩巾,注意保暖(5分),必要时屏风遮挡(5分)	
		根据患者的症状、发病部位、年龄及耐受性(5分),遵医嘱准确选择穴位按摩部位及按摩手法(5分)	
		选择适宜的按摩手法和刺激强度,进行按摩(5分),用力均匀,禁用暴力,按摩时间,频率合理(5分)。进行腰腹部按摩时,嘱患者先排空膀胱(5分)	
		操作时询问患者有无酸、麻、胀、痛等"得气"感(5分),提醒言语功能障碍患者如有不适可手势或眼神示意,并根据患者反应及时调整手法的力度或停止操作,以防意外(5分)	
	完毕 10分	协助患者整理衣服并取舒适体位(4分),整理床单位(3分)	
		操作完毕,清理用物(2分),洗手、记录(1分)	
操作后	态度 5分	态度和蔼(1分)、人文关怀(1分)、保护隐私(3分)	
	行为 5分	动作熟练(3分)、物品整理妥当(2分)	
提问	5分	掌握(5分)、部分掌握(3分)、未掌握(0分)	
总分	100分		

考官签字：　　　　　　　　　　　　　　　考核日期：　　　年　　月　　日

第六节 艾灸治疗技术

(一) 操作规程

【目的】

1. 温通经络、祛除寒邪,可用治寒邪所致疾患。

2. 有引导气血的作用,或升提中气或引气下行,可治中气下陷、肝阳上亢之证。

3. 回阳固脱、补气固本,治阳气虚脱证。

4. 行气活血、散瘀消肿,能治疗各种痛证和寒性疖肿等。

【评估】

1. 患者

(1) 整体情况:患者体质,主要临床表现及既往史,对热、痛的耐受程度及心理状况,女性患者是否处于妊娠期。

(2) 局部情况:施灸部位的皮肤情况。

2. 环境 环境应光线充足、清洁、安静,无吸氧装置及易燃物品。

【准备】

1. 护士 着装整洁,去除尖锐物品,洗手,戴口罩。

2. 物品 治疗盘,艾条,火柴,弯盘,小口瓶,必要时备浴巾、屏风等。

3. 患者及照护者 了解操作目的、过程、注意事项及配合要点。

【操作步骤】

1. 核对医嘱,备齐用物,根据患者的实际情况做好解释工作。

2. 取合理舒适体位,暴露施灸部位,冬季注意保暖,必要时屏风遮挡。

3. 根据医嘱实施各种灸法,一般可灸 20~30 分钟。

4. 施灸过程,随时询问患者有无灼痛感,及时调整距离及弹去艾灰,防止烧伤。对于小儿和皮肤感觉迟钝的患者,操作时可用手指轻触施灸部皮肤,以测知局部受热程度,防止局部烫伤。

5. 施灸完毕,熄灭后的艾条装入小口瓶内,清洁局部皮肤。

6. 操作结束后,再次核对,协助患者整理衣着、选取安全舒适体位,整理床单位。

7. 清理用物,洗手,观察并记录签名。

【注意事项】

1. 在施灸过程中,观察局部皮肤及病情变化,随时询问患者有无烧灼感,及时调整距离,防止烫伤皮肤或损坏衣物。

2. 施灸中应及时将艾灰弹入弯盘,防止烧毁衣物 / 烫伤皮肤。

3. 施灸后局部皮肤出现微红灼热,属于正常现象,如灸后出现小水疱,无须处理,可自行吸收;如水疱较大,可用无菌注射器抽去疱内液体,以无菌纱布覆盖,保持干燥,防止感染。

4. 施灸完毕,立即将艾条插入小口瓶,熄灭艾火,清洁局部皮肤。

5. 饮食宜清淡、易消化,忌食辛辣、刺激食物。艾灸后注意保暖,避免受风、受凉。

（二）评分标准

艾灸治疗技术操作考核评分标准

科室：　　　　　　　　考核者姓名：　　　　　　　　　　分数：

项目	分值	技术操作要求	得分
仪表	5分	仪表端庄(2分),服装整洁(3分)	
操作前	评估 5分	评估病情、意识状况、皮肤情况、心理认知水平(2分),体质及施灸部位的皮肤情况(1分),对热、痛的耐受程度及心理状况(2分)	
	沟通 2分	讲解艾灸治疗的目的及方法,取得配合(2分)	
	用物 3分	治疗盘,艾条(1分),打火机,弯盘(1分),小口瓶,必要时备浴巾,屏风(1分)	
操作过程	准备 10分	洗手、戴口罩(2分),携用物至床旁(1分),核对患者床号、姓名、腕带、床头卡(2分)	
		关闭门窗(2分),协助患者取舒适体位,偏瘫患者取良肢位,截瘫患者取功能位(3分)	
	施灸 35分	再次核对(2分),暴露施灸部位(1分),保暖(2分)确认施灸部位及施灸方法(7分)	
		点燃艾条,灸法正确(8分)	
		艾条与皮肤距离符合要求(5分)	
		及时除掉艾灰(5分)	
		艾条灸至局部皮肤稍起红晕,施灸时间15~20min(5分)	
	灸毕 20分	观察局部皮肤及病情,(3分)询问患者有无不适(3分),灸后艾条彻底熄灭(3分),清洁局部皮肤(3分),协助患者整理衣服并取舒适体位(2分),整理床单位(2分)	
		操作完毕,清理用物(2分),洗手、记录(2分)	
操作后	态度 5分	态度和蔼(1分)、人文关怀(1分)、保护隐私(3分)	
	行为 5分	动作熟练(3分)、物品整理妥当(2分)	
提问	10分	掌握(10分)、部分掌握(5分)、未掌握(0分)	
总分	100分		

考官签字：　　　　　　　　　　　　　　考核日期：　　年　　月　　日

第七节 中药熏药治疗技术

（一）操作规程

【目的】

1. 缓解患者的关节疼痛、肿胀、屈伸不利、皮肤瘙痒等症状。

2. 减轻眼科疾病引起的眼结膜红肿、痒痛、糜烂等症状。

3. 促进肛肠疾患的伤口愈合。

4. 治疗妇女会阴部瘙痒等症状。

【评估】

1. 患者

（1）整体情况：患者体质，主要临床表现、既往史及药物过敏情况，对热、痛的耐受程度及心理状况，女性患者是否处于妊娠期。

（2）局部情况：施灸部位的皮肤情况。

2. 环境 环境应光线充足、清洁、安静。

【准备】

1. 护士 着装整洁，去除尖锐物品，洗手，戴口罩。

2. 物品 熏药仪、治疗盘、药包或药液、盛放药液药缸，医用消毒湿巾，消毒毛巾，纱布，一次性洞巾，必要时备屏风。

3. 患者及照护者 了解操作目的、过程、注意事项及配合要点。

【操作步骤】

1. 核对医嘱，备齐用物，评估患者状态，解释操作目的、方法、时间、局部感受，取得患者配合，告知患者做好准备。

2. 将药液加热，温度显示 38~41℃；或将药液倒入熏药仪内，加水 1 200~1 800ml，设置温度 90℃，距离熏药部位 15~20cm。

3. 协助患者取合理舒适体位，暴露熏药部位，冬季注意保暖，必要时屏风遮挡，保护患者隐私。

4. 根据医嘱实施各种中药熏药法，根据患者耐受程度调节熏药仪温度，设定时间 15~30分钟，防止烫伤。

5. 熏药过程中，随时询问患者有无不适，观察局部皮肤情况。

6. 熏药完毕，关闭电源，清洁、擦干局部皮肤，协助患者穿衣，注意保暖，避免直接吹风。

7. 整理用物，消毒熏药仪器。

8. 记录熏药时间、部位及皮肤情况。

【注意事项】

1. 患者空腹及餐后 30 分钟内，不宜熏药。

2. 熏药前后嘱患者饮温开水或淡盐水 200ml，避免出汗过多引起脱水。

3. 熏洗药温不宜过热，温度适宜，以防烫伤。

4. 观察熏药过程中患者有无胸闷、心慌等不适症状，注意避风，冬季注意保暖。

5. 熏药完毕后注意保暖,避免直接吹风,冬季注意暴露部位尽量加盖衣被。

6. 在伤口部位进行熏药时,按无菌技术操作进行。

7. 包扎部位熏药时,应揭去敷料,熏洗完毕后,更换消毒敷料。

8. 所用物品需清洁消毒,用具一人一份消毒,避免交叉感染。

(二) 评分标准

中药熏药治疗技术操作考核评分标准

科室:　　　　　　　　　考核者姓名:　　　　　　　　　分数:

项目	分值	技术操作要求及分值	得分
仪表	5分	仪表端庄(2分),服装整洁(3分)	
操作前准备	评估 5分	评估病情、意识状况、皮肤情况、心理认知水平(2分),体质及中药熏药部位的皮肤情况(1分),对热的耐受程度及心理状况(2分)	
	沟通 2分	讲解中药熏药的目的及方法,取得配合(2分)	
	用物 3分	治疗盘,药液(1分),盛放药液容器,水温计等(1分)必要时备浴巾,屏风(1分)	
操作过程	准备 10分	洗手、戴口罩(2分),携用物至床旁(1分),核对患者床号、姓名、腕带、床头卡(2分)	
		关闭门窗(2分),协助患者取舒适体位,偏瘫患者取良肢位,截瘫患者取功能位(3分)	
	熏洗 35分	再次核对(2分),确定熏洗部位及方法(8分),暴露中药熏洗部位(3分),保暖、保护隐私(2分)	
		熏洗方法运用正确(8分)	
		药液温度适宜,调节温度为38~41℃(5分)	
		药液量适宜(2分)	
		药液未沾湿患者衣裤、被单(2分),熏洗时间适宜(3分)	
	熏毕 20分	观察局部皮肤及病情(4分),询问患者有无不适(4分),清洁局部皮肤、擦干(4分),协助患者整理衣服并取舒适体位(2分),整理床单位(2分)	
		操作完毕,清理用物(2分),洗手、记录(2分)	
操作后	态度 5分	态度和蔼(1分)、人文关怀(1分)、保护隐私(3分)	
	行为 5分	动作熟练(3分)、物品整理妥当(2分)	
提问	10分	掌握(10分)、部分掌握(5分)、未掌握(0分)	
总分	100分		

考官签字:　　　　　　　　　　　考核日期:　　　年　　月　　日

第三部分

康复护理相关评估量表

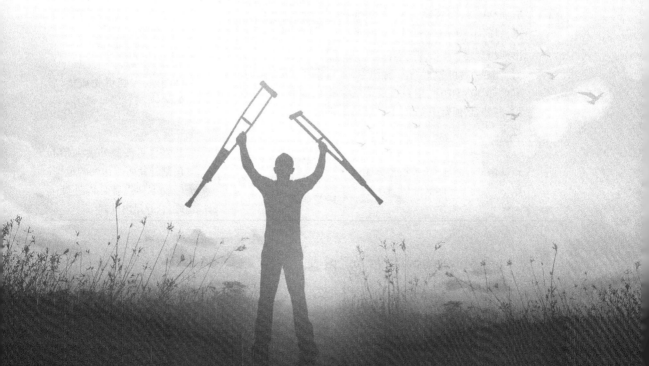

第一章 运动功能评估

一、Brunnstrom 6 阶段评估法

Brunnstrom 6 阶段评估法见表 3-1-1。

表 3-1-1　Brunnstrom 6 阶段评估法

阶段	上肢	手	下肢
I	迟缓,无任何运动	迟缓,无任何运动	迟缓,无任何运动
II	出现痉挛及共同运动模式	仅有细微的手指屈曲	出现极少的随意运动
III	屈肌异常模式达到高峰,可随意发起协同动作前臂可旋前旋后;肘伸直,肩可前屈 90°;手臂可触及腰骶部	可有钩状抓握,但不能伸直	伸肌异常模式达到高峰,坐和站立位时,有髋、膝、踝的协同屈曲
IV	出现脱离协同运动的活动。肩 0°肘屈 90°时,前臂旋前旋后;肘伸直,肩前屈 90°;手背可触及腰后部	能侧捏和松开拇指,手指有半随意小范围地伸展	坐位可屈膝以上,足可向后滑动,足跟不离地的情况下踝能背屈
V	出现相对独立于协同运动的活动。肩伸直时肩可外展 90°;肘伸直,肩前屈 30°~90°时,前臂可旋前旋后;肘伸直,前臂中立位,上肢可举过头	可做球状或圆柱状抓握,手指同时伸展,但不能单独伸展	健腿站,患腿可先屈膝,后伸髋;伸膝位踝可背屈
VI	运动协调接近正常,手指指鼻无辨距不良,速度比健侧慢(≤5s)	所有的抓握动作均能完成,速度和准确性较健侧慢	站立位可使髋外展到抬起该侧骨盆所能达到的范围;坐位下伸直膝可内外旋下肢,合并足内外翻

二、Fugl-Meyer 运动功能评定量表

Fugl-Myer 运动功能评定量表见表 3-1-2。

表 3-1-2 Fugl-Meyer 运动功能评定量表

内容	分值	得分		内容	分值	得分	
肱二头肌	0 / 2			侧捏	0 1 2		
肱三头肌	0 / 2			对捏	0 1 2		
肩上提	0 1 2			圆柱状抓握	0 1 2		
肩后缩	0 1 2			球形抓握	0 1 2		
肩外展≥90°	0 1 2			震颤	0 1 2		
肩外旋	0 1 2			辨距障碍	0 1 2		
肘屈曲	0 1 2			速度	0 1 2		
前臂旋后	0 1 2			手总分			
肩内收内旋	0 1 2			仰卧位			
肘伸展	0 1 2			跟腱反射	0 / 2		
前臂旋前	0 1 2			膝腱反射	0 / 2		
手触腰椎	0 1 2			髋关节屈曲	0 1 2		
肩 0°,肘屈曲 90°,前臂旋前、旋后	0 1 2			膝关节屈曲	0 1 2		
肩 0°,肘屈曲 90°时,腕背伸	0 1 2			踝关节背屈	0 1 2		
肩 0°,肘屈曲 90°,腕屈伸	0 1 2			髋关节伸展	0 1 2		
肩屈曲 30°~90°,肘伸直,前臂旋前旋后	0 1 2			髋关节内收	0 1 2		
肩关节屈曲 90°,肘关节伸直	0 1 2			膝关节伸展	0 1 2		
肩关节前屈,举臂过头,肘伸直,前臂中立位	0 1 2			踝关节跖屈	0 1 2		
肩关节外展 90°,肘伸直,前臂旋前	0 1 2			坐位			
检查肱二头肌、肱三头肌、指屈肌反射	0 1 2			膝关节屈曲	0 1 2		
腕背伸	0 1 2			踝关节背屈	0 1 2		
腕屈伸	0 1 2			站位			
腕环形运动	0 1 2			膝关节屈曲	0 1 2		
上肢总分				踝关节背屈	0 1 2		
集团屈曲	0 1 2			查跟腱反射、膝腱反射、膝屈肌反射	0 1 2		
集团伸展	0 1 2			震颤	0 1 2		
钩状抓握	0 1 2			辨距障碍	0 1 2		
				速度	0 1 2		
记录人员				总分			

三、徒手肌力评定

徒手肌力评定见表 3-1-3。

表 3-1-3　徒手肌力评定

级别	分级标准
5 级	能抗重力及最大阻力,完成全关节活动范围的运动
4 级	能抗重力及轻度阻力,完成全关节活动范围的运动
3 级	不施加阻力,能抗肢体重力,完成全关节活动范围的运动
2 级	解除重力的影响,完成全关节活动范围的运动
1 级	可触及肌肉的收缩,但不能引起关节的活动
0 级	不能触及肌肉的收缩

四、改良 Ashworth 评定法

改良 Ashworth 评定法主要是用于上运动神经元损伤引起的肌张力异常增高的评定,通过被动活动关节,来了解受累肢体肌肉的张力情况,是评定痉挛最常用、应用最广泛的方法,见表 3-1-4。

表 3-1-4　改良 Ashworth 评定法

级别	评定标准
0	肌张力不增加
1	肌张力程度轻度增加:受累部分被动屈伸时,在持续被动运动之末时呈现最小的阻力或出现突然卡住和释放
1+	肌张力程度轻度增加:在关节活动度(ROM)<50% 范围内出现突然卡住,或呈现最小的阻力
2	肌张力程度明显增加:在 ROM>50% 范围,肌张力较明显增加,但受累部分仍能较易地被移动
3	肌张力严重增高:全 ROM 被动运动困难
4	僵硬:受累部分被动屈伸时呈现僵硬状态,不能动

五、偏瘫手功能分级与评定（表 3-1-5）

徒手肌力评定见表 3-1-3。

表 3-1-5　偏瘫手功能分级与评定

偏瘫手功能分级
Ⅰ. 实用手 右(利):能写出会读的字;进餐能较正确地使用筷、匙、刀、叉 左:进餐虽不能集中注意但仍能端端正正地拿住饭碗
Ⅱ. 辅助手 运用上达不到实用手的水平,但靠自身力量能抓东西、固定物品和释放

续表

偏瘫手功能分级
Ⅲ. 不完全残废手
达不到上述两者水平,但有下述可能
i. 可用伸不开手的拳压住桌上的物品,如压住纸让健手写字或压住菜让健手切等
ii. 能用手将放在腹部前方桌上的物品拨向腹部,并将之固定在患手和腹部之间
iii. 被动掰开伸不开手指的患手,在其中塞入东西能持住
Ⅳ. 完全残废手
自动、被动动作完全无效

偏瘫手功能的评定	
序号	检查方法动作
Ⅰ	患手固定桌上的纸,用健手剪纸
Ⅱ	患手持钱包,健手拿钱
Ⅲ	患手悬空撑伞,持续 10s 以上
Ⅳ	患手持指甲剪给健手剪指甲
Ⅴ	患手系健手侧衬衫袖口的纽扣

五种动作试做后,可按下标准评定为实用手、辅助手或废用手。

Ⅰ废用手:不能做 5 个级别中的任何工作。

Ⅱ辅助手 C:只能做 5 个级别中的 1 个动作。

Ⅲ辅助手 B:只能做 5 个级别中的 2 个动作。

Ⅳ辅助手 A:能做 5 个级别中的 3 个动作。

Ⅴ实用手 B:能做 5 个级别中的 4 个动作。

Ⅵ实用手 A:能做 5 个级别中的所有动作。

功能级与评定级的对应		
功能级	评定级	完成动作
实用手	实用手 A	完全
辅助手	实用手 B	4/5
不完全残废用手	辅助手 A、B、C	(1~3)/5
完全残废用手	废用手	0

六、平衡与协调评估

1. Berg 平衡量表　该表 14 个动作项目,每个项目都分为 0、1、2、3、4 五个功能等级。4 分表示能够正常完成所检查动作,0 分则表示不能完成或需要中等或大量帮助才能完成。最低分为 0 分,最高分为 56 分。0~20 分,提示平衡功能差,患者需要乘坐轮椅;21~40 分,提示有一定的平衡能力,患者可在辅助下步行;41~56 分,说明平衡功能较好,患者可独立步行;<40 分,提示有跌倒的危险(表 3-1-6)。

表 3-1-6 Berg 平衡量表

评定项目	指示语	评分标准
从坐位站起	请站起来试着不用手扶	4分:不用手扶能独立地站起并保持稳定 3分:用手扶着能够独立地站起 2分:几次尝试后自己用手扶着站起 1分:需要他人少量的帮助才能够站起或保持稳定 0分:需要他人中等或大量的帮助才能够站起或保持稳定
无支持站立	不用手扶,请站2min	4分:能安全地站立 2min 3分:在监视下能够站立 2min 2分:在无支持的条件下能够站立 30s 1分:需要若干次尝试才能无支持地站立 30s 0分:无帮助时不能站立 30s
无靠背坐位,但双脚着地或放在一个凳子上	请双臂交叉抱拢2min	4分:能够安全地保持坐位 2min 3分:在监视下能够保持坐位 2min 2分:能坐 30s 1分:能坐 10s 0分:没有靠背支持不能坐 10s
从站立位坐下	请坐下	4分:最小量用手帮助安全坐下 3分:借助于双手能够控制身体的下降 2分:用小腿后部顶住椅子来控制身体的下降 1分:独立地坐,但不能控制身体的下降 0分:需要他人帮助坐下
转移(准备两把椅子,用支点转移检查)	请坐到这椅子上	4分:稍用手扶就能够安全地转移 3分:绝对需要用手扶才能够安全地转移 2分:需要口头提示或监视才能够转移 1分:需要一个人的帮助 0分:为了安全,需要两个人的帮助或监视
无支持闭目站立	请闭眼站 10s	4分:能够安全地站立 10s 3分:监视下能够安全地站立 10s 2分:能站 3s 1分:闭眼不能达 3s,但站立稳定 0分:为了不摔倒而需要两个人帮助
双脚并拢无支持站立	不用手扶,双脚并拢站立	4分:能独立将双脚并拢并安全独立地站立 1min 3分:能独立将双脚并拢并在监视下站立 1min 2分:能独立将双脚并拢,但不能保持 30s 1分:需帮助将双脚并拢,但能脚并拢站 15s 0分:需要帮助将双脚并拢,脚并拢站立不能保持 15s
站立位时上肢向前伸(准备尺子,肩屈 90°)	上肢向前伸展达水平位,手指尽量向前伸	4分:能够向前伸出 >25cm 3分:能够安全地向前伸出 >12cm 2分:能够安全地向前伸出 >5cm 1分:上肢能够向前伸出,但需要监视 0分:在向前伸展时失去平衡或需要外部支持

续表

评定项目	指示语	评分标准
站立时从地面捡起物品	捡起放在你脚前面的鞋子	4分:能够轻易且安全地将鞋捡起 3分:能够将鞋捡起,但需要监视 2分:伸手向下达 2~5cm,且独立保持平衡但不能将鞋捡起 1分:试着做伸手向下捡鞋的动作时需要监视,但不能将鞋捡起 0分:不能试着做伸手向下捡鞋的动作,或需要帮助免于失去平衡或摔倒
站立位转身向后看	从左侧转身向后看,然后从右侧转身向后看	4分:从左右侧向后看,重心转移良好 3分:仅从一侧向后看,另一侧重心转移较差 2分:仅能转向侧面,但身体的平衡可以维持 1分:转身时需要监视 0分:需要帮助以防身体失去平衡或摔倒
转身 360°	请原地转一个圈,再从另一个方向原地转一个圈	4分:在≤4s 的时间内安全地转身 360° 3分:在≤4s 的时间内仅能从一个方向安全转身 360° 2分:能够安全地转身 360°,但动作缓慢 1分:需要密切监视或口头提示 0分:转身时需要帮助
无支持站立时将一只脚放在台阶或凳子上	每一只脚分别踏在小凳子或台阶上 4 次(连续完成)	4分:能安全且独立地站立,在 20s 内完成 8 次 3分:能够独立地站立,完成 8 次的时间 >20s 2分:无需辅助具在监视下能够完成 4 次 1分:需要少量帮助能够完成 >2 次 0分:需要帮助以防止摔倒或完全不能做到
一脚在前无支持站立	请将一只脚直接放在另一只脚的正前方	4分:能够独立地将双脚一前一后地排列(无间距)并保持 30s 3分:能够独立地将一只脚放在另一只脚的前面(有间距)并保持 30s 2分:能够独立地迈一小步并保持 30s 1分:向前迈步需要帮助,但能够保持 15s 0分:迈步或站立时失去平衡
单脚站立	不用手扶请尽可能长时间地单腿站立	4分:能够独立抬脚并保持时间 >10s 3分:能够独立抬脚并保持时间 5~10s 2分:能够独立抬脚并保持时间 >3s 1分:试图抬腿但不能保持 3s,但可以维持独立站立 0分:不能抬腿或需要帮助以防摔倒

2. Holden 步行能力评定

Holden 步行能力评定见表 3-1-7。

表 3-1-7　Holden 步行能力评定

分级	表现
0级:无功能	患者不能走,需要轮椅或2人协助才能走
Ⅰ级:需大量持续性的帮助	需使用双拐或需要1个人一直搀扶才能行走或保持平衡
Ⅱ级:需少量帮助	能行走但平衡不佳,不安全,需1人在旁给予持续或间断的接触身体的帮助或需使用膝踝-足矫形器(KAFO)、踝足矫形器(AFO)、单拐、手杖等以保持平衡和保证安全
Ⅲ级:需监护或语言指导	能行走,但不正常或不够安全,需1人监护或用语言指导,但不接触身体
Ⅳ级:平地上独立	在平地上能独立行走,但在上下斜坡,在不平的地面上行走或上下楼梯时仍有困难,需他人帮助或监护
Ⅴ级:完全独立	在任何地方都能独立行走

3. 简易三级平衡功能评定

简易三级平衡功能评定见表 3-1-8。

表 3-1-8　简易三级平衡功能评定

类别	分级	评定标准
坐	Ⅰ	静态维持自身平衡10s以上
	Ⅱ	自身动态平衡10s以上(上肢主动活动)
	Ⅲ	轻外力作用下维持平衡
站	Ⅰ	静态维持自身平衡10s以上
	Ⅱ	自身动态平衡10s以上(上肢主动活动)
	Ⅲ	轻外力作用下维持平衡
走	Ⅰ	单纯行走维持自身平衡10s以上
	Ⅱ	行走伴上肢和头颈、躯干活动并维持平衡10s以上
	Ⅲ	行走中轻外力作用下维持平衡

七、关节活动度

关节活动度见表 3-1-9。

表 3-1-9　关节活动度

左侧						部位	检查项目	正常值/°	右侧					
末期		中期		初期					初期		中期		末期	
主动	被动	主动	被动	主动	被动				主动	被动	主动	被动	主动	被动
						肩	前屈	~180							
							后伸	~50							
							外展	~180							

续表

| 左侧 | | | | | | 部位 | 检查项目 | 正常值/° | 右侧 | | | | | |
| 末期 | | 中期 | | 初期 | | | | | 初期 | | 中期 | | 末期 | |
主动	被动	主动	被动	主动	被动				主动	被动	主动	被动	主动	被动
						肩	内收	0						
							外旋	~90						
							内旋	~90						
							水平屈曲	~135						
							水平伸展	~30						
						肘	屈曲	~145						
							伸展	~145						
						腕	背屈	~70						
							掌屈	~90						
							桡屈	~25						
							尺屈	~55						
						髋	前屈	~90						
							（屈膝时）	~125						
							后伸	~15						
							外展	~45						
							内收	~20						
							外旋	~45						
							内旋	~45						
						膝	屈曲	~130						
							伸展	~0						
						踝	背屈	~20						
							趾屈	~45						
						颈	前屈	~60						
							后屈	~50						
							旋转（左、右）	~70						
							侧屈（左、右）	~50						
						胸腰部	前屈	~45						
							后伸	~30						
							旋转（左、右）	~40						
							侧屈（左、右）	~50						

八、步态评估量表

步态评估量表见表 3-1-10。

表 3-1-10 步态评估量表

以舒适速度,使用辅具_____,走 3m,需_____s

测试项目		年　月　日	年　月　日
1. 起步 (0) 有迟疑,或须尝试多次方能启动 (1) 正常启动			
2. 抬脚高度	a. 左脚跨步 (0) 脚拖地,或抬高大于 2.5~5.0cm (1) 脚完全离地,但不超过 2.5~5.0cm		
	b. 右脚跨步 (0) 脚拖地,或抬高大于 2.5~5.0cm (1) 脚完全离地,但不超过 2.5~5.0cm		
3. 步长	a. 左脚跨步 (0) 跨步的脚未超过站立的对侧脚 (1) 有超过站立的对侧脚		
	b. 右脚跨步 (0) 跨步的脚未超过站立的对侧脚 (1) 有超过站立的对侧脚		
4. 步态对称性 (0) 两脚步长不等 (1) 两脚步长相等			
5. 步伐连续性 (0) 步伐与步伐之间不连续或中断 (1) 步伐连续			
6. 走路路径(行走大约 3m 长) (0) 明显偏移到某一边 (1) 轻微 / 中度偏移或使用步行辅具 (2) 走直线,且不需辅具			
7. 躯干稳定 (0) 身体有明显摇晃或需使用步行辅具 (1) 身体不晃,但需屈膝或有背痛或张开双臂以维持平衡 (2) 身体不晃,无屈膝,不需张开双臂或使用辅具			
8. 步宽(脚跟距离) (0) 脚跟分开(步宽大) (1) 走路时两脚跟几乎靠在一起			
总分(满分 12 分)			
评定者			

注:无法施测打"×",请写出由于_____而无法施测。

第二章 吞咽功能评估

一、标准吞咽功能评估

标准吞咽功能评估（standardized swallowing assessment，SSA）方法是一种简便的床旁吞咽功能检查方法，操作简单、用时短，患者容易接受，能灵敏发现存在误吸，对于无症状性误吸也有良好的诊断价值。在国外应用广泛，具有良好的信度、效度和较高的敏感度和特异性（表 3-2-1）。

表 3-2-1　标准吞咽功能评估（SSA）

步骤	评估内容
第一步	1. 是否意识清楚，完成一步指令 2. 能否在辅助下控制体位，维持头部位置≥15min 3. 遵从指令自主咳嗽能力 4. 对唾液有无控制 5. 舌运动能否舔上下唇 6. 呼吸正常、血氧饱和度正常 7. 无构音障碍（声嘶、湿性发音）
第二步	如果 3~7 全选"是"，则继续测试 如果任何一项选"否"，停止测试，告知医生、语言治疗师会诊
第三步	进一步行吞咽水试验 患者直立坐位下依次吞咽 5ml 水 3 次，60ml 水 1 次，在患者每次吞咽水的过程中及吞咽后观察有无：①水溢出口外；②缺乏吞咽动作；③呛咳；④气促、呼吸困难；⑤饮水后发音异常，如湿性发音等 以上任意一项异常，即终止检查，认为患者 SSA 筛查为阳性，提示可能存在误吸

结果判断：上述检查项目均无异常，则认为患者 SSA 筛查为阴性，不存在误吸。

二、洼田饮水试验

洼田饮水试验由日本学者洼田俊夫提出，要求患者神志清楚并能按照指令完成试验。让其端坐按习惯喝下 30ml 温水，观察饮水时间和呛咳情况进行分级和判定。该方法较为粗略,在脑卒中误吸的筛查中,无症状性误吸患者因缺乏明显的咳嗽、呛咳症状,可造成漏诊(表 3-2-2)。

表 3-2-2 洼田饮水试验

级别	检查方法
1 级	一次 5s 内饮完,无呛咳停顿
2 级	一次饮完,但超过 5s;分两次或以上饮完,无呛咳停顿
3 级	能一次饮完,但有呛咳
4 级	分两次或以上饮完,有呛咳
5 级	多次饮完,难以饮完

结果判断:正常:1 级;可疑:2 级;异常:3~5 级

三、容积黏度吞咽测试

容积黏度吞咽测试(volume viscosity screening test,V-VST)使用不同稠度的液体进行测试,根据测试的安全性和有效性判断患者有无进食风险,帮助患者选择摄取合适容积与稠度的食物。患者取坐位或床头抬高 90°,指端佩戴血氧饱和仪,测试前让患者说出姓名、短语或发"啊"长音。从糖浆状液体开始,依次喂入 5ml→ 10ml→ 20ml 食物,每喂入时均观察安全性和有效性指标。若患者任何一个容积出现安全性受损,结束该阶段测试,进入布丁状测试。若患者任何一个容积出现有效性受损,可进行该阶段的下一步容积有效性及安全性测试(表3-2-3)。

测试结束后记录结果分析适合的食物容积与黏度。

表 3-2-3 容积黏度吞咽测试

不同稠度		糖浆稠度			液体 - 水			布丁状稠度			蛋黄 / 蜂蜜稠度		
不同容积		5ml	10ml	20ml	5ml	10ml	20ml	5ml	10ml	20ml	5ml	10ml	20ml
安全性受损相关指标	咳嗽												
	音质改变												
	血氧饱和度下降												
有效性受损相关指标	唇部闭合												
	口腔残留												
	分次吞咽												
	咽部残留												

四、进食评估问卷调查工具 -10

进食评估问卷调查工具 -10(the Eating Assessment Tool-10,EAT-10),该评估方法条目为10 个问题,包括各种吞咽障碍症状、临床特点、心理状况和社交影响。每个问题有 5 个等级,计 0~4 分,EAT-10 分数越高越严重(表 3-2-4)。

表 3-2-4 进食评估问卷调查工具 -10(EAT-10)

A. 说明:将每一题的数字选项写在后面的方框,回答您所经历的问题处于什么程度?

0 没有,1 轻度,2 中度,3 重度,4 严重

1. 我的吞咽问题已经使我体重减轻	0	1	2	3	4
2. 我的吞咽问题影响到我在外就餐	0	1	2	3	4
3. 吞咽液体费力	0	1	2	3	4
4. 吞咽固体费力	0	1	2	3	4
5. 吞咽药片(丸)费力	0	1	2	3	4
6. 吞咽有疼痛	0	1	2	3	4
7. 我的吞咽问题影响到我享用食物的快感	0	1	2	3	4
8. 我吞咽时有实物卡在喉咙里	0	1	2	3	4
9. 我吃东西有时会咳嗽	0	1	2	3	4
10. 我吞咽时感到紧	0	1	2	3	4

B. 得分:

将各题的分数相加。将结果写在下面的空格

总分(最高 40 分)_____

C. 结果与建议

如果每项评分超过 3 分,您可能在吞咽的效率和安全方面存在问题,建议您做进一步的吞咽检查和 / 或治疗。

第三章　认知功能评估

一、简易精神状态量表

简易精神状态量表（Mini-Mental State Examination，MMSE）包括以下 7 个方面：时间定向力、地点定向力、即刻记忆、注意力及计算力、延迟记忆、语言、视空间共 30 项题目，总分范围为 0~30 分。每项回答正确得 1 分，回答错误或答不知道得 0 分。若文盲≤17 分、小学程度≤20 分、中学程度≤22 分、大学程度≤23 分，则说明存在认知功能损害，应进一步进行详细神经心理学测验包括记忆力、执行功能、语言、运用和视空间能力等各项认知功能的评估（表 3-3-1）。

表 3-3-1　简易精神状态量表（MMSE）

序号	检查内容	评分
1	请说出今年的年份	1.0
2	现在是什么季节	1.0
3	现在是几月份	1.0
4	今天是星期几	1.0
5	今天是几号	1.0
6	这是什么城市（名）	1.0
7	这是什么区（城区名）	1.0
8	你现在住在什么地方（街道）	1.0
9	你现在在什么地方（医院）	1.0
10	这是第几层楼	1.0
11	复述"树"	1.0
12	复述"钟"	1.0
13	复述"汽车"	1.0
14	复述请跟我念句子，如"汽车比火车慢"	1.0
15	辨认铅笔	1.0

续表

序号	检查内容	评分
16	辨认手表	1.0
17	计算 100-7	1.0
18	计算 93-7	1.0
19	计算 86-7	1.0
20	计算 79-7	1.0
21	计算 72-7	1.0
22	回忆"树"	1.0
23	回忆"钟"	1.0
24	回忆"汽车"	1.0
25	请你用右手拿着这张纸	1.0
26	用双手将这张纸对折起来	1.0
27	将对折的纸放在你的左腿上	1.0
28	"请闭上您的眼睛"请您念一念这句话,并按上面的意思去做	1.0
29	请您写出一个完整的句子如"生活是美好的"	1.0
30	看图作画	1.0
总分		

二、单侧忽略成套测验(表 3-3-2)

表 3-3-2 单侧忽略成套测验

(1)星星删除试验

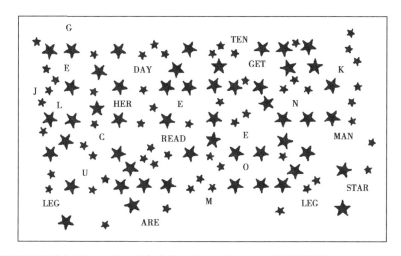

单侧忽略阳性(划消小星星 <44) 最高分为 54(中心的 2 个小星星不算分)

续表

（2）删除字母测试

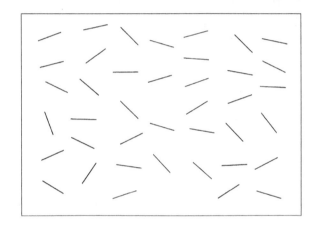

AEIKNRUNPOEFBDHRSCOXRPGEAEIKNRUNPB

BDHEUWSTRFHFAFRTOLRJEMOEBDHEUWSTR

NOSRVXTPEBDHPTSIJFLRFENWONOSRVXTPE

GLPTYTRIBEDMRGKEDLPQFZRXGLPTYTRIBSJ

HMEBGRDEINRSVLERFGOSEHCBRHMEBGRDE

ITRYIEOPGFTECRDJUEFRYSKOEALIERPNXEKI

E&R

（3）Albert 线段划消测验

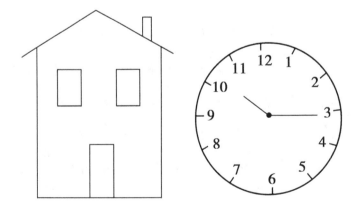

无单侧忽略:漏删线数 1~2　　　可疑单侧忽略:漏删线数 3~23

无肯定有单侧忽略:漏删线数 >23

（4）绘图测验

请画出下方图形

检查者将画好的表盘或房子让患者临摹,也可以要求患者在画好的圆圈内填写表盘的数字和指针,要求指向固定的时间。如果患者只画一半,或明显偏向一侧,提示存在单侧忽略。

续表

（5）Schenkenberg 二等分线段测验

标出下方线段中心点

总偏离百分比 = 各线段标记"中点"与真正中点间的距离之和 / 所有线段全长之和 *100%

测试结果：切分点偏移距离超出全长 10% 或与正常组对照偏离大于 3 个标准差者为异常。

（6）凯瑟琳 - 波哥量表

序号	问题	评分			
1	忘记修饰自己的左侧面部	0	1	2	3
2	调整自己左侧的袖子和脱鞋时感到困难				
3	忘记吃左侧盘子中的食物				
4	吃完饭擦嘴时忘记擦左边				
5	向左侧注视时感到困难				
6	向左侧的食物难以集中注意力				
7	忘记自己左侧身体的一部分				
8	活动时易于与左侧的人或物体发生碰撞				
9	在自己熟悉的环境中找向左的路感到困难				
10	找放在房间里左侧的东西感到困难				
总分					

　　CBS 用于脑卒中患者在日常生活中是否存在单侧忽略。CBS 评分包括与日常生活活动密切相关的 10 个项目，如穿衣、洗漱、吃饭、交流、移动等，每项分为 4 度；0 度为无空间忽略，1 度为轻度空间忽略，患者先注意右侧空间，向左侧移动时犹豫并迟缓；2 度为中度空间忽略，患者长时间出现明显的左侧忽略或撞击左侧物体；3 度为重度空间忽略，患者对左侧空间完全忽略。观察患者的日常生活后进行评分，然后将各个项目的评分相加，得出 CBS 的评分，总分为 0 分时，患者不存在单侧忽略；1~10 分为强度忽略；11~20 分为中度忽略；21~30 分为重度忽略。CBS 是通过评估患者日常生活的直接观察来评价其是否存在单侧忽略，被认为是一种简单可信的评定方法，且敏感性优于桌上实验。但存在评定不够客观和耗时长的缺点。

　　（7）高声朗读测验

　　请写出下方故事看到的第一句话

| 1 | 6 | 8 | 3 | 6 | 5 | 4 | 2 | 0 | 3 | 7 | 2 | 0 | 3 | 5 | 6 | 4 | 5 | 2 | 4 |
| 2 | 15 | 44 | 78 | 56 | 23 | 59 | 46 | 15 | 34 | 18 | 49 | 65 | 38 | 26 |

从前,楚国有个书呆子,家里很穷。

一天他正在看书,忽然看到书上写着:"如果得到螳螂捕捉知了时用来遮身的那片叶子,就可以把自己的身体隐蔽起来,谁也看不见。"于是他想:"如果我能得到那片叶子,那该多好呀!"

从这天起,他整天在树林里转来转去,寻找螳螂捕捉知了时藏身的叶子。终于有一天,他看到一只螳螂隐身在一片树叶下捕捉知了,他兴奋极了,猛一下扑上去摘下那片叶子。

可是,他太激动了,一不小心那叶子掉在地上,与满地的落叶混在一起。他待了一会儿,拿来一只簸箕,把地上的落叶全都收拾起来,带回家去。回到家里他想:"怎样从这么多叶子中拣出可以隐身的叶子呢?"

请写出上述故事中你看到的第一句话:

三、改良长谷川痴呆量表

改良长谷川痴呆量表总分 32.5 分;≥30 分为智能正常;29.5~20 分为轻度智能低下;19.5~10 分为中度智能低下;<10 分为重度智能低下;<15 分者可诊断为痴呆(表 3-3-3)。

表 3-3-3 改良长谷川痴呆量表

	询问内容	记分			
		错误	正确		
定向力	1. 今天是几月?几日?星期几?	0	1	2	3
	2. 你现在在什么地方?	0	2.5		
	3. 你多大年纪?	0	2		
记忆力	4. 你在这里住了多久?	0	2.5		
	5. 你在什么地方出生?	0	2		
	6. 中华人民共和国何时成立?(年、月、日)	0	1.5	2.5	3.5
日常知识	7. 1 年有多少天?	0	2.5		
	8. 主席是谁?总理是谁?	0	1.5	3	
计算力	9. 100-7=? 再减 7=?	0	2	4	
近记忆	10. 倒读数字,如 6-8-2→2-8-6,3-5-2-9→9-2-5-3	0	2	4	
	11. 5 个物体任意拿走 1 个,问少了什么?	0	0.5	1.5	2.5	3.5

四、蒙特利尔认知评估量表

蒙特利尔认知评估量表见表 3-3-4。

表 3-3-4　蒙特利尔认知评估量表

姓名	性别	出生日期	教育水平	评定日期	总分	得分

		总分	得分
视空间与执行功能 〔戊 结束 5 甲 乙 2 1 开始 丁 4 丙 3〕 复制立方体 〔　〕 〔　〕	画钟表(11点10分)	5	
命名 〔　〕 〔　〕 〔　〕		3	

记忆:读出下列词语,请患者重复2次,5min后回忆		面孔	天鹅绒	教堂	菊花	红色	不计	
	第一次							
	第二次							

					总分	得分
注意	读出数字请患者重复	顺背:2—1—8—5—4		倒背:7—4—2		2	
	读数字,1出现时敲桌面	5—2—1—3—9—4—1—1—8—0—6—2—1—5—1—9—4—5—1—1—1—4—1—9—1—5—1—1—2				1	
	100连续减7	100—7—7—7—7—7				3	
语言	重复	我只知道今天张亮是来帮过忙的人 狗在房间的时候,猫总是躲在沙发下面				2	
	流畅性	1min尽量说尽可能多的动物名字				1	
抽象	词语相似性	举例:香蕉、橘子属于水果 提问:火车、自行车属于什么;手表、尺子属于什么				2	
延迟记忆		回忆时不提示	面孔 天鹅绒	教堂 菊花	红色	5	
定向		日期	月份 年代	星期几 地点	城市	6	

注:正常≥26/30分;教育年限≤12年,加1分。

第四章　失语症评定

一、西方失语成套检测

西方失语成套检测见表 3-4-1。

表 3-4-1　西方失语成套检测

1. 自发言语中的信息量(共 10 分)、流畅度、语法能力和错语(共 10 分)的检查

问题	完成	特征	备注
(1) 你今天好吗?			
(2) 你以前来过这里吗?			
(3) 你叫什么名字?			
(4) 你住在哪里?			
(5) 你做什么工作?			
(6) 你为什么到这里?			
(7) 请你告诉我,你在这画中看见些什么? 试试用句子说给我听。			

总结	信息量得分:	流畅度、语法能力和错语得分:	

2. 听 / 理解检查

A. 回答是非题(共 60 分,回答错误后能修正仍给 3 分)

Ⅰ 问题、答案、表达方式与评分

问题	正确答案	表达方式			评分	言语特征
		言语　手　头　闭眼				
(1) 你叫张明华吗?	否					
(2) 你叫李飞翔吗?	否					
(3) 你叫(患者真姓名)吗?	是					
(4) 你住在乌鲁木齐吗?	否					
(5) 你住在(患者所住地址)吗?	是					

续表

问题	正确答案	表达方式			评分	言语特征
		言语	手 头	闭眼		
(6) 你住在郑州吗？	否					
(7) 你是男（女）人吗？	是					
(8) 你是医生吗？	否					
(9) 我是男（女）人吗？	是					
(10) 这房间有灯吗？	是					
(11) 门是关着的吗？	是					
(12) 这是旅馆吗？	否					
(13) 这是医院吗？	是					
(14) 你穿着红睡衣吗？	否					
(15) 纸能在火中燃烧吗？	是					
(16) 3月比6月先来吗？	是					
(17) 香蕉不剥皮就能吃吗？	否					
(18) 7月份下雪吗？	否					
(19) 马比狗大吗？	否					
(20) 你用斧子割草吗？	否					
总分						

B. 听词辨认（每词1分，共60分，更止后仍1分，指2物以上0分）

Ⅱ 内容

(1) 实物	(2) 绘制的物体	(3) 形状	(4) 拼音字母	(5) 数字
杯子	火柴	正方形	J	5
火柴	杯子	三角形	F	61
铅笔	梳子	圆形	D	500
花（鲜花、塑料花、纸花）	螺丝刀	箭头	K	1 867
梳子	铅笔	十字	M	32
	花	圆柱体	D	5 000

(6) 颜色	(7) 家具	(8) 身体部分	(9) 手指等	(10) 身体左右部
蓝	窗	耳	拇指	右肩
棕	椅子	鼻	环指	左膝
红	书桌	眼	示指	左踝
绿	台灯	胸	小指	右腕
黄	门	颈	中指	左肘
黑	天花板	颊		右颊

总分

续表

C. 相继指令(共 80 分)

Ⅱ指令和评分	总分	评分
(1) 举起你的手	2	
(2) 闭上你的眼睛	2	
(3) 指向椅子	2	
(4) 先指向窗(2),然后指向门(2)	4	
(5) 指向笔(2)和书(2)	4	
(6) 用笔(4)指书(4)	8	
(7) 用书(4)指笔(4)	8	
(8) 用笔(4)指梳(4)	8	
(9) 用书(4)指梳(4)	8	
(10) 将笔(4)放在书的上面(6)然后给我(4)	14	
(11) 将梳(5)放在笔的另一侧(5)并将书(5)翻过来(5)	20	

3. 复述的检查(最高 100 分,音素错或语序错扣 1 分)

题号	问题	满分	评分	言语特征
(1)	床	2		
(2)	鼻子	2		
(3)	烟斗	2		
(4)	窗户	2		
(5)	香蕉	2		
(6)	雪球	4		
(7)	四十	4		
(8)	百分数	6		
(9)	六十二点五	10		
(10)	电铃在响	8		
(11)	他不回来了	10		
(12)	师傅很高兴	10		
(13)	一门野炮	8		
(14)	假如或但是	10		
(15)	给我的箱子装 6 瓶涂料	20		
总分				

4. 命名检查(共 60 分,单项满分 3 分,音素错 2 分,后者加触觉 1 分)

A. 物体命名

Ⅲ 内容记录

物体	反应	触觉提示	音素提示	评分
(1) 枪				
(2) 球				
(3) 刀				
(4) 杯				
(5) 别针				
(6) 锤子				
(7) 牙刷				
(8) 橡皮(擦铅笔字用的)				
(9) 挂锁				
(10) 铅笔				
(11) 螺丝刀				
(12) 钥匙				
(13) 纸夹子				
(14) 烟斗				
(15) 梳子				
(16) 橡皮筋				
(17) 汤匙				
(18) 透明胶纸卷				
(19) 叉				
(20) 火柴				
总分				

B. 自发命名(1 分钟 动物 最高 20 分)

C. 完成句子(10 分,音素错给 1 分)

Ⅲ 句子和答案

句子	答案	评分	言语特征
(1) 草是……的	绿		
(2) 糖是……的	甜或白		
(3) 玫瑰是红的,紫罗兰是……的	蓝紫		
(4) 他们打架打得像猫和……一样	狗		
(5) 腊八是在农历……月	12 月		
总分			

续表

D. 反应命名(10分,音素错给1分)

Ⅲ 问题及答案

问题	答案	评分	言语特征
(1) 你用什么写字?	钢笔或铅笔、毛笔		
(2) 雪是什么颜色的?	白色		
(3) 每星期有几天?	7天		
(4) 护士在哪里工作?	医院		
(5) 你在哪里买邮票?	邮局、商店		
总分			

5. 阅读

A. 句子的阅读理解(40分)

内容	评分	言语特征
(1) 雨是——(蓝色的、湿的、金属、海)	2	
(2) 士兵拿着——(枪、射击、玩笑、食品)	2	
(3) 老王修理汽车和卡车,他是一个——(裁缝、机器、机械师、公共汽车)	4	
(4) 老师每年秋季返回学校,他们教——(树叶、孩子们、春天、书)	4	
(5) 铁锹和锯是常用的工具,他们有的部分是用——(农民、森林、金属、剪)做的	6	
(6) 农民常种小麦、棉花和其他粮食,他们也种——(煤、拖拉机、地球、蔬菜)	6	
(7) 可利用的能量是比较多的,由于石油缺乏,许多国家开始改变能源,如——(开水、银行、太阳能、经济)	8	
(8) 泰坦尼克号是一艘游轮,被认为不会沉没,但它与冰山碰撞,于1912年沉没,一千多人死亡假如没有——,它就不会沉没。(失去动力,严重损坏,载旅客,往西航行)	8	

B. 阅读指令(共20分)

内容	朗读	执行	言语特征
(1) 举起你的手	1	1	
(2) 挥手再见	1	1	
(3) 闭上眼睛	1	1	
(4) 用脚画一个十字	2	2	
(5) 指椅子,然后指门	2	2	
(6) 拿起铅笔,点3下,然后放回原处	3	3	

A+B>50分,停止。100-2×(60-得分)

续表

C. 书面单词与物品搭配(每项1分,共6分)

内容	评分	备注	内容	评分	备注
茶杯			梳子		
铅笔			花		
火柴			螺丝刀		

D. 书面单词与画搭配(每项1分,共6分)

内容	评分	备注	内容	评分	备注
花			火柴		
茶杯			螺丝刀		
梳子			铅笔		

E. 画与书面单词搭配(每项1分,共6分)

内容	评分	备注	内容	评分	备注
茶杯			梳子		
铅笔			花		
火柴			螺丝刀		

F. 口语单词与书面单词搭配(每项1分,共4分)

内容					备注
塔	花	树	力量	花园	
缆	寓言	桌子	椅子	衣服	
钱	保姆	钱包	皮革	护士	
柳树	窗户	草	门	冬季	

G. 字母辨别(每项1分,共6分)

内容	评分	备注	内容	评分	备注
J			F		
B			K		
M			D		

H. 口头拼写,识别单词(每项1分,共6分)

内容	评分	备注	内容	评分	备注
没有			鼻子		
锤子			狗		
棕色			电话		

I. 听写(每项1分,共6分)

内容	评分	备注	内容	评分	备注
上面			猫		
池			房子		
铅笔			政府		

6. 书写

A. 按要求书写(每字 1 分,拼写错误、语序错误扣半分,最高 6 分)

	得分	备注
姓名		
地址		

B. 书写表达(最高 34 分)

摆出郊游画,指导患者"就画中进行的事写一个故事",允许 3min。鼓励写句子。完整描述给 34 分。有 6 个或 6 个以上单词的,每个完整的句子给 8 分,不完整句子或短句中的每一个正确的单词给 1 分。每一个;拼写或语序错误扣半分。孤立的单词给 1 分,最多给 10 分。

C. 听写(完整句子 10 分,每一正确单词给分,每一拼写或语序错误扣半分。)

	得分	备注
把 5 打饮料罐装满放进我的盒子。		

A、B、C 分数 >40,终止,以 2× 得分记。

D. 听写或看实物后写出(共 10 分)

	实物	提示	得分		实物	提示	得分
枪 1				手表 2			
鼻子 1				锤子 2			
电话 2				螺丝刀 2			

E. 字母表和数字 0~20(每一个 0.5 分)

	得分	备注
字母 12.5		
数字 10		

F. 听写字母和数字(字母 0.5 分,数字 1 分)

	得分	备注		得分	备注		得分	备注
D			M			J		
B			F			5		
61			32			700		
1 867								

G. 抄写一个句子的单词(正确单词一个 1 分,完整句子 10 分,错字扣 0.5 分)

	得分	备注
把 5 打饮料罐装满放进我的盒子		

7. 运用(最高 60 分)

动作	完成 (3分)	近似或 模仿 (2分)	仿似或 实物 (1分)	失败 (0分)	备注	动作	完成 (3分)	近似或 模仿 (2分)	仿似或 实物 (1分)	失败 (0分)	备注
握拳						敬礼					
挥手再见						抓头					
捻手指						伸舌					
闭眼						吹哨					
闻花						吹熄火柴					
用梳子梳头						用牙刷刷牙					
用汤匙喝汤						用锤子钉钉子					
用钥匙开锁						假装驾驶汽车					
假装敲门和开门						假装折纸					
假装点烟						假装弹钢琴					

8. 结构能力,视空间能力和计算能力

A. 画画(最高 30 分)

圆圈	完整 2	弧线 1		立方体	正确 5	角度不当扣 1	画出 9条线 1		
方形	闭合方形 2	4 条线 1		钟	正确 5	小部分数字缺如 4	全部数字无指针 3	大部分数字缺如或在圆外 2	只有圆圈 1
树	正确 3	对称 2	不对称 1	房子	完整透视 5	缺乏透视扣 1	遗失细节扣 1	近似 2	
画人	完整对称 5	遗失一部位扣 1	近似 1	两分线	每偏 5mm扣 0.5 分				

B. 积木设计(共 9 分,60s 内满分,时间延长 2/3 分,4 积木放一起 1/3 分)

___分

示范

___分

1.5 分

___分

3 分

___分

4.5 分

C. 计算(每题 2 分)

5+4=(9、20、1、8)	6+2=(4、12、8、3)	4+3=(6、12、7、4)	6-2=(8、4、12、3)	9-7=(16、2、5、63)	8-3=(5、3、24、11)
4×2=(7、2、8、6)	5×3=(6、2、8、15)	6×7=(2、11、42、25)	8÷4=(12、2、32、4)	64÷8=(13、56、8、72)	18÷3=(4、21、15、6)
总分					

Ⅲ 评分标准

0 分:完全无信息

1 分:只有不完全的反应,如仅说出姓或名等

2 分:前 6 题中,仅有 1 题回答正确

3 分:前 6 题中,仅有 2 题回答正确

4 分:前 6 题中,有 3 题回答正确

5 分:前 6 题中,有 3 题回答正确,并对图画有一些反应

6 分:前 6 题中,有 4 题回答正确,并对图画有一些反应

7 分:前 6 题中,有 4 题回答正确,对图画至少有 6 项说明

8 分:前 6 题中,有 5 题回答正确,对图画有不够完整的描述

9 分:前 6 题中,全部回答正确,对图画几乎能完全地描述,即至少能命名出人物或动作共 10 项,可能有迂回说法

10 分:前 6 题回答完全正确,有正常长度和复杂的句子来描述图画,对图画有合情合理的完整描述

Ⅳ 中流畅度、语法能力和错语的检查评分标准

0 分:完全无词或仅有短而无意义的言语

1 分:以不同的音调反复刻板的言语,有一些意义

2 分:说出一些单个的词,常有错语、费力和迟疑

3 分:流畅反复的话或咕哝,有极少量奇特语

4 分:踌躇,电报式的言语,大多数为一些单个的词,常有错词,但偶有动词和介词短语,仅有"噢,我不知道"等自发言语

5 分:电报式的、有一些文法结构的较为流畅的言语,错语仍明显,有少数陈述性句子

6 分:有较完整的陈述句,可出现正常的句型,错语仍有

7 分:流畅,可能滔滔不绝,在 6 分的基础上可有句法和节律与汉语相似的音素奇特语,伴有不同的音素错语和新词症

8 分:流畅,句子常完整,但可与主题无关,有明显的找词困难和迂回说法,有语义错语,可有语义奇特语

9 分:大多数是完整的与主题有关的句子,偶有踌躇和 / 或错语,找词有些困难,可有一些发音错误

10 分:句子有正常的长度和复杂性,无确定的缓慢、踌躇或发音困难,无错语

二、汉语标准失语症检查表(中康法)

汉语标准失语症检查表见表 3-4-2。

表 3-4-2 汉语标准失语症检查表(中康法)

检查前,通过问患者以下问题,了解患者的一般言语状况

1 姓名	7 学历
2 住址	8 爱好
3 出生日期(年、月)	9 主诉
4 年龄	10 发病前后语言状况
5 家庭成员	11 发病时状况
6 职业史	12 方言

(一) 听

1. 名词的理解

说明:"请指出来是哪个图"?

误答或 15 秒后无反应重复提问一次。

6 分:3 秒内回答正确。

5 分:15 秒内回答正确。

3 分:提示后回答正确。

1 分:提示后回答不正确。

中止 A:3 分以下,连续错两题。

问题	1	2	3	4	5	6	7
1 西瓜							
2 鱼							
3 自行车							
4 月亮							
5 椅子							
6 电灯							
7 火							
8 钟表							
9 牙刷							
10 楼房							

中止 B:全检。

2. 动词的理解

说明和打分同上。

问题	1	2	3	4	5	6	7
1 飞							
2 睡							
3 喝水							
4 跳舞							
5 穿衣							
6 敲							
7 坐							
8 游泳							
9 哭							
10 写							

中止 B：全检。

3. 句子的理解

说明："请指出来是哪个图"？

误答或 15 秒后无反应重复提问一次。

6 分：3 秒内回答正确。

5 分：15 秒内回答正确。

3 分：提示后回答正确。

1 分：提示后回答不正确。

中止 A：3 分以下，连续错 5 题。

问题	1	2	3	4	5	6	7
1 水开了							
2 孩子们堆了一个大雪人							
3 男孩洗脸							
4 男孩付钱买药							
5 老人扶着拐杖独自过人行横道							
6 两个孩子在讨论书上的图画							
7 男孩子在湖上划船							
8 小男孩的左臂被车门夹住了							
9 一个男演员边弹边唱							
10 护士准备给男孩打针							

中止 B：分项目 1 或 2 中 6 和 5 分在 5 题以下。

4. 执行口头命令

（患者）

钢笔	剪子	牙刷	镜子	盘子
手帕	牙膏	钱（硬币）	梳子	钥匙

（检查者）

说明："请按我说的移动物品，请注意听"。超过两单位错误或 15 秒后无反应需提示（重复提问一次）。

6 分：3 秒内回答正确。

5 分：15 秒内回答正确。

4 分：15 秒内回答但有错误。

3 分：提示后回答正确。

2 分：提示后不完全反应。

1 分：提示后回答不正确。

中止 A：4 分以下，连续答错 5 题。

问题	1	2	3	4	5	6	7
1 把梳子和剪子拿起来							
2 把钢笔放在盘子旁边							
3 用牙刷碰三下盘子							
4 把牙膏放在镜子上							
5 把钥匙和钱放在手帕上							
6 把盘子扣过来再把钥匙拿起来							
7 摸一下镜子然后拿起梳子							
8 把钱放在牙膏前面							
9 把剪子和牙刷换个位置，再把镜子翻过来							
10 把钢笔放在盘子里，再拿出来放在牙膏和钱之间							

中止 B：分项目 2 中 6 和 5 分在 6 题以下或 3 中 6 和 5 分在 5 题以下。

（二）复述

5. 名词

说明："请模仿我说的话，我只说一遍，请注意听"。

6 分：3 秒内复述正确。

5 分：15 秒内复述正确。

4 分：15 秒复述出，不完全反应。

3 分：提示后复述正确。

2 分：提示后回答同 4 分结果。

1 分：提示后反应在 2 分以下。

中止 A:4 分以下,连续错 3 题。

问题	1	2	3	4	5	6	7
1 自行车							
2 楼房							
3 西瓜							
4 月亮							
5 电灯							
6 牙刷							
7 钟表							
8 鱼							
9 椅子							
10 火							

中止 B:全检。

6. 动词(说明和打分同上)

问题	1	2	3	4	5	6	7
1 坐							
2 哭							
3 睡							
4 游泳							
5 穿衣							
6 喝水							
7 写							
8 飞							
9 敲							
10 跳舞							

中止 B:全检。

7. 句子

说明:"请模仿我说的话,我只说一遍,请注意听"。

中止 A:4 分以下,连续错 3 题。

问题	1	2	3	4	5	6	7
1 护士 / 准备 / 给男孩 / 打针							
2 男孩 / 洗 / 脸							
3 一个 / 男演员 / 边弹 / 边唱							
4 孩子们 / 堆了 / 一个 / 大雪人							

续表

问题	1	2	3	4	5	6	7
5 水 / 开 / 了							
6 小男孩 / 的左臂 / 被 / 车门 / 夹住了							
7 男孩子 / 在湖上 / 划船							
8 两个 / 孩子 / 在讨论 / 书上的 / 图画							
9 男孩 / 付钱 / 买药							
10 老人 / 拄着 / 拐杖 / 独自过 / 人行横道							

中止 B:分项目 5 或 6 中 6 和 5 分在 6 题以下。

(三) 说

8. **命名**　说明:"这个是什么"?

6 分:3 秒内回答正确。

5 分:15 秒内回答正确。

4 分:15 秒内回答,不完全反应。

3 分:提示后回答正确。

2 分:提示后不完全反应。

1 分:提示后回答不正确。

中止 A:4 分以下,连续错 3 题。

问题	1	2	3	4	5	6	7
1 月亮							
2 电灯							
3 鱼							
4 火							
5 椅子							
6 牙刷							
7 楼房							
8 自行车							
9 钟表							
10 西瓜							

中止 B:全检。

9. **动作说明**

说明:"这个人(他、它)在干什么"?（其他同理）

问题	1	2	3	4	5	6	7
1 喝水							
2 跳舞							
3 敲							
4 穿衣							
5 哭							
6 写							
7 睡							
8 飞							
9 坐							
10 游泳							

中止 B:全检。

10. 画面说明

说明:"这幅画描写的是什么"？（打分同 8）

中止 A:4 分以下,连续错 4 题。

问题	1	2	3	4	5	6	7
1 男孩付钱买药							
2 孩子们堆了一个大雪人							
3 水开了							
4 男孩洗脸							
5 老人拄着拐杖独自过人行横道							
6 一个男演员边弹边唱							
7 护士准备给男孩打针							
8 小男孩的左臂被车门夹住了							
9 男孩子在湖上划船							
10 两个孩子在讨论书上的图画							

中止 B:分项目 8 或 9 中 6 和 5 分在 5 题以下。

11. 漫画说明

说明:"请把这个漫画描述出来" 限时 5 分钟

6 分:基本含义包括(撞、起包、锯、高兴等)流利、无语法错误。

5 分:基本含义包括,有少许语法错误,如形容词,副词等。

4 分:三个图基本含义正确,有一些语法错误。

3 分:两个图基本含义正确,有一些语法错误。

2 分:一个图基本含义正确,只用单词表示。

1 分:以上基本含义正确,相关词均无。

中止 A:1 分钟未说出有意义的词语。

问题	反应
1	
2	
3	
4	

中止 B:分项 8 或 9 中 6 和 5 分在 6 题以下,分项 10 在 2 题以下。

12. 水果列举

说明:请在 1 分钟内尽可能多地说出水果的名字,例如:苹果、香蕉……

打分:每说出一个水果名字 1 分。限时:1 分钟。

中止 B:分项 8 或 9 中 6 分和 5 分在 3 题以下,分项 10 在 2 题以下。得分:

(四) 出声读

13. 名词

说明:"请读出声"。

6 分:3 秒内读正确。

5 分:15 秒内读正确。

4 分:15 秒内读,不完全反应。

3 分:提示后读正确。

2 分:提示后不完全反应。

1 分:提示后读错。

中止 A:4 分以下,连续错两题。

问题	得分
1 楼房	
2 牙刷	
3 钟表	
4 火	
5 电灯	
6 椅子	
7 月亮	
8 自行车	
9 鱼	
10 西瓜	

中止 B:全检。

14. 动词

（说明和打分同上）

问题	得分
1 写	
2 哭	
3 游泳	
4 坐	
5 敲	
6 穿衣	
7 跳舞	
8 喝水	
9 睡	
10 飞	

中止 B：全检。

15. 句子

说明："请读出声"

6 分：10 秒内读正确。

5 分：30 秒内读正确。

4 分：30 秒内读，不完全反应。

3 分：提示后读正确。

2 分：提示后不完全反应。

1 分：提示后错读。

中止 A：4 分以下，连续错 2 题。

问题	得分
1 水 / 开 / 了	
2 男孩 / 洗 / 脸	
3 男孩 / 付钱 / 买药	
4 孩子们 / 堆了 / 一个 / 大雪人	
5 老人 / 拄着 / 拐杖 / 独自过 / 人行横道	

中止 B：分项目 13 或 14 中 6 和 5 分在 5 题以下。

（五）阅读

16. 名词

说明："这个卡片上写的是哪个图"？

6 分：3 秒内正确指出。

5分:15秒内正确指出。

3分:提示后正确指出。

1分:提示后指错。

中止A:3分以下,连续错2题。

问题	得分
1 鱼	
2 西瓜	
3 电灯	
4 月亮	
5 火	
6 钟表	
7 自行车	
8 椅子	
9 楼房	
10 牙刷	

中止B:全检。

17. 动词

(说明和打分同上)

问题	得分
1 敲	
2 游泳	
3 跳舞	
4 喝水	
5 穿衣	
6 坐	
7 飞	
8 哭	
9 睡	
10 写	

中止B:全检。

18. 句子

说明:"这个卡片上写的是哪个图"?

6分:10秒内正确指出。

5分:20秒内正确指出。

3分:提示后正确指出。

1分:提示后指错。

中止A:3分以下,连续错5题。

问题	得分
1 水开了	
2 两个孩子在讨论书上的图画	
3 孩子们堆了一个大雪人	
4 男孩付钱买药	
5 男孩洗脸	
6 男孩在湖上划船	
7 小男孩的左臂被车门夹住了	
8 老人拄着拐杖独自过人行横道	
9 护士准备给男孩打针	
10 一个男演员边弹边唱	

中止B:分项目16或17中6和5分在5题以下。

19. 执行文字命令

(患者)

钢笔	剪子	牙刷	镜子	盘子
手帕	牙膏	钱(硬币)	梳子	钥匙

(检查者)

说明:"请按文字命令移动物品"。

6分:10秒内移动物品正确。

5分:20秒内移动正确。

4分:20秒内移动,不完全反应。

3分:提示后移动正确。

2分:提示不完全反应。

1分:提示后移动错误。

中止A:4分以下,连续错5题。

问题	得分
1 把梳子和剪子拿起来	
2 把钢笔放在盘子旁边	
3 把镜子扣过来再把钥匙拿起来	
4 用牙刷碰三下盘子	
5 把钥匙和钱放在手帕上	
6 把牙膏放在镜子上	

问题	得分
7 摸一下镜子然后拿起梳子	
8 把剪子和牙刷换个位置,再把镜子翻过来	
9 把钱放在牙膏前面	
10 把钢笔放在盘子里,再拿出来放在牙膏和钱之间	

中止 B:分项目 17 中 6 和 5 分在 6 题以下。18 中 5 题以下。

(六) 抄写

20. 名词

说明:"请看好这些词并记住,然后写下来"

6 分:3 秒内抄写正确。(非利手可延长时间)

5 分:15 秒内抄写正确。

4 分:15 秒内抄写不完全正确。

3 分:提示后抄写正确。

2 分:提示后不完全反应。

1 分:提示后抄写错误。

中止 A:4 分以下,连续错 2 题。

问题	得分
1 西瓜	
2 自行车	
3 楼房	
4 牙刷	
5 月亮	

中止 B:全检。

21. 动词

(说明和打分同上)

问题	得分
1 游泳	
2 飞	
3 睡	
4 写	
5 喝水	

中止 B:全检。

22. 句子

说明:同分项目 20 和 21,只是反应时间延长 10 秒(6 分)和 30 秒(5 分)。

问题	得分
1 男孩 / 洗 / 脸	
2 水 / 开 / 了	
3 孩子们 / 堆了 / 一个 / 大雪人	
4 男孩 / 在湖上 / 划船	
5 老人 / 拄着 / 拐杖 / 独自过 / 人行道	

中止 B:分项目 21 或 22 中 6 和 5 分在 3 题以下。

(七) 描写

23. 命名书写

说明:"这个图是什么,用文字写下来"。

6 分:10 秒内书写正确。(非利手可延长时间)

5 分:30 秒内书写正确。

4 分:30 秒内不完全反应。

3 分:提示后书写正确。

2 分:提示后不完全正反应。

1 分:提示后书写错误。

中止 A:4 分以下,连续错 2 题。

问题	得分
1 电灯	
2 月亮	
3 楼房	
4 自行车	
5 钟表	
6 牙膏	
7 椅子	
8 鱼	
9 火	
10 西瓜	

中止 B:全检。

24. 动作描写

说明："这个人(他、它)在干什么" 其他同上。

问题	得分
1 跳舞	
2 喝水	
3 睡	
4 飞	
5 坐	
6 写	
7 哭	
8 敲	
9 穿衣	
10 游泳	

中止 B：全检。

25. 画面描写

说明："用一句话描写出这幅图"

6分：15秒内书写正确。(非利手可延长时间)

5分：30秒内书写正确。

4分：30秒内书写不完全反应。

3分：提示后书写正确。

2分：提示后书写不完全反应。

1分：提示后书写错误。

中止 A：4分以下，连续错2题。

问题	得分
1 孩子们堆了一个大雪人	
2 男孩付钱买药	
3 护士准备给男孩打针	
4 小男孩的左臂被车门夹住了	
5 男孩在湖上划船	
6 一个男演员边弹边唱	
7 水开了	
8 男孩洗脸	
9 两个孩子在讨论书上的图画	
10 老人拄着拐杖独自过人行横道	

中止 B：分项目 23 或 24 中 6 和 5 分在 5 题以下。

26. 漫画描写

说明:"请按照漫画的意思写出"

6分:基本含义包括(撞、起包、锯、高兴等)流利、无语法错误。

5分:基本含义包括,有少许语法错误,如形容词,副词等。

4分:三个图基本含义正确,有一些语法错误。

3分:两个图基本含义正确,有许多语法错误。

2分:一个图基本含义正确,只用单词表示。

1分:以上基本含义及相关词均无。

中止A:此题无限制时间,但1分钟未写出有意义的文字中止。

问题	反应
1	
2	
3	
4	

中止B:分项目23或24中6和5分在6题以下,分项25在2题以下。

(八) 听写

27. 名词

说明:"请将我说的话写出来"

6分:10秒内书写正确。(非利手可延长时间)

5分:30秒内书写正确。

4分:30秒内书写不完全反应。

3分:提示后书写正确。

2分:提示后不完全反应。

1分:提示后书写错误。

中止A:4分以下,连续错2题。

问题	得分
1 楼房	
2 钟表	
3 电灯	
4 月亮	
5 鱼	

中止B:全检。

28. 动词

(说明和打分同上)

问题	得分
1 写	
2 游泳	
3 敲	
4 跳舞	
5 睡	

中止 B：分项目 27 中 6 和 5 分在 3 题以下。

29. 句子

(说明和打分同上)

开始写的时间由 10 秒延长至 15 秒(6 分)。

问题	得分
1 水 / 开 / 了	
2 男孩 / 洗脸	
3 男孩 / 在湖上 / 划船	
4 一个 / 男演员 / 边弹 / 边唱	
5 老人 / 拄着 / 拐杖 / 独自过 / 人行横道	

中止 B：分项目 27 中 6 和 5 分在 3 题以下。

(九) 计算

30. 计算

说明：对 1 题给 1 分

中止 A：+，−，×，÷ 各项错 2 题中止该项。

1 + 2	4 + 7	27 + 5	35 + 27	135 + 267
4 − 1	16 − 7	32 − 9	87 − 38	306 − 186
2 × 4	3 × 5	16 × 3	52 × 32	57 × 26
2) 4	7) 63	6) 102	17) 714	32) 1 332

第五章 精神心理状态的评估

一、综合医院焦虑/抑郁(HAD)情绪测定表

综合医院焦虑/抑郁(HAD)情绪测定表见表 3-5-1。

表 3-5-1 综合医院焦虑/抑郁(HAD)情绪测定表

情绪对大多数疾病的发生、发展起着重要作用,如果医生了解你的情绪变化,就可以更加全面地了解你的病情,从而给你更多的帮助。这个测定表是专门设计用来帮助医生了解你的情绪,借以辅助判断是否存在心理问题。请阅读以下各个项目,将其中最符合你近两周以来的情绪的答案勾出。对这些题不要作过多的考虑,对每个问题立即得出答案比考虑后再回答更为准确。

题目编号	题目名称	选项
1	我感到紧张或痛苦	选项:几乎所有时候,分数:3 选项:大多时候,分数:2 选项:有时,分数:1 选项:根本没有,分数:0
2	我感到有些害怕,好像预感到有什么可怕的事情要发生	选项:非常肯定和十分严重,分数:3 选项:是的,但并不太严重,分数:2 选项:有一点,但并不使我苦恼,分数:1 选项:根本没有,分数:0
3	我心中充满烦恼	选项:大多数时间,分数:3 选项:常常如此,分数:2 选项:时时,但并不经常,分数:1 选项:偶然如此,分数:0
4	我能够安闲而轻松地坐着	选项:肯定,分数:0 选项:经常,分数:1 选项:并不经常,分数:2 选项:根本没有,分数:3
5	我感到一种令人发抖的恐惧	选项:根本没有,分数:0 选项:有时,分数:1 选项:很经常,分数:2 选项:非常经常,分数:3

续表

题目编号	题目名称	选项
6	我有点坐立不安,好像感到非要活动不可	选项:确实非常多,分数:3 选项:是不少,分数:2 选项:并不多,分数:1 选项:根本没有,分数:0
7	我突然有恐惧感	选项:确实很经常,分数:3 选项:时常,分数:2 选项:并非经常,分数:1 选项:根本没有,分数:0

结论序号	分数	结论
1	0~7	经过检测您【无焦虑】,希望您继续保持良好的心情。(以上测试结果仅供参考)
2	8~10	经过检测您为【轻度焦虑】,为了您和家人的幸福,建议您联系我们,进行更专业的检测。(以上测试结果仅供参考)
3	11~14	经过检测您为【中度焦虑】,为了您和家人的幸福,建议您联系我们,进行更专业的检测。(以上测试结果仅供参考)
4	15~21	经过检测您为【严重焦虑】,为了您和家人的幸福,建议您联系我们,进行更专业的检测。(以上测试结果仅供参考)

二、汉密尔顿焦虑/抑郁量表

汉密尔顿抑郁量表见表 3-5-2。汉密尔顿焦虑量表见表 3-5-3。

表 3-5-2　汉密尔顿抑郁量表

症状	症状描述	得分
1) 抑郁心境	0= 无症状 1= 只在问到时才诉述 2= 在访谈中自发地描述 3= 不用言语也可以从表情、姿势、声音或欲哭中流露出这种情绪 4= 患者的自发言语和非言语表达(表情、动作),几乎完全表达为这种情绪	
2) 有罪感	0= 无症状 1= 责备自己,感到自己连累他人 2= 认为自己犯了罪,或反复思考以往的过失和错误 3= 认为目前的疾病是对自己错误的惩罚,或有罪恶妄想 4= 罪恶妄想伴有指责或威胁性幻觉	
3) 自杀	0= 无症状 1= 觉得活着没有意思 2= 希望自己已经死去,或常想到与死有关的事 3= 消极观念(自杀观念) 4= 有严重自杀行为	

续表

症状	症状描述	得分
4）入睡困难	0= 无症状 1= 主诉有时有入睡困难,即上床后半小时仍不能入睡 2= 主诉每晚均入睡困难	
5）睡眠不良	0= 无症状 1= 睡眠浅,多噩梦 2= 半夜(晚 12 点以前)曾醒来(不包括上厕所)	
6）早醒	0= 无症状 1= 有早醒,比平时早醒 1h,但能重新入睡 2= 早醒后无法重新入睡	
7）工作和兴趣	0= 无症状 1= 提问时才诉述； 2= 自发地直接或间接表达对活动、工作或学习失去兴趣,如感到无精打采,犹豫不决,不能坚持或需强迫才能工作或活动 3= 病室劳动或娱乐不满 3h 4= 因目前的疾病而停止工作,住院者不参加任何活动或者没有他人帮助便不能完成病室日常事务	
8）迟缓	0= 无症状 1= 精神检查中发现轻度迟缓 2= 精神检查中发现明显迟缓 3= 精神检查进行困难 4= 完全不能回答问题(木僵)	
9）激越	0= 无症状 1= 检查时有些心神不定 2= 明显的心神不定或小动作多	
10）精神性焦虑	0= 无症状 1= 及时诉述 2= 自发地表达 3= 表情和言谈流露出明显的忧虑 4= 明显惊恐	
11）躯体性焦虑	0= 无症状 1= 轻度 2= 中度,有肯定的躯体性焦虑症状 3= 重度,躯体性焦虑症状严重,影响生活或需加处理 4= 严重影响生活和活动	
12）胃肠道症状	0= 无症状 1= 食欲减退,但不需他人鼓励便自行进食 2= 进食需他人催促或请求和需要应用泻药或助消化药	
13）全身症状	0= 无症状 1= 四肢、背部或颈部有沉重感,背痛、头痛、肌肉疼痛,全身乏力或疲倦 2= 症状明显	

续表

症状	症状描述	得分
14）性症状	0= 无症状 1= 轻度 2= 重度 3= 不能肯定，或该项对被评者不适合（不计入总分）	
15）疑病	0= 无症状 1= 对身体过分关注 2= 反复思考健康问题 3= 有疑病妄想 4= 伴幻觉的疑病妄想	
16）体重减轻	0= 无症状 1= 一周内体重减轻 500g 以上 2= 一周内体重减轻 1 000g 以上	
17）自知力	0= 知道自己有病，表现为抑郁 1= 知道自己有病，但归于伙食太差、环境问题、工作太忙、病毒感染或需要休息等 2= 完全否认有病	

注：<7 分为正常；7~17 分为轻度抑郁，患者表现为心境低落，精神萎靡，反应迟钝，言语缓慢，思维混乱，注意力难以集中，失眠或思卧；18~24 分为中度抑郁，除上述症状加重外，兴趣丧失，精力明显减退，持续疲乏，活动明显减少，联想困难，自我评价过低，食欲减退，情绪不稳；>24 分为重度抑郁，除以上症状加重外，常有精神运动明显迟滞，过分自责或内疚感，可达妄想程度，体重明显下降，性欲全失，反复死亡或自杀念头。

表 3-5-3　汉密尔顿焦虑量表

症状	症状描述	得分				
焦虑心境	担心、担忧，感到有最坏的事情将要发生，容易激惹	0	1	2	3	4
紧张	紧张感、易疲劳、不能放松，情绪反应，易哭、颤抖、感到不安	0	1	2	3	4
害怕	害怕黑暗、陌生人、一人独处、动物、乘车或旅行及人多的场合	0	1	2	3	4
失眠	难以入睡、易醒、睡得不深、多梦、梦魇、夜惊、醒后感疲倦	0	1	2	3	4
认知功能	或称记忆、注意障碍。注意力不能集中，记忆力差	0	1	2	3	4
抑郁心境	丧失兴趣、对以往爱好缺乏快感、抑郁、早醒、昼重夜轻	0	1	2	3	4
躯体性焦虑：肌肉系统	肌肉酸痛、活动不灵活、肌肉抽动、肢体抽动、牙齿打颤、声音发抖	0	1	2	3	4
躯体性焦虑：感觉系统症状	视物模糊、发冷发热、软弱无力感、浑身刺痛。	0	1	2	3	4
心血管系统症状	心动过速、心悸、胸痛、血管跳动感、昏倒感、心搏脱漏	0	1	2	3	4
呼吸系统症状	胸闷、窒息感、叹息、呼吸困难	0	1	2	3	4

续表

症状	症状描述	得分				
胃肠道症状	吞咽困难、嗳气、消化不良(进食后腹痛、胃部烧灼痛、腹胀、恶心、胃部饱感)肠鸣、腹泻、体重减轻、便秘	0	1	2	3	4
生殖泌尿系统症状	尿意频数、尿急、停经、性冷淡、过早射精、勃起不能、阳痿	0	1	2	3	4
植物神经系统症状	口干、潮红、苍白、易出汗、易起"鸡皮疙瘩"、紧张性头痛、毛发竖起	0	1	2	3	4
会谈时行为表现	(1)一般表现:紧张、不能松弛、忐忑不安、咬手指、紧紧握拳、摸弄手帕、面肌抽动、不停顿足、手发抖、皱眉、表情僵硬、肌张力高、叹息样呼吸、面色苍白 (2)生理表现:吞咽、打呃、安静时心率快、呼吸快(20次/min以上)、腱反射亢进、震颤、瞳孔放大、眼睑跳动、易出汗、眼球突出	0	1	2	3	4
总分						

注:所有项目采用0~4分的5级评分法,各级的标准为:"0"为无症状,"1"为轻,"2"为中等,"3"为重,"4"为极重。总分超过29分,可能为严重焦虑;超过21分,肯定有明显焦虑;超过14分,肯定有焦虑;超过7分,可能有焦虑;如小于6分,患者就没有焦虑症状,一般划界分,HAMA 14项分界值为14分。

三、PHQ-9 抑郁筛查表

该量表0~4分:没有抑郁症;5~9分:可能有轻微抑郁症;10~14分:可能有中重度抑郁症;15~19分:可能有中重度抑郁症;20~27分:可能有重度抑郁症(表3-5-4)。

表 3-5-4　PHQ-9 抑郁筛查表

在过去两周里,你生活中以下症状出现的频率有多少? 把相应的数字总和加起来。

序号	项目	没有	有几天	一半以上时间	几乎每天
1	做事时提不起劲或没有兴趣	0	1	2	3
2	感到心情低落,沮丧或绝望	0	1	2	3
3	入睡困难、睡不安稳或睡眠过多	0	1	2	3
4	感觉疲倦或没有活力	0	1	2	3
5	食欲不振或吃太多	0	1	2	3
6	觉得自己很糟或觉得自己很失败,或让自己、家人失望	0	1	2	3
7	对事物专注有困难,例如看报纸或看电视时	0	1	2	3
8	行动或说话速度缓慢到别人已经察觉;或刚好相反——变得比平日更烦躁或坐立不安,动来动去	0	1	2	3
9	有不如死掉或用某种方式伤害自己的念头	0	1	2	3

四、康奈尔老年痴呆抑郁量表

康奈尔老年痴呆抑郁量表见表 3-5-5。

表 3-5-5　康奈尔痴呆抑郁量表（CSDD）

表现	分值
A 与情绪有关的表现	
1. 焦虑（焦急的表情,忧虑,担心）	0　1　2　9
2. 悲伤（悲伤的表情,悲伤的声音,哭泣）	0　1　2　9
3. 对愉快事件无反应	0　1　2　9
4. 易激动（易怒,性子急）	0　1　2　9
B 行为障碍	
5. 激越（坐立不安,搓手,拉头发）	0　1　2　9
6. 迟缓（行动缓慢,言语缓慢,反应迟钝）	0　1　2　9
7. 多种躯体症状（若只有胃肠道症状记 0 分）	0　1　2　9
8. 兴趣缺乏（很少参加一般活动,只对急性变化记分,如一个月之内）	0　1　2　9
C 躯体表现	
9. 食欲减退（饮食比平时少）	0　1　2　9
10. 体重减轻（若 1 个月内体重减轻超过 2.25kg 记 2 分）	0　1　2　9
11. 精力减退（易疲劳,不能耐受活动,只对急性变化记分,如一个月之内）	0　1　2　9
D 周期性功能	
12. 白天情绪变化大（早晨症状重）	0　1　2　9
13. 难以入睡（比平常入睡晚）	0　1　2　9
14. 入睡后易醒	0　1　2　9
15. 早醒（早晨比平时醒得早）	0　1　2　9
E 观念障碍	
16. 自杀（感觉生活没有意义,有自杀愿望或企图）	0　1　2　9
17. 不自信（自责,缺乏自尊,挫败感）	0　1　2　9
18. 悲观（对事物发展缺乏信心）	0　1　2　9
19. 心境近乎妄想（幻想贫困、疾病、损失）	0　1　2　9

注:1. 评分制:0= 无　1= 轻微或间歇　2= 严重　9= 不能评价。

2. 评估应以访问前一周出现的症状和体征为基础,如果是由于身体残疾或疾病引起的症状不予计分。得分 >8 分表明存在抑郁。

五、自尊量表（SES）

该量表由 4 个正向计分和 6 个反向计分的条目组成。25 分以下为低自尊,26~32 为中等自尊,33 以上为高自尊（表 3-5-6）。

表 3-5-6 自尊量表(SES)

指导语:这个量表是用来了解您是怎样看待自己的。请仔细阅读下面的句子,选择最符合您情况的选项。请注意,这里要回答的是您实际上认为您自己怎样,而不是回答您认为您应该怎样。答案无正确与错误或好与坏之分,请按照您的真实情况来描述您自己。您的回答绝对不会向外泄露,因此您完全不必要有这方面的顾虑。请您注意要保证每个问题都做了回答,且只选一个答案。谢谢您的合作!

选项:A.非常符合 B.符合 C.不符合 D.很不符合

表现	选项及分值			
	非常符合	符合	不符合	很不符合
1. 我感到我是一个有价值的人,至少与其他人在同一水平上	4	3	2	1
2. 我感到我有许多好的品质	4	3	2	1
3. 归根结底,我倾向于觉得自己是一个失败者	1	2	3	4
4. 我能像大多数人一样把事情做好	4	3	2	1
5. 我感到自己值得自豪的地方不多	1	2	3	4
6. 我对自己持肯定态度	4	3	2	1
7. 总的来说,我对自己是满意的	4	3	2	1
8. 我希望我能为自己赢得更多尊重	4	3	2	1
9. 我确实时常感到自己毫无用处	1	2	3	4
10. 我时常认为自己一无是处	1	2	3	4

六、孤独量表纽芬兰纪念大学幸福度量表

幸福度是心理学中用来反映和评价老年人内部心理状况的常用概念。该量表由 24 个条目组成,10 个条目反映正性和负性情感,14 个条目反映正性和负性体验,其中 PA:正性情感,NA:负性情感,PE:一般正性体验,NE:一般负性体验,总的幸福度 =PA−NA+PE−NE。对每项回答"是",记 2 分,答"不知道",记 1 分,答"否",记 0 分。第 19 项回答"现在住地",记 2 分,"别的住地",记 0 分。第 23 项答"满意",记 2 分,"不满意",记 0 分。总分得分范围 −24~+24。为了便于计算,常加上常数 24,记分范围 0~48(表 3-5-7)。

表 3-5-7 孤独量表纽芬兰纪念大学幸福度量表(MUNSH)

序号	表现
1	你处于巅峰状态吗(PA)
2	你情绪很好吗(PA)
3	你对你的生活特别满意(PA)
4	你感到很走运吗(PA)
5	你烦恼吗(NA)
6	你非常孤独或与人疏远(NA)
7	你忧虑或非常不愉快(NA)

续表

序号	表现
8	担心,因为不知道将来会发生什么情况(NA)
9	你为自己目前的生活状态感到哀怨吗(NA)
10	一般来说,生活处境变得使你感到满意(PA)
11	这是你一生中最难受的时期(NE)
12	你像年轻时一样高兴(PE)
13	你所做的大多数事情都令人厌烦或单调(NE)
14	过去你感兴趣的事情,现在仍乐在其中吗(PE)
15	当你回顾你的一生时,你感到相当满意(PE)
16	随着年龄的增加,一切事情更加糟糕(NE)
17	你感到孤独的程度如何(NE)
18	今年一些事情使你烦恼(NE)
19	如果你能到你想住的地方去住,你愿意到那儿去住吗(PE)
20	有时你感到活着没意思(NE)
21	你现在像你年轻时一样高兴(PE)
22	大多数时候你感到生活是艰苦的(NE)
23	你对你当前的生活满意吗(PE)
24	你的健康情况和你的同龄人比与他们相同甚至还好些(PE)

第六章　日常生活活动能力评估

一、改良 Barthel 指数评定量表

改良 Barthel 指数评定量表包括 10 个项目,即进食、修饰、转移、如厕、大便控制、小便控制、穿衣、平面步行、上下楼梯和洗澡,共计 100 分。评定结果 >60 分者,提示有轻度功能障碍,能独立完成部分日常活动,需要部分帮助;41~60 分者,提示有中度功能障碍,需要极大的帮助方能完成日常生活活动;≤40 分者,提示有重度功能障碍,大部分日常生活不能完成或需他人帮助(表 3-6-1)。

表 3-6-1　改良 Barthel 指数评定量表

ADL 项目	完全依赖 1级/分	最大帮助 2级/分	中等帮助 3级/分	最小帮助 4级/分	完全独立 5级/分
进餐	0	2	5	8	10
洗澡	0	1	3	4	5
修饰(洗脸、刷牙、刮脸、梳头)	0	1	3	4	5
穿衣(包括系鞋带等)	0	2	5	8	10
大便控制	0	2	5	8	10
小便控制	0	2	5	8	10
用厕(包括拭净、整理衣裤、冲水)	0	2	5	8	10
床椅转移	0	3	8	12	15
平地行走	0	3	8	12	15
上下楼梯	0	2	5	8	10

二、工具性日常生活活动能力量表

工具性日常生活活动能力量表见表 3-6-2。

表 3-6-2　工具性日常生活活动能力量表（IADL）

以最近 1 个月的表现为准	
上街购物 3——独立完成所有购物要求 2——独立购买日常生活用品 1——每一次上街都需要有人陪 0——完全不会上街购物	勾选 1 或 0 者，列为失能项目
外出活动 4——能够自己开车或骑车 3——能够自己搭乘大众运输工具 2——能够自己搭乘计程车但不会搭乘大众运输工具 1——当有人陪同可搭乘计程车或大众运输工具 0——完成不能出门	勾选 1 或 0 者，列为失能项目
食物烹调 3——能独立计划、烹煮和摆设一顿适当的饭菜 2——如果准备好一切作料，会做一顿适当的饭菜 1——会将已做好的饭菜加热 0——需要别人把饭菜煮好、摆好	勾选 0 者，列为失能项目
家务维持 4——能做较繁重的家事或需偶尔家事协助（如搬动沙发、擦地板、洗窗户） 3——能做较简单的家事，如洗碗、铺床、叠被 2——能做家事，但不能达到可被接受的整洁程度 1——所有的家事都需要别人协助 0——完全不会做家事	勾选 1 或 0 者，列为失能项目
洗衣服 2——自己清洗所有衣物 1——只清洗小件衣物 0——完全依赖他人	勾选 0 者，列为失能项目
使用电话 3——独立使用电话，含电话簿、拨号等 2——仅可拨熟悉的电话号码 1——仅会接电话，不会拨电话 0——完全不会使用电话	勾选 1 或 0 者，列为失能项目
服用药物 3——能自己负责在正确的时间用正确的药物 2——需要提醒或少许协助 1——如果事先准备好服用药物的分量，可自行服用 0——不能自己服用药物	勾选 1 或 0 者，列为失能项目
处理财务能力 2——可以独立处理财务 1——可以处理日常的购买，但需要别人协助与银行往来或大宗买卖 0——不能处理钱财	勾选 0 者，列为失能项目

注：上街购物、外出活动、食物烹饪、家务维持、洗衣服等五项有三项以上需要协助者即为轻度失能。

三、功能独立性评定（FIM）量表

功能独立性测量评定量表见表 3-6-3。

表 3-6-3　功能独立性评定（FIM）量表

类别	评定项目	评分 / 分	合计 / 分
自理活动	进食		/42
	梳洗修饰		
	洗澡		
	上身更衣		
	下身更衣		
	如厕		
括约肌控制	排尿管理		/14
	排便管理		
转移	床椅转移		/21
	厕所移动		
	浴室移动		
行进	步行		/14
	上下楼梯		
交流认知	理解		/35
	表达		
	社会交往		
	问题解决		
	记忆		
总分			/126

注：每项满分均为 7 分。

四、失能患者日常生活活动能力评估

失能患者日常生活活动能力评估量表见表 3-6-4。

表 3-6-4　日常生活活动能力（ADL）量表（Barthel 指数）

项目	内容	评分标准	得分
大便	失禁	0	
	偶尔失禁或需要器具帮助	5	
	能控制；如果需要，能使用灌肠剂或栓剂	10	

续表

项目	内容	评分标准	得分
小便	失禁	0	
	偶尔失禁或需要器具帮助	5	
	能控制;如果需要,能使用集尿器	10	
修饰	需要帮助	0	
	独立洗脸、梳头、刷牙、剃须	5	
洗澡	依赖	0	
	自理	5	
入厕	依赖别人	0	
	需要部分帮助;在穿脱衣裤或使用卫生纸时需要帮助	5	
	独立用厕所或便盆,穿脱衣裤,冲洗或清洗便盆	10	
进食	依赖别人	0	
	需要部分帮助(如切割食物,搅拌食物)	5	
	能使用任何需要的装置,在适当的时间内独立进食	10	
穿衣	依赖	0	
	需要帮助,但在适当的时间内至少完成一半的工作	5	
	自理(系、开纽扣,关、开拉锁和穿脱支具)	10	
转移	完全依赖别人,不能坐	0	
	能坐,但需要大量帮助(2人)才能转移	5	
	需少量帮助(1人)或指导	10	
	独立从床到轮椅,再从轮椅到床,包括从床上坐起、刹住轮椅、抬起脚踏板	15	
行走	不能动	0	
	在轮椅上独立行动,能行走45m	5	
	需要1人帮助行走(体力或语言指导)45m	10	
	能在水平路面上行走45m,可以使用辅助装置,不包括带轮的助行器	15	
上下楼梯	不能	0	
	需要帮助和监督	5	
	独立,可以使用辅助装置	10	
总分			
评定者			
评定日期			

注:0~20分=极严重功能障碍;20~45分=严重功能障碍;50~70分=中度功能障碍;75~95分=轻度功能障碍;100分=ADL自理。

五、生活质量评价量表 SF-36

生活质量评价量表 SF-36 见表 3-6-5。

表 3-6-5 生活质量评价量表 SF-36

1. 总体来讲,您的健康状况是:
①非常好 ②很好 ③好 ④一般 ⑤差

2. 跟 1 年以前比您觉得自己的健康状况是:
①好多了 ②好一些 ③差不多 ④差一些 ⑤差多了
健康和日常活动:

3. 以下这些问题都和日常活动有关。请您想一想,您的健康状况是否限制了这些活动? 如果有限制,程度如何?
A. 限制很大 B. 有些限制 C. 毫无限制

项目	A	B	C
重体力活动(如跑步举重、参加剧烈运动等)	1	2	3
适度的活动(如移动一张桌子、扫地、打太极拳、做简单体操等)	1	2	3
手提日用品(如买菜、购物等)	1	2	3
上几层楼梯	1	2	3
上一层楼梯	1	2	3
弯腰、屈膝、下蹲	1	2	3
步行 1 500m 以上的路程	1	2	3
步行 1 000m 的路程	1	2	3
步行 100m 的路程	1	2	3
自己洗澡、穿衣	1	2	3

4. 在过去 4 周里,您的工作和日常活动有无因为身体健康的原因而出现以下这些问题?

项目	A(是)	B(否)
减少了工作或其他活动时间	1	2
本来想要做的事情只能完成一部分	1	2
想要干的工作或活动种类受到限制	1	2
完成工作或其他活动困难增多(比如需要额外的努力)	1	2

5. 在过去 4 周里,您的工作和日常活动有无因为情绪原因(如压抑或忧虑)而出现以下这些问题?

项目	A(是)	B(否)
减少了工作或活动时间	1	2
本来想要做的事情只能完成一部分	1	2
干事情不如平时仔细	1	2

续表

6. 在过去 4 周里,您的健康或情绪不好在多大程度上影响了您与家人、朋友、邻居或集体的正常社会交往?

5 完全没有影响　4 有一点影响　3 中等影响　2 影响很大　1 影响非常大

7. 在过去 4 周里,您有身体疼痛吗?

①完全没有　②有一点　③中等　④严重　⑤很严重(权重或得分依次为 6,5.4,4.2,3.1,2.2,1)

8. 在过去 4 周里,您的身体疼痛影响了您的工作和家务吗?

①完全没有　②有一点　③中等　④很大　⑤非常大(如果 7 无 8 无,权重或得分依次为 6,4.75,3.5,2.25,1.0;如果为 7 有 8 无,则为 5,4,3,2,1)

您的感觉:

9. 以下这些问题是关于过去 1 个月里您自己的感觉,对每一条问题所说的事情,您的情况是什么样的?

A. 所有的时间　B. 大部分时间　C. 比较多时间　D. 一部分时间　E. 小部分时间　F. 没有这种感觉

项目	A	B	C	D	E	F
您觉得生活充实	6	5	4	2	3	1
您是一个敏感的人	1	2	3	4	5	6
您的情绪非常不好,什么事都不能使您高兴起来	1	2	3	4	5	6
您的心里很平静	6	5	4	3	2	1
您做事精力充沛	6	5	4	3	2	1
您的情绪低落	1	2	3	4	5	6
您觉得筋疲力尽	1	2	3	4	5	6
您是个快乐的人	6	5	4	3	2	1
您感觉厌烦	1	2	3	4	5	6

10. 不健康影响了您的社会活动(如走亲访友):

①所有的时间　②大部分时间　③比较多时间　④一部分时间　⑤小部分时间　⑥没有这种感觉

总体健康情况:

11. 请看下列每一条问题,哪一种答案最符合您的情况?

A. 绝对正确　B. 大部分正确　C. 不能肯定　D. 大部分错误　E. 绝对错误

项目	A	B	C	D	E
我好像比别人容易生病	1	2	3	4	5
我跟周围人一样健康	5	4	3	2	1
我认为我的健康状况在变坏	1	2	3	4	5
我的健康状况非常好	5	4	3	2	1

第七章 风险评估

一、Braden 压力性损伤风险评估量表

Braden 压力性损伤风险评估量表主要适用于老年人、瘫痪、昏迷、癌症晚期患者、长期卧床患者等。由于其评估内容与老年人压力伤形成因素相符，为此特别适用于老年及内外科的患者，是使用较为广泛的量表。当结果≤18 分，患者有发生压力性损伤的风险；15~18 分，低度危险；13~14 分，中度危险；≤12 分，高度危险（表 3-7-1）。

表 3-7-1　Braden 压力性损伤风险评估量表

评分内容	评分依据			
	1 分	2 分	3 分	4 分
知觉感受	完全限制	非常受限制	稍微受限制	没有改变
潮湿程度	持久潮湿	经常潮湿	偶尔潮湿	很少潮湿
活动能力	卧床不起	受限于轮椅活动	偶尔步行	经常步行
移动能力	完全无法自行翻身	大部分需要他人协助翻身	少部分需要他人协助翻身	可自行翻身
营养	营养非常差	营养可能不足够	营养足够	营养好
摩擦力和剪切力	有问题	潜在危险	无明显问题	

二、Morse 跌倒评估量表

Morse 跌倒评估量表是专门用于预测跌倒可能性的量表。总分为各项目得分之和，最高得分为 125 分，评分 >45 分确定为跌倒高风险，25~45 分为中风险，<25 分为低风险，得分越高表示跌倒风险越大，适用于一般人跌倒危险因素的评估（表 3-7-2）。

表 3-7-2　Morse 跌倒评估量表

项目	评分
近 3 个月有无跌倒	无 =0 分　　　　有 =25 分
超过一个疾病诊断	无 =0 分　　　　有 =15 分
步行需要帮助	否 =0 分 步行时需借助拐杖、助步器、手杖 =15 分 扶靠家居行走 =30 分
接受药物治疗	否 =0 分　　　　是 =20 分
步态 / 移动	正常、卧床不能移动 =0 分 双下肢虚弱无力 =10 分 功能障碍 =20 分
精神状态	量力而行 =0 分 高估自己或忘记自己受限制 =15 分

三、疼痛评估量表

1. 疼痛评估量表（Face,Legs,Activity,Cry,Consolability Behavioural Tool,FLACC）　疼痛评估量表主要包括 5 个评估方面,分别是面部表情、腿、动作、哭叫、可安慰性,主要适用于老年痴呆或者是意识障碍患者的疼痛评估。每个评估方面的得分为 0~2 分,总分为 0~10 分,0= 放松、舒服;1~3= 轻微不适;4~6= 中度疼痛;7~10= 严重疼痛,不适或者两者兼有（表 3-7-3）。

表 3-7-3　疼痛评估量表

项目	描述	分值 / 分
面部表情	表情自然 / 微笑	0
	偶尔皱眉、面部扭歪、淡漠	1
	下颌常颤抖或紧咬	2
腿	紧张、不安静	0
	脚踢动、僵直不动	1
	正常体位	2
活动	正常体位	0
	急促不安、来回动	1
	身体屈曲、僵直或急剧扭动	2
哭	平静状态	0
	呻吟、呜咽、偶尔叫喊	1
	持续哭、哭声大、经常抱怨	2
安慰	舒适放松	0
	需安抚、搂抱或对话,分散注意力使其安慰	1
	很难抚慰或使其舒适	2

2. 长海痛尺　长海痛尺是将 0~10 数字疼痛量表(NRS-10)和 0~5 描述疼痛量表(VRS-5)二者相结合,对 VRS 和 NRS 两者综合利用,因此,这不仅可以对疼痛程度进行精确评分,又有利于患者进行理解和描述,有利于对被评估者进行更为贴切的健康宣教,保证评估结果的精确性。

3. Wong-Baker 面部表情疼痛评分量表　该评估方法是通过从微笑到哭泣六种面部表情来表达疼痛的程度。适合人群为超过 3 岁的人群,主要用于老年人、小儿、急性疼痛者、丧失表达能力者。

四、深静脉血栓危险因素评估量表(Autar 评分表)

深静脉血栓危险因素评估量表以各项目的高分计入(如患者存在脊柱创伤、骨盆创伤,则以高分项骨盆创伤分值计入)。分值 <6 为极低危险,分值 7~10 为低危险(发生可能<10%),分值 11~14 为中等危险(发生可能 11%~40%),分值 >15 为高危险(表 3-7-4)。

表 3-7-4　深静脉血栓危险因素评估量表(Autar 评分表)

项目	计分							
	0	1	2	3	4	5	6	7
年龄/岁	10~30	31~40	41~50	51~60	61~70	70+	年龄/岁	
体质量指数/ kg·min^{-2}	体重过轻 (16~19)	体重正常 (20~25)	超重 (26~30)	肥胖 (31~40)	过度肥胖(41及以上)			
活动能力	能走动	运动受限(借助辅助物)	运动严重受限(需他人协助)	轮椅	完全卧床			
特殊风险		服用避孕药		怀孕或产褥期				
		20~35 岁	35 岁以上					
创伤风险 (只适合术前)		头部创伤	头胸部创伤	骨盆创伤	下肢创伤			
		胸部创伤	脊柱创伤					
手术风险 (只适合术后)		小手术 (<30min)	大手术	急诊大手术	骨科手术(腰部以下)			
				泌尿系手术				
				胸部手术	脊柱手术			
				腹部手术				
				神经外科手术				
现有高风险疾病		溃疡性结肠炎	镰状细胞性贫血;红细胞增多症;溶血性贫血	慢性心脏病	心肌梗死	恶性肿瘤	静脉曲张	既往深静脉血栓或脑血管损伤
风险总分								

五、营养风险筛查表 NRS-2002 评估表

营养风险筛查表 NRS-2002 评估表是一种简便易行的较客观的营养风险筛查方法,总分值≥3 分(或胸腔积液、腹水、水肿且血白蛋白 <35g/L 者),患者处于营养不良或营养风险,需要营养支持,结合临床,制订营养治疗计划;总分值 <3 分,每周复查营养风险筛查,以后复查的结果如果≥3 分,即进入营养支持程序;如患者计划进行腹部大手术,就在首次评定时按照新的分值(2 分)评分,并最终按新总评分决定是否需要营养支持(≥3 分)(表 3-7-5)。

表 3-7-5　营养风险筛查表 NRS-2002 评估表

NRS-2002 营养风险筛查总评分(疾病有关评分 + 营养状态评分 + 年龄评分)	
疾病评分	评分 1 分:髋骨折□　慢性疾病急性发作或有并发症者□　COPD□　血液透析□　肝硬化□　一般恶性肿瘤患者□　糖尿病□ 评分 2 分:腹部大手术□　脑卒中□　重度肺炎□　血液恶性肿瘤□ 评分 3 分:颅脑损伤□　骨髓移植□　大于 APACHE10 分的 ICU 患者□
小结:疾病有关评分	
营养状态:	1. BMI(kg/m²) □小于 18.5(3 分) 注:因严重胸腹水、水肿得不到准确 BMI 值时,无严重肝肾功能异常者,按 ESPEN2006 用白蛋白替代＿＿＿＿＿(g/L)(<30g/L,3 分) 2. 体重下降 >5% 是在 □ 3 个月内(1 分)　□ 2 个月内(2 分)　□ 1 个月内(3 分) 3. 一周内进食量:较从前减少 □ 25%~50%(1 分)　□ 51%~75%(2 分)　□76%~100%(3 分)
小结:营养状态评分	
年龄评分	年龄 >70 岁(1 分)　　　　　　　年龄 <70 岁(0 分)
小结:年龄评分	

注:对于表中没有明确列出诊断的疾病参考以下标准,依照调查者的理解进行评分。

1 分:慢性疾病患者因出现并发症而住院治疗。患者虚弱但不需卧床。蛋白质需要量略有增加,但可通过口服补充来弥补。

2 分:患者需要卧床,如腹部大手术后。蛋白质需要量相应增加,但大多数人仍可以通过肠外或肠内营养支持得到恢复。

3 分:患者在加强病房中靠机械通气支持。蛋白质需要量增加而且不能被肠外或肠内营养支持所弥补。但是通过肠外或肠内营养支持可使蛋白质分解和氮丢失明显减少。

第八章 心脏康复评估量表

一、自感劳累分级法(RPE)

自感劳累分级法(RPE)见表 3-8-1。

表 3-8-1 自感劳累分级法(RPE)

十五级表		十级表	
级别	疲劳程度	级别	疲劳程度
6 7 8	非常轻	0 0.5	没有 非常轻
9 10	很轻	1	很轻
11 12	稍轻	2 3	轻 中度
13 14	稍累	4	稍累
15	累	5	累
16 17	很累	6 7	很累
18 19 20	非常累	8 9 10	非常累,最累

二、冠心病心脏康复运动危险分层

冠心病心脏康复运动危险分层见表 3-8-2。

表 3-8-2　冠心病心脏康复运动危险分层

危险分层	分层标准	
	平板运动实验依据	其他临床依据
低危(每一项均存在者)	运动中和恢复期无复杂室性心律失常 运动中和恢复期无心绞痛或其他明显症状,如明显气短,头晕,虚弱等 运动中和恢复期的血流动力学反应正常(如随运动负荷的增减,有适当的血压与心率的变化) 功能贮量≥7MET	无心力衰竭 静息 LVEF≥50% 无心肌梗死并发症或进行血管重建后 静息时无复杂的室性心律失常 无心肌梗死后/血管重建后的缺血症状与体征 无临床抑郁
中危(存在任何一项者)	高水平运动时(≥7MET),出现心绞痛或其他明显症状,如明显气短,头晕,虚弱等 运动中和恢复期有轻中度无症状的心肌缺血表现(ST 段下移 <2mm) 功能贮量 <5MET	静息 LVEF 40%~49%
高危(存在任何一项者)	运动中和恢复期有复杂室性心律失常 低水平运动时(<5MET)或恢复期出现心绞痛或其他明显症状,如明显气短,头晕,虚弱等 运动中和恢复期有严重的无症状性心肌缺血表现(ST 段下移 <2mm) 运动中和恢复期的血流动力学反应异常(如随运动负荷的增加,收缩压不升高或下降,心率变时性不适当,严重的运动后低血压)	静息 LVEF<40% 有心搏骤停或猝死的病史 静息时有复杂的心律失常 有复杂的心肌梗死病史或血管重建的过程 存在心力衰竭 存在心肌梗死后/血管重建后的缺血症状与体征 存在临床抑郁

三、高血压病患者心血管疾病危险分层方法

高血压病患者心血管疾病危险分层方法见表 3-8-3。

表 3-8-3　高血压病患者心血管危险分层方法

危险因素和病史	高血压 1 级	高血压 2 级	高血压 3 级
无危险因素	低危	中危	高危
1~2 个危险因素	中危	中危	极高危
≥3 个危险因素或靶器官损害	高危	高危	极高危
并存临床并发症或糖尿病	极高危	极高危	极高危

四、成年人饮食行为评价量表

成年人饮食行为评价量表见表 3-8-4。

表 3-8-4　成年人饮食行为评价量表

饮食行为和态度	很不符合	不符合	不确定	符合	非常符合
1. 我购买食物的时候,看到什么就买什么,没有计划					
2. 我买食物时不太考虑价格,主要是考虑是否新鲜干净					
3. 我吃饭的时候十分注意不同食物的搭配					
4. 虽然知道有些食物不利于健康,但觉得好吃,我还是会吃					
5. 我吃饭速度很快					
6. 吃饭的时候,我喜欢细嚼慢咽					
7. 我心情不好的时候,不想吃任何东西					
8. 我的中午饭准备得最好,最丰盛					
9. 我做菜做饭主要考虑简便的原则					
10. 我做菜把口味放在第一位,很注重口味					
11. 我买食物最注重卫生,所以不怎么买熟食					
12. 我每天固定的时间吃零食					
13. 觉得无聊的时候,我会吃些零食					
14. 因为害怕会发胖,所以我从来不吃零食					
15. 我比较喜欢吃零食					
16. 吃饭前觉得肚子饿的时候会吃些零食填填肚子					
17. 我每天都吃维生素片或钙片					
18. 我每顿饭一般只吃八成饱					
19. 我选择食物首先考虑的是健康而不是口味					
20. 出于营养的考虑,我的主食注重粗细粮搭配					
21. 出于健康的考虑,我的口味比以前清淡了					
22. 我喜欢吃甜食					
23. 我每天都喝浓茶					
24. 我每餐饭中都要有肉食					
25. 我不挑食,荤素都能吃					
26. 我喜欢吃水果					
27. 我不喝含糖饮料					
28. 我不吃熏制食品					
29. 每当亲戚朋友聚会时,我会大吃一顿					

续表

饮食行为和态度	很不符合	不符合	不确定	符合	非常符合
30. 我喜欢做饭					
31. 我每天至少要吃几种蔬菜					
32. 我的饮食习惯非常规律					
33. 我几乎不吃早餐					
34. 如果工作很忙,我会用零食代替正餐					
35. 如果我午餐吃得比较马虎,我会在晚餐好好吃一顿					
36. 如果我午饭吃得比较多,我就不吃晚餐了					
37. 如果我午饭吃得比较多,我会用零食代替晚餐					
38. 如果我感觉不饿,即使到了吃饭的时间我也不会吃					
39. 如果我感觉不饿,到吃饭的时间我会随便吃一点					
40. 只有我一个人吃饭的时候,我会吃得马虎一些					
41. 每当亲戚朋友聚会时,我会尝试吃一些平时不吃的食物					
42. 看了相关宣传后,为了健康起见平时爱吃的食物我也不吃了					
43. 如果一餐饭没有肉食,我会觉得吃得没营养					
44. 我喜欢吃豆制品					
45. 我的口味比较重					
46. 我喜欢吃腌制食品					
47. 肉食中我只吃鱼或家禽					
48. 为了健康,我十分注意所吃食物中的营养成分					
49. 我喜欢到外面的餐厅用餐					
50. 吃饭时我喜欢用菜汤拌饭					
51. 我不吃宵夜					
52. 我喜欢边吃饭边看电视或者报纸书籍					
53. 我避免吃油炸或高油脂的食物					
54. 我从不错过三餐中的任何一顿正餐					
55. 我很在意自己的体重					
56. 我会选择吃一些健康食品,虽然我并不喜欢吃					
57. 我喜欢吃辣					
58. 只要不做饭,随便在哪吃都可以					

续表

饮食行为和态度	很不符合	不符合	不确定	符合	非常符合
59. 我喜欢在家做饭吃,不喜欢出去吃					
60. 我炒菜只用植物油不用动物油					
61. 我很少出去吃,因为在家里做要干净些					
62. 出去吃时,价格是我首要考虑的问题					
63. 有的时候胃口不是很好,我会吃稀饭、面条等					
64. 我三餐吃饭的时间很固定					
65. 我一般就买自己喜欢的常吃的几样菜,很少换花样					
66. 我从不买反季节菜					
67. 我会吃一些特殊的食品(补品,药酒等)来增进健康					
68. 我每周至少要喝几次白酒					
69. 我每周至少要喝几次啤酒					
70. 我每周至少要喝几次红酒					
71. 我从不吃隔夜的剩菜剩饭					
72. 过了保质期的食物,只要没坏,我还是会把它吃掉					
73. 无论心情好不好都不会影响我的饮食					
74. 我每天都喝牛奶					
75. 我很关心饮食健康方面的信息					
76. 我喜欢吃刚做出来的比较烫的食物					
77. 如果有机会我喜欢尝试一些平时很少吃的食物					
78. 我做菜时习惯用比较多的植物油					
79. 我习惯每天吃四餐或五餐					
80. 我喜欢喝汽水					
食物的选择	很不符合	不符合	不确定	符合	非常符合
1. 我吃饭时比较注意不同食物的搭配					
2. 我选择食物主要考虑简便的原则					
3. 我一般就吃喜欢的几样菜,很少换花样					
4. 我买食物时不太考虑价格					
5. 我买食物时主要考虑是否新鲜					
6. 我经常吃熟食(如卤制品)					
7. 我买食物前总要做个计划					

续表

食物的制作	很不符合	不符合	不确定	符合	非常符合
8. 我经常热一些剩饭剩菜吃					
9. 我喜欢做饭					
10. 我觉得炒菜时放油多的菜好吃					
11. 我选择食物时首先考虑的是口味而不是健康					
12. 我只吃植物油不吃动物油					
13. 我经常照着食谱做饭					
14. 只要不做饭,我随便吃什么都可以					
15. 过了保质期的食物,只要觉得没坏,我还是会把它吃掉					
零食	很不符合	不符合	不确定	符合	非常符合
16. 觉得无聊的时候,我会吃些零食					
17. 我经常吃零食					
18. 吃饭前觉得肚子饿的时候我会吃些零食填填肚子					
19. 我经常吃甜的零食					
20. 如果工作很忙,我会用零食代替正餐					
21. 我从不错过三餐中的任何一顿正餐					
22. 我每天固定的时间吃零食					
23. 我几乎从不吃零食					
24. 我喜欢去超市或商店闲逛买些零食吃					
25. 有些时候即使我不饿也会吃些零食					
社会环境,情绪影响	很不符合	不符合	不确定	符合	非常符合
26. 我心情不好的时候,不想吃任何东西					
27. 每当亲戚朋友聚会时,我会尝试吃一些平时不吃的食物					
28. 无论心情好不好都不会影响我的饮食					
29. 如果我上一餐吃得比较马虎,我会在下一餐好好吃一顿					
30. 看了相关宣传后,为了健康起见平时爱吃的食物我也不吃了					
31. 我很少出去吃饭					
32. 我在家吃饭是因为比去外面吃干净					
33. 当我比较忙的时候,我会凑合一顿					
34. 我的情绪好坏会影响我吃什么及吃多少					

续表

健康饮食意识	很不符合	不符合	不确定	符合	非常符合
35. 为了保持身材,我会选择或限制食用某些饮食					
36. 我经常吃维生素片或钙片					
37. 我每顿饭一般只吃八成饱					
38. 我会选择吃一些健康食品,虽然我并不喜欢					
39. 我比较关心关于健康饮食方面的信息					
40. 我经常吃油炸或高油脂的食物					
41. 出于健康的考虑,我的口味比以前清淡了					
42. 虽然知道有些食物不利于健康,但觉得好吃,我还是会吃					
43. 如果一餐饭没有肉食,我会觉得吃得没营养					
饮食偏好	很不符合	不符合	不确定	符合	非常符合
44. 我经常吃水果					
45. 我经常喝含糖饮料					
46. 我经常吃腌制食品					
47. 我经常喝浓茶					
48. 我经常吃豆制品					
49. 我的口味比较重					
特殊饮食	很不符合	不符合	不确定	符合	非常符合
50. 我的早餐很不规律,有时吃有时不吃					
51. 我吃饭速度很快					
52. 吃饭的时候,我喜欢细嚼慢咽					
53. 我一日三餐非常规律					
54. 我经常吃宵夜					
55. 我喜欢边吃饭边看电视或者报纸书籍					
56. 一般来说我的晚餐吃得最好,最丰盛					
57. 我每周都要喝几次酒					

续表

食物的选择	很不符合	不符合	不确定	符合	非常符合
1. 我吃饭时比较注意不同食物的搭配					
2. 我选择食物主要考虑简便的原则					
3. 我一般就吃喜欢的几样菜,很少换花样					
4. 我买食物时不太考虑价格					
5. 我买食物时主要考虑是否新鲜					

第九章 呼吸康复评估量表

一、SGRQ 生活质量问卷

SGRQ 生活质量问卷见表 3-9-1。

表 3-9-1 SGRQ 生活质量问卷

这份问卷是用来帮助我们更进一步了解你的呼吸问题是如何正在困扰你的,以及它是如何影响你的生活的。我们通过它发现疾病在哪一方面对你的影响最大。请仔细阅读下列指导性语句,若有不明白之处请提问。不要花费太长的时间来决定你的答案。

在完成余下的问卷前,请选择一个能体现你目前健康状况的描述并在小框中打"√"

很好(1) 好(2) 一般(3) 不好(4) 很差(5)

1. 在过去三个月内,咳嗽情况
   - □ 1周内绝大多数时间
   - □ 1周中有几天
   - □ 1个月中有几天
   - □ 仅在肺部有感染时
   - □ 没有

2. 在过去三个月内,咳痰情况
   - □ 1周内绝大多数时间
   - □ 1周中有几天
   - □ 1个月中有几天
   - □ 仅在肺部有感染时
   - □ 没有

3. 在过去三个月内,呼吸急促发生的情况
   - □ 1周内绝大多数时间
   - □ 1周中有几天
   - □ 1个月中有几天
   - □ 仅在肺部有感染时
   - □ 没有

4. 在过去三个月内,喘息发生的情况
   - □ 1周内绝大多数时间
   - □ 1周中有几天
   - □ 1个月中有几天
   - □ 仅在肺部有感染时
   - □ 没有

5. 在过去三个月内,我曾出现几次严重或极不舒服的呼吸困难
   - □ 超过 3 次
   - □ 3 次发作
   - □ 2 次发作
   - □ 1 次发作
   - □ 没有发作

6. 最严重一次呼吸困难发作持续多长时间
   - □ 一周或更长时间
   - □ 3 天或更长时间
   - □ 1 至 2 天
   - □ 不超过 1 天
   - □ 没有发作

续表

7. 在过去 3 个月内,平均每周有几天呼吸是正常的(没有呼吸困难)

    □ 没有一天正常　　　　□ 1 到 2 天正常　　　　□ 3 到 4 天正常

    □ 几乎每一天都正常　　□ 每一天都正常

8. 如果有喘息,是否在清晨时加重　　　　□ 是　　　　□ 否

9. 你如何描述你现在的呼吸困难

    □ 呼吸困难严重影响了我的全部生活　　□ 呼吸困难影响了我的全部生活

    □ 呼吸困难没有影响我的生活　　　　　□ 呼吸困难影响了我的部分生活

10. 关于呼吸对工作影响,请从中选择一项

    □ 我的呼吸问题使我完全终止工作

    □ 我的呼吸问题影响我的工作或使我改变工作

    □ 我的呼吸问题不影响我的工作　　　　□ 我没有工作

11. 下面问题是关于这些天来哪些活动经常让你觉得喘不过气来

静坐或静躺	□ 是	□ 否
洗漱或穿衣	□ 是	□ 否
在室内走动	□ 是	□ 否
在户外平台上走动	□ 是	□ 否
走楼梯上一层楼	□ 是	□ 否
爬坡	□ 是	□ 否
运动性体育活动或运动性游戏	□ 是	□ 否

12. 下面问题是关于这些天来你的咳嗽和气喘问题

咳嗽使我感到痛苦	□ 是	□ 否
咳嗽使我感到疲倦	□ 是	□ 否
谈话时,我会感到喘不过气来	□ 是	□ 否
弯腰时,我觉得喘不过气来	□ 是	□ 否
咳嗽或呼吸困难影响我的睡眠	□ 是	□ 否
我经常疲惫不堪	□ 是	□ 否

13. 下面问题是关于这些天来你的呼吸困难可能对你其他方面的影响

咳嗽及呼吸困难使我心情不愉快	□ 是	□ 否
我的呼吸问题令我的家人担心	□ 是	□ 否
当感到喘不上气来时,我感到害怕和恐惧	□ 是	□ 否
我觉得我的呼吸问题很严重	□ 是	□ 否
我觉得我的呼吸问题不能好转	□ 是	□ 否
我的呼吸问题使我变得虚弱、活动不便	□ 是	□ 否
体育运动对我来说是不安全的	□ 是	□ 否
做任何事情都很吃力	□ 是	□ 否

14. 下列问题是关于你的治疗问题

我接受过治疗	□ 是	□ 否

续表

15. 下列是关于你的治疗问题(如果没有经过治疗可以不填此题)

治疗对我来说没有多大帮助 □ 是　□ 否

在他人面前用药让我感到难堪 □ 是　□ 否

治疗引起了不良的药物副作用 □ 是　□ 否

治疗严重干扰了我的生活 □ 是　□ 否

16. 你的呼吸困难是否会影响你的下列活动

我洗脸刷牙或穿衣时,感到费力 □ 是　□ 否

我不能洗澡或淋浴,或需要花很长时间 □ 是　□ 否

我走得比别人慢,或常常停下来休息 □ 是　□ 否

我做家务事非常慢,或常常停下来休息 □ 是　□ 否

上一层楼时,我得慢慢走或停下来休息 □ 是　□ 否

如果赶时间或快走,我不得不休息或放慢速度 □ 是　□ 否

呼吸困难使我在诸如上坡、提东西上楼、在花园中除草、跳舞、练气功或做操等活动时感到困难

□ 是　□ 否

呼吸问题使我在诸如搬运重物、在花园中挖土、铲雪、慢跑或快走、舞剑或游泳时感到困难

□ 是　□ 否

呼吸问题使我在诸如重体力活、跑步、骑自行车、快速游泳、进行剧烈体育运动时感到困难

□ 是　□ 否

17. 你的呼吸问题是否会影响你生活中的下述活动

我不能进行体育运动或运动性活动 □ 是　□ 否

我不能外出娱乐或消遣 □ 是　□ 否

我不能外出购物 □ 是　□ 否

我不能做家务 □ 是　□ 否

我不能走得离床或椅子太远 □ 是　□ 否

18. 以下列举了一些由于你的呼吸问题而无法进行的其他活动项目

散步或遛狗

在家干活

性生活

上商场、菜市场或进行娱乐活动

在天气不好时外出或进入有烟味的房间

探亲访友或与孩子玩耍

请选择一项最能反映你呼吸问题对你的影响的项目,并在框内打"√"

□ 不影响我想做的任何事情

□ 影响我想做的1~2件事情

□ 影响我想做的大多数事情

□ 影响所有我想做的事情

其他受到影响的重要活动:＿＿＿＿＿＿＿＿＿＿＿＿＿＿＿＿＿＿＿＿＿＿

二、改良英国医学研究学会呼吸困难指数(mMRC)

改良英国医学研究学会呼吸困难指数(mMRC)见表3-9-2。

表3-9-2 改良英国医学研究学会呼吸困难指数(mMRC)

分级	评估呼吸困难严重程度
0级	我仅在费力运动时出现呼吸困难
1级	我平地快步行走或步行爬小坡时出现气短
2级	我由于气短平地行走时比同龄人慢或者需要停下来休息
3级	我在平地行走100m左右或者需要停下来喘气
4级	我因严重呼吸困难以至于不能离家,或在穿、脱衣服时出现呼吸困难

三、慢性阻塞性肺疾病评估测试

慢性阻塞性肺疾病评估测试见表3-9-3。

表3-9-3 慢性阻塞性肺疾病评估测试

我从不咳嗽	0	1	2	3	4	5	我一直在咳嗽
我一点痰也没有	0	1	2	3	4	5	我有很多很多痰
我一点也没有胸闷的感觉	0	1	2	3	4	5	我有很重的胸闷的感觉
当我爬坡或爬一层楼梯时,我并不感到喘不过气来	0	1	2	3	4	5	当我爬坡或爬一层楼梯时,我感觉喘不过气来
在家里的任何劳动都不受慢阻肺的影响	0	1	2	3	4	5	我在家里的任何劳动都很受慢阻肺的影响
每当我想外出时我就能外出	0	1	2	3	4	5	因为我有慢阻肺,所以从来没有外出过
我睡眠非常好	0	1	2	3	4	5	因为我有慢阻肺,我的睡眠非常不好
我精力旺盛	0	1	2	3	4	5	我一点精力都没有

注:>30分,非常严重;20分<评分≤30分,严重;10分<评分≤20分,中等;<10分,病情轻微。

四、慢性阻塞性肺疾病(COPD)综合评估

慢性阻塞性肺疾病(COPD)综合评估见表3-9-4。

表 3-9-4 慢性阻塞性肺疾病（COPD）综合评估

分组	特征	肺功能分级	每年急性加重/次数	mMRC	CAT
A	低风险,症状少	GOLD 1~2	≤1	0~1	<10
B	低风险,症状多	GOLD 1~2	≤1	≥2	≥10
C	高风险,症状少	GOLD 3~4	≥2	0~1	<10
D	高风险,症状多	GOLD 3~4	≥2	≥2	≥10

第十章 其 他 评 估

一、ASIA 残损分级（改良 Frankel 分级）

ASIA 残损分级（改良 Frankel 分级）见表 3-10-1。

表 3-10-1　ASIA 残损分级（改良 Frankel 分级）

分级	表现
A 完全性损伤	骶 S_4~S_5 节段无感觉和运动功能保留
B 不完全性损伤	在神经损伤平面以下,包括 S_4~S_5 节段保留感觉功能,但无运动功能
C 不完全性损伤	在神经损伤平面以下保留运动功能,且神经平面以下至少一半关键肌肌力小于 3 级
D 不完全性损伤	在神经损伤平面以下保留运动功能,且神经平面以下至少一半关键肌肌力大于或等于 3 级
E 正常	感觉和运动功能正常

二、脊髓损伤独立性评估（第三版）

脊髓损伤独立性评估（第三版）见表 3-10-2。

表 3-10-2　脊髓损伤独立性评估（第三版）

自理能力

1. 进食（切削食品、打开器皿、把食物送入口中、拿起盛有液体的杯子）

0 非经口进食或完全需要他人帮助经口进食

1 需要部分帮助进食 / 饮水,或需要帮忙穿戴辅助用具

2 独立进食;需要辅助用具,或需要帮忙切削食物 / 倒水 / 打开器皿

3 独立进食和饮水,不需要帮忙或辅助用具

分数_____

续表

2. 洗浴(打肥皂、洗、擦干身体和头、调整水龙头)A——上身,B——下身

A

0 完全需要他人帮助

1 需要他人部分帮助

2 无需他人帮助,但需要"辅助用具或特定环境,如扶手、座椅"(adss)

3 独立完成,不需要 adss(非普通人惯用)

B

0 完全需要他人帮助

1 需要他人部分帮助

2 无需他人帮助,但需要 adss

3 独立完成,不需要 adss

分数_____

3. 穿衣(衣服、鞋子、矫形支具;穿衣、整理、脱衣)A- 上身,B- 下身

A

0 完全需要他人帮助

1 需要他人部分帮助穿"无纽扣、拉链或带子的特定衣物"(cwobzl)

2 无需他人帮助穿 cwobzl,需要 adss

3 独立穿 cwobzl,不需要 adss;只是在处理拉链、纽扣或带子(bzl)时需要他人帮助或 adss

4 独立穿衣(任何衣物),不需要 adss

B

0 完全需要他人帮助

1 需要他人部分帮助穿 cwobzl

2 无需他人帮助穿 cwbzl、需要 adss

3 独立穿 cwobzl,不需要 adss;只是在处理拉链、纽扣或带子(bzl)时需要他人帮助或 adss

4 独立穿衣(任何衣物),不需要 adss

分数_____

4. 整理仪容(洗手洗面、漱口、梳头、修面、化妆)

0 完全需要他人帮助

1 需要他人部分帮助

2 独立完成,需要辅助用具

3 独立完成,不需要辅助用具

自理能力　小计(0~20)_____

呼吸和括约肌检查

5. 呼吸

0 需要气管插管,持续或间断辅助通气

2 通过气管插管自主呼吸,需要吸氧,咳嗽和插管管理方面需要大量帮助

4 通过气管插管自主呼吸,咳嗽和插管管理方面需要少量帮助

6 自主呼吸,不用插管,需要吸氧,咳嗽需要大量帮助

8 自主呼吸,不用插管,需要少量辅助或刺激咳嗽

10 自主呼吸,无需帮助或辅助设备

分数_____

续表

6. 括约肌管理—膀胱

0 留置导尿管

3 残余尿量 >100ml,不定时导尿或他人辅助间歇导尿

6 残余尿量 <100ml 或自我间歇导尿,需要他人帮忙使用外部引流设备

9 自我间歇导尿,使用外部引流设备,无需他人帮忙

11 自我间歇导尿,二次导尿期间无漏尿,不需要使用外部引流设备

13 残余尿量 <100ml,无漏尿,只需使用外部引流

15 残余尿量 <100ml,无漏尿,不需要使用外部引流

分数＿＿＿＿＿

7. 括约肌管理—肠

0 不规律或者排便频率低(少于三天一次)

5 规律排便,但需要辅助(如通便栓);很少出现意外(少于一月两次)

8 规律排便,不需要辅助;很少出现意外(少于一月两次)

10 规律排便,不需要辅助;很少出现意外(少于一月一次)

分数＿＿＿＿＿

8. 使用厕所(便后擦拭清洁、衣服整理、使用卫生巾或者尿布)

0 完全需要他人帮助

1 需要他人部分帮助,不能便后清洁

2 需要他人部分帮助,独立完成便后清洁

4 独立完成所有程序,但需要 adss(如扶手)

5 能够独立完成所有项目,不需要 adss

呼吸和括约肌检查　小计(0~40)＿＿＿＿＿

活动(屋内及厕所)

9. 床上活动及预防压力性损伤的活动

0 所有活动都需要帮助,包括在床上转动上身、转动下身、床上坐起、轮椅内撑起,用或不用辅助用具,但不使用电动辅助

2 不用帮助完成以上一项活动

4 不用帮助完成 2~3 项活动

6 独立完成所有的床上活动和预防压力性损伤的活动

分数＿＿＿＿＿

10. 转移:床和轮椅(锁住轮椅、抬起脚踏板、取下和调整扶手、转移、抬起脚)

0 完全需要他人帮助

1 需要他人部分帮助和 / 或监督和 / 或辅助用具(如滑板)

2 独立完成(或不需要轮椅)

分数＿＿＿＿＿

11. 转移:轮椅 - 厕所 - 浴盆(使用厕所专用轮椅,能够上下;使用一般轮椅,能够锁住轮椅、抬起脚踏板、取下和调整扶手、转移、抬起脚)

0 完全需要他人帮助

1 需要他人部分帮助和 / 或监督和 / 或辅助用具(如扶手)

2 独立完成(或不需要轮椅)

分数＿＿＿＿＿

活动(室内、室外,平地)

12. 室内活动

0 完全需要他人帮助

1 使用电动轮椅或者他人部分帮助下使用手动轮椅

2 用手动轮椅独立活动

3 监督下行走(借助或不借助辅助用具)

4 用步行架或拐杖走路(摆动步)

5 用拐杖或两只手杖走路(交互步态)

6 用一只手杖走路

7 只需要腿部支具

8 无需辅助用具,独立行走

分数_____

13. 中等距离移动(10~100m)

0 完全需要他人帮助

1 使用电动轮椅或者他人部分帮助下使用手动轮椅

2 用手动轮椅独立活动

3 监督下行走(借助或不借助辅助用具)

4 用步行架或拐杖走路(摆动步)

5 用拐杖或两只手杖走路(交互步态)

6 用一只手杖走路

7 只需要腿部支具

8 无需辅助用具,独立行走

分数_____

14. 室外移动(大于100m)

0 完全需要他人帮助

1 使用电动轮椅或者他人部分帮助下使用手动轮椅

2 用手动轮椅独立活动

3 监督下行走(借助或不借助辅助用具)

4 用步行架或拐杖走路(摆动步)

5 用拐杖或两只手杖走路(交互步态)

6 用一只手杖走路

7 只需要腿部支具

8 无需辅助用具,独立行走

分数_____

15. 上下楼梯

0 不能上下楼梯

1 能够在一人支持和帮助下上下三步楼梯

2 能够借助扶手、拐杖或手杖上下三步楼梯

3 能够独立上下三步楼梯

分数_____

续表

16. 转移:轮椅到汽车(接近汽车、锁住轮椅、移动扶手和脚踏板、上下车、把轮椅装上车和从车上撤下来)

0 完全需要帮助

1 需要部分帮助和 / 或监督和 / 或辅助用具

2 独立完成,无需辅助用具(或不需要轮椅)

分数_____

17. 转移:地面到轮椅

0 需要帮助

1 独立完成,使用或不使用辅助用具(或不需要轮椅)

活动小计(0~40)_____

总计 SCIM 得分(0~100)_____

评估日期:　　　　　　　　　　　　　　　　　　评估者签名:

三、儿童康复综合功能评定表

儿童康复综合功能评定表评分标准采用百分制,每项完成得2分,每项大部分完成得1.5分,每项完成一半得1分,每项小部分完成得0.5分,不能完成得0分(表3-10-3)。

表 3-10-3　儿童康复综合功能评定表

项目	分数			项目	分数		
	月日	月日	月日		月日	月日	月日
一、认知功能				4. 能表达自己的需求			
1. 认识常见形状				5. 能说 2~3 个字的句子			
2. 分辨常见概念				6. 能模仿口部动作			
3. 基本空间概念				7. 能发 b,p,a,o,ao 等音			
4. 认识四种颜色				8. 遵从简单指令			
5. 认识画上的东西				9. 能简单复述			
6. 能画圆、竖、横、斜线				10. 能看图说简单的话			
7. 注意力可集中瞬间				合计			
8. 对经过事情的记忆				三、运动能力			
9. 寻求帮助表达意愿				1. 头部控制			
10. 能数数和加减法				2. 翻身			
合计				3. 坐			
二、言语功能				4. 爬			
1. 理解如冷、热、饿				5. 跪			
2. 有沟通的愿望				6. 站			
3. 能理解别人的表情动作				7. 走			

续表

项目	分数			项目	分数		
	月日	月日	月日		月日	月日	月日
8. 上下楼梯				10. 便前、便后处理			
9. 伸手取物				合计			
10. 拇示指取物				五、社会适应			
合计				1. 认识家庭成员			
四、自理动作				2. 尊敬别人，见人打招呼			
1. 开水龙头				3. 参与集体性游戏			
2. 洗脸、洗手				4. 自我称谓和所有关系			
3. 刷牙				5. 能与母亲离开			
4. 端碗				6. 知道注意安全不动电火			
5. 用手或勺进食				7. 认识所在环境			
6. 脱穿上衣				8. 能否与家人亲近			
7. 脱穿裤子				9. 懂得健康和生病			
8. 脱穿鞋袜				10. 能简单回答社会性问题			
9. 解系扣子				合计			

总分:(1)   (2)   (3)

功能状态总评:

四、间质性膀胱炎症状评分

间质性膀胱炎症状评分见表 3-10-4。

表 3-10-4 间质性膀胱炎症状评分

症状指数
在过去的一个月中，以下各项症状成为多大程度的问题?

1. 在毫无预警时感觉强烈排尿感?

一点没有 =0
小于五分之一次 =1
小于一半次数 =2
约一半次数 =3
大于一半次数 =4
总是如此 =5

续表

2. 两次排尿时间间隔小于两小时?		
	一点没有	=0
	小于五分之一次	=1
	小于一半次数	=2
	约一半次数	=3
	大于一半次数	=4
	总是如此	=5
3. 夜间排尿次数?		
	一点没有	=0
	小于五分之一次	=1
	小于一半次数	=2
	约一半次数	=3
	大于一半次数	=4
	总是如此	=5
4. 是否有膀胱灼热或疼痛经历?		
	一点没有	=0
	小于五分之一次	=1
	小于一半次数	=2
	约一半次数	=3
	大于一半次数	=4
	总是如此	=5
总分		

五、膀胱过度活动症评分(OABSS)问卷表

OABSS 对膀胱过度活动症程度的定量标准为 3 < 得分 < 5,轻度 OAB;6< 得分 <11,中度 OAB;得分 > 12,重度 OAB(表 3-10-5)。

表 3-10-5　膀胱过度活动症评分(OABSS)问卷表

问题	症状	频率 / 次数	得分
1 白天排尿次数	从早晨起床到晚上入睡的时间内,小便的次数是多少?	7	0
		8~14	1
		≥15	2
2 夜间排尿次数	从晚上入睡到早晨的时间内,因为小便起床的次数是多少?	0	0
		1	1
		2	2
		≥3	3

续表

问题	症状	频率 / 次数	得分
3 尿急	是否有突然想要小便、同时难以忍受的现象发生？	无	0
		每周 <1	1
		每周 ≥1	2
		每日 =1	3
		每日 2~4	4
		每日 ≥5	5
4 急迫性尿失禁	是否有突然想要小便、同时无法忍受并出现尿失禁的现象？	无	0
		每周 <1	1
		每周 ≥1	2
		每日 =1	3
		每日 2~4	4
		每日 ≥5	5
总得分			

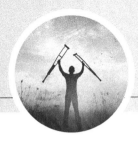

参 考 文 献

［1］谢家兴,陈霞.脑卒中康复护理技术操作规程[M].合肥:中国科学技术大学出版社,2021.

［2］周阳,张玉梅,贺爱兰,等.骨科专科护理[M].北京:化学工业出版社,2020.

［3］何建桂,柳俊.心血管疾病预防与康复[M].2版.广州:中山大学出版社,2020.

［4］郑彩娥,李秀云.心肺康复护理技术操作规程[M].北京:人民卫生出版社,2020.

［5］谢家兴.康复护理[M].北京:人民卫生出版社,2019.

［6］张玉梅,宋鲁平.康复评定常用量表[M].2版.北京:科学技术文献出版社,2019.

［7］张绍岚,王红星.常见疾病康复[M].3版.北京:人民卫生出版社,2019.

［8］马凌,李艳芬,李卉梅.康复护理技术操作规范[M].广州:广东科技出版社,2018.

［9］陈爱萍,谢家兴.实用康复护理学[M].北京:中国医药科技出版社,2018.

［10］燕铁斌,尹安春.康复护理学[M].4版.北京:人民卫生出版社,2017.